Olivia Siegl yw perchennog … l yw sylfaenydd y blog magu plant … iol, gonest a di-lol sy'n rhoi sylw i bo … lder ôl-enedigol, gan roi cyfle i famau … edd ar fod yn fam – HEB unrhyw fei

Ar ôl dioddef o iselder ôl-enedigol difrifol a seicosis ôl-esgor yn dilyn geni ei dwy ferch fach, sefydlodd Olivia fudiad o'r enw The Every Mum Movement, mudiad byd-eang sy'n grymuso mamau i ofalu am eu hiechyd meddwl ac i siarad yn fwy agored a didwyll am fywyd fel mam. Aeth y mudiad o nerth i nerth, gan sicrhau cefnogaeth gan Health Education England, elusen yr NCT, Netmums a selébs amlwg sy'n rhieni, a chafwyd gwahoddiadau i siarad yn yr Adran Iechyd a'r Senedd yn San Steffan. Mae Olivia hefyd yn siarad mewn digwyddiadau ac yn y cyfryngau am ei phrofiadau er mwyn helpu i hybu ymwybyddiaeth o iechyd meddwl mamau.

Mae hi wrth ei bodd yn ysgrifennu ac mae'n cyfrannu'n rheolaidd i'r *Huffington Post*, *The Metro* a safleoedd magu plant blaenllaw.

RILY

Cyhoeddwyd yn y Gymraeg yn 2025 gan Rily Publications Ltd,
Blwch Post 257, Caerffili CF83 9FL
ISBN: 978-1-80416-478-5

Mae'r cyhoeddwr yn cydnabod cefnogaeth ariannol Cyngor Llyfrau Cymru
Cyhoeddwyd gyntaf ym Mhrydain o dan y teitl *BONKERS: A Real Mum's Hilariously Honest Tales of Motherhood, Mayhem and Mental Health,* gan HQ, argraffnod HarperCollins*Publishers* Ltd 2018

Mae Olivia Siegl yn datgan ei hawl i gael ei hadnabod fel awdur y gwaith hwn.

Argraffwyd a rhwymwyd ym Mhrydain gan Ashford Colour Ltd, Hampshire.

Mae'r llyfr hwn yn cael ei gynhyrchu o bapur FSC™ wedi'i ardystio'n annibynnol i sicrhau y rheolir coedwigoedd mewn ffordd gyfrifol.

www.rily.co.uk

FSC www.fsc.org CYMYSGEDD Papur | Yn cefnogi coedwigaeth gyfrifol FSC® C011748

BONCYRS

STRAEON DONIOL A GONEST MAM GO IAWN AM HWYL, HELYNT A HERIAU IECHYD MEDDWL BOD YN FAM

Olivia Siegl

RILY

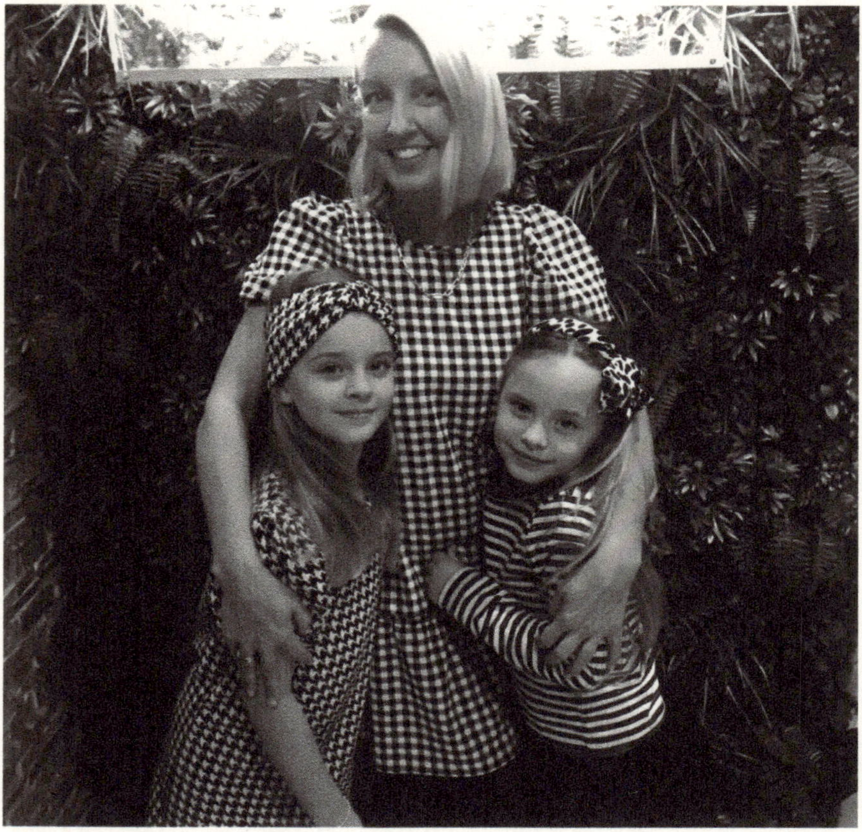

Fi a'm merched bach rhyfeddol

I fy merched annwyl, Éva Loren ac Isla-Mai,
mae'n fraint cael bod yn fam i chi.
Peidiwch ag anghofio pwy ydych
chi a byddwch yn glyfar, yn ddoniol,
yn garedig ac yn brydferth am byth. x

CYNNWYS

RHAGARWEINIAD

HELÔ SYDYN (DWI'N GWYBOD DY FOD TI'N BRYSUR YN CADW DY BLENTYN BACH YN FYW

Annwyl 'Pob Mam',

Does dim ots sut wnest ti eni'r babi; does dim ots sut wyt ti'n bwydo dy blentyn bach; does dim ots os wyt ti'n cysgu efo'r babi, yn bwydo ar y fron, yn cario'r babi mewn sling, yn diddyfnu dan arweiniad y babi, yn fam bwyd organig o'r ardd, yn fam bysedd pysgod i swper, yn fam sy'n magu plant mewn ffordd addfwyn, yn fam 'Gwisga dy sgidia rŵan cyn i fi wylltio'n gacwn', yn fam sy'n aros adre, yn fam sydd wedi mynd yn ôl i'r gwaith, yn fam 'Dwi ddim am wisgo heddiw', yn fam sy'n cael trafferth efo'i hiechyd meddwl, yn fam sy'n teimlo'i bod hi'n cael ei beirniadu, neu'n fam sy'n teimlo ar ben ei digon ...

DOES. DIM. OTS ... Mi wyt ti, fy ffrind newydd gwych a gogoneddus, yn haeddu'r hawl i fwynhau bod yn fam.

RHAGAIR

GAIR BYR GAN Y PLANTOS

Yn debyg iawn i drio gorffen unrhyw fath o ddiod BOETH y dyddiau yma, mi fethais i orffen rhagarweiniad y llyfr heb i'r plantos rannu eu barn ar bob dim. Amdani, ferched ...

MAE MAMI'N DECHRAU CHWYLDRO

Dydy Mami ddim yn licio clywed pobol yn dweud pethau cas am famau eraill. Mae hi'n dweud bod hyn yn bod yn feirniadol a does yna'r un fam yn haeddu hynny.

Mae Mami'n meddwl ei bod hi'n bwysig iawn dweud y gwir, waeth pa mor anodd ydy hynny. Mae hi'n credu y bydd peidio â dweud celwydd am beth ydy bod yn fami go iawn yn gwneud i famau eraill deimlo'n well amdanyn nhw'u hunain, heb feddwl mai nhw ydy'r unig rai sy'n cael problemau.

Dydy Mami ddim yn ofni dweud y gwir.

Ond roedd hi ar un adeg. Pan ddaeth hi'n fam gyntaf, roedd Mami'n meddwl nad oedd hi'n gwneud gwaith digon da, bod pawb arall yn gwneud yn well na hi, ond roedd ganddi hi ormod o ofn i sôn wrth neb. Roedd hi'n teimlo'n unig, a doedd hi ddim yn teimlo'n ddewr iawn. Roedd ganddi hi ofn dweud y gwir – fod gwaith mam yn anodd weithiau, a bod hynny'n gwneud iddi feddwl pethau cas amdani hi ei hun.

Mi wnaeth Mami ddysgu'n fuan bod dweud y gwir am ei phrofiadau o fod yn fam, hyd yn oed y darnau anodd am ei meddwl yn mynd yn sâl, yn helpu mamau eraill i rannu eu profiadau. Ac roedd hynny'n gwneud iddi hi a'r mamau eraill deimlo'n llai unig ac yn fwy dewr.

Mae Mami yn meddwl y byd o'r llyfr yma a'r bobol fydd yn ei ddarllen. Dydy hi ddim eisiau swnio'n wirion neu roi'r argraff ei bod hi'n well na neb, ond mae hi wir eisiau gwneud gwahaniaeth efo'r hyn mae hi wedi'i ysgrifennu a helpu i gael criw o famau at ei gilydd sydd hefyd yn credu mewn bod yn garedig i famau eraill.

Mae Mami eisiau creu grŵp mawr o famau o'r fath, i gyd yn cefnogi yn lle beirniadu ei gilydd, hyd yn oed os ydy'r mamau hyn yn gwneud pethau'n wahanol.

Felly mae Mami wedi gwneud penderfyniad.

Mae Mami'n dechrau chwyldro.

Chwyldro pob mam, yn cefnogi POB mam – heb feirniadu!

Mi fyddai hi wrth eich bodd pe baech chi'n ymuno efo hi.

Cariad mawr, Éva-Loren ac Isla-Mai

PENNOD 1

CACHU RWTSH

Iawn, ydw i wedi cael dy sylw di?

Gobeithio wir, achos mae gen i deimlad ym mêr fy esgyrn – esgyrn blinedig mam (maddau i fi am feddwl y fath beth a ninnau ddim ond newydd gyfarfod) ein bod ni'n mynd i fod yn ffrindiau da. Mi wyt ti'n gwybod sut ffrind. Y math o ffrindiau sydd, ar ôl dim ond pum munud a phum cegaid o win pefriog, yn rhannu straeon bywyd, hanesion am drawma geni, atgofion am gyfathrach rywiol chwithig a'r ffaith bod ein llinellau bicini yn debycach i goedwig drofannol nag unrhyw agwedd arall ar Frasil ers inni wthio person bach allan o'n cyrff. Ia, y math YNA o gyfeillgarwch; y math rydyn ni'n breuddwydio am ei gael ond byth yn llwyddo i'w gael yn ein bywyd newydd fel mam. Dwi eisiau i ti a fi fod yn ffrindiau o'r math yna – ac fel unrhyw gyfeillgarwch da, na, cyfeillgarwch GWYCH, mae angen i ni gytuno mai ein cyfrinach ni'n dwy ydy'r pethau sy'n cael eu rhannu rhwng y ddau glawr yma (a'r hyn sydd wedi digwydd rhwng ein coesau).

Iawn?

Gan dy fod ti'n nodio dy ben yn dawel, ga' i gymryd dy fod ti'n cytuno?

GWYCH!

Iawn, gan dy fod ti wedi llwyddo i roi dy fabi bach o'r neilltu yn rhywle i gael mymryn o heddwch i ddarllen y llyfr yma, gad i fi gyflwyno fy hun yn iawn.

Liv ydw i. Dwi'n gofalu am ddau berson bach; dwi'n aml yn anhrefnus, weithiau'n ffyrnig. Dwi hefyd yn awdur. Mae'r disgrifiad 'awdur' yn dod yn ail achos doeddwn i ddim yn cyfaddef 'mod i'n ysgrifennu cyn i fi ddod yn fam. Hynny ydy, doeddwn i ddim yn ddigon dewr i ddangos fy ngwaith i unrhyw un. Ond unwaith roeddwn i wedi dangos fy ngwain i griw o ddieithriaid (diolch i wyrth y geni, yn hytrach na rhan mewn ffilm bornograffig), yn sydyn iawn doedd dangos rhywbeth roeddwn i wedi'i ysgrifennu ddim hanner mor frawychus ag roeddwn i wedi'i gredu (pwy fysa'n meddwl?!). Am hynny (ac am anrhegion bythgofiadwy eraill fel peils diddiwedd, nosweithiau di-gwsg, pledren afreolus, o, a dau berson bach hyfryd) dwi'n diolch am gael bod yn fam.

Iawn, beth arall sydd yna i'w ddweud?

O ia, dwi wedi ymlâdd a dwi fymryn yn wallgo. Yn swyddogol, dwi wedi ymlâdd drwy'r amser ac wedi bod yn wallgo ar rai adegau. A phan dwi'n dweud 'gwallgo', dydw i ddim yn sôn am ystyr ysgafn y gair, pan fydd rhywun yn disgrifio'u bywyd HOLLOL WALLGO ers cael plant. Na. Dwi'n golygu gwallgo, gorffwyll, ddim yn fy llawn bwyll, efo diagnosis gan ddoctor a phob dim. Mae'r diolch am hynny i ymweliad gan y ddau ffrind dychrynllyd ac anhygoel o gas – iselder ôl-enedigol a seicosis ôl-esgor. Ond mi gei di glywed mwy o'r hanes hyfryd hwnnw yn nes ymlaen. (Os wyt ti'n un am straeon arswyd neu'n ofnadwy o ddiamynedd, mae 'na rwydd hynt i ti hepgor y darn nesaf a llamu'n syth i'r tywyllwch ar dudalen 85).

Iawn, beth alla i ei rannu o ran fy rôl fel mam?

Wel, yn un peth, dwi'n blydi CARU fy mhlantos bach i (dwy ferch fach hyfryd sy'n llawn cymeriad, caredigrwydd, baw trwyn a swsys gwlyb bendigedig) – cariad hy, hyderus a hyfryd o ffyrnig na phrofais i mo'i fath.

Mae'n deg dweud y byddwn i'n lladd unrhyw ffŵl sy'n fy rhwystro rhag eu caru nhw, eu gwarchod nhw a gofalu amdanyn nhw. (Dwi'n gwybod 'mod i'n swnio'n frawychus; dwi'n casáu gwrthdaro go iawn – wir rŵan.) Ond paid â 'nghamddallt i: fel unrhyw fam dda arall allan yna, dydw i ddim yn rhy falch – na, mi wna i aralleirio hynny – dwi YN ddigon balch i gyfaddef eu bod nhw hefyd yn fy ngyrru i'n hollol-benwan-dw-lal-BONCYRS. Dwi wrth fy modd efo'r anhrefn (gan amlaf). Dwi'n caru, ac yn casáu i'r un graddau, yr adegau hynny pan fydda i'n gwegian ar ymyl clogwyni anobaith a darpar drychinebau bron bob awr, a hynny achos 'mod i'n fam. Ac mae fy ngallu i ddelio efo'r dyddiau hynny fel arfer yn dibynnu ar faint o gwsg dwi wedi'i golli, faint o stranciau dychrynllyd dwi wedi llwyddo i'w tawelu cyn wyth y bore, ac ydw i wedi rhedeg allan o siampŵ sych (yr unig gydymaith sydd gen i, dwi'n sylweddoli hynny bellach, pan fydd y cachu *Mi wyt ti'n twyllo dy hun os wyt ti'n meddwl y galli di fynd allan o'r tŷ yn edrych fel'na* yn taro'r ffan).

Dwi'n sylweddoli dy fod ti hefyd yn cadw dy ran di o'r hil ddynol yn fyw (mi wyt ti'n gwneud job dda iawn, gyda llaw). Felly, cyn i ni agor y gwin pefriog a phlymio i ben dwfn fy enaid mamol lluddedig a gweddill y llyfr yma, mae'n rhaid i fi ddatgelu un gyfrinach fach. Wedi'r cyfan, mae unrhyw ferch sy'n werth ei halen yn gwybod bod yr eisin ar gacen unrhyw gyfeillgarwch yn cynnwys cyffes fawr (neu ddwy, neu fwy).

Felly, anadl ddofn:

does gen i ddim syniad beth dwi'n ei wneud.

Dim cliw.

WIR-YR.

Ydw, dwi'n fam i ddau blentyn bach. Ac ydw, dwi'n aml yn gwneud fy hun yn sâl yn poeni 'mod i'n gwneud cawl go iawn o bethau ac y bydda i'n difetha'u bywydau nhw am byth. Ac os ydw i'n wirioneddol onest, does gen i ddim affliw o syniad sut dwi'n gwyro o un diwrnod i'r llall, a'r ddau blentyn bach dwi'n gofalu amdanyn nhw yn (weddol) hapus, yn (weddol) iach ac yn dal yn fyw (ac yn bendant mewn cyflwr gwell na gweddol).

Ffaith.

Ew, dwi'n teimlo'n well ar ôl cael bwrw fy mol – diolch!

Ers imi ddod yn fam, dwi wedi darganfod bod dweud y gwir, waeth pa mor hyll neu ffiaidd neu wirion fydda i'n edrych o ganlyniad, yn gwneud i fi deimlo'n well. Ac mae'n gwneud i bob mam arall deimlo'n llawer gwell hefyd. Dyna wnaeth i fi ofyn y cwestiwn: Pam ar y ddaear mae pawb mor benderfynol o guddio'r gwirionedd wrth i ni sôn am ein profiadau o fod yn fam?

Mae hyn yn arwain yn dwt at fy nghyffes nesaf (dwi ar dân rŵan, a dwi'n cael yr argraff ein bod ni ar fin dod yn ffrindiau mynwesol. Wedi'r cwbl, dwyt ti ddim wedi rhoi'r llyfr o'r neilltu i fynd i brynu Kit-Kat neu i wneud y golchi). Os nad ydyn ni'n ffrindiau mynwesol eto, mi ddylai'r darn nesaf selio'r berthynas …

Iawn, dyma ni'n mynd, cyffes rhif dau:

Dydw i ddim bob amser yn mwynhau bod yn fam.

Dwi'n gwybod. OCH A GWAE! AM OFNADWY! Ia ddim?

Dwi'n gallu clywed y plismyn magu plant perffaith yn rhedeg i lawr y stryd yn gweiddi 'Llosgwch y wrach!' yn barod.

Ond mae'n siŵr mai dyna'n union beth sydd angen i ni i gyd ei glywed, yndê? Does bosib ei bod hi'n bwysig i bob mam glywed y gwir plaen nad ydy magu plant, fel unrhyw beth arall sy'n rhan o'n bywydau a'n profiadau (hyd yn oed y profiadau mwyaf hudolus), yn fêl i gyd drwy'r amser? Ac nad oes 'na unrhyw beth yn bod ar deimlo felly. A dweud y gwir, ei fod yn deimlad cwbl normal, a dydy hynny ddim yn golygu bod rhywun yn wrach neu'n fam wael.

Iawn. Dwi'n gwybod. Mae hi'n gyffes ENFAWR i'w gwneud a ninnau ddim ond newydd ddod yn ffrindiau. Os gwnei di ddal dy ddŵr, mi wna i esbonio pob dim.

Cyn dod yn fam, roedd gen i ddarlun yn fy mhen o sut fath o fam fyddwn i a'r math o fywyd fyddwn i'n ei gael fel mam. Y math o fywyd roeddwn i'n darllen amdano mewn cylchgronau a blogiau ac yn ei weld mewn ffilmiau. Yn fy meddwl delfrydol i, roeddwn i'n hapus, yn hyderus a'm llaw yn gadarn ar lyw'r llong o'r enw *Mam*. Yn hwylio'n esmwyth drwy fy mywyd newydd, yn creu cartref perffaith, yn rhedeg busnes babi newydd llwyddiannus (fel pob mam arall, yndê?), o 'nghorun i'm sawdl mewn lliain gwyn, a babi diddig a didrafferth yn fy mreichiau'n wastadol a finnau'n mwynhau pob eiliad.

Ond wedyn mi ddigwyddodd 'na rywbeth. Mi wthiais i fabi bach allan o fy nghorff, ac ers hynny dwi wedi sylwi ar arogl rhywbeth hollol wahanol yn yr awyr.

Wyt ti'n ei arogli hefyd?

Ers iti ddod yn fam, wyt ti hefyd yn teimlo dy fod ti wedi cael dy amgylchynu gan arogl cachu? Mi ydw i. A dydy'r arogl, fy nghyfaill hoff newydd, ddim yn dod o gyfeiriad clwt fy mabi bach nac o'r nicers wnes i eu stwffio i'r bag clytiau dair wythnos ar ôl geni, pan wnes i gachu fy hun ar ddamwain yng nghanol Mothercare. (Diolch, drefn natur, am rybuddio ymlaen llaw fod geni plentyn yn chwarae hafoc efo mwy na dim ond dy bledren.)

O na, yr arogl oedd yn brifo fy nhrwyn i ar ôl geni fy mabi bach cyntaf oedd arogl cachu rwtsh beirniadol yn cael ei daflu o bob cyfeiriad ata i a mamau eraill, gan sugno'r llawenydd o'r holl brofiad o fod yn fam. O'r ffordd roeddwn i'n ymdopi efo bod yn feichiog i'r ffordd wnes i eni'r babi. Oeddwn i'n bwydo o botel neu'n bwydo ar y fron? Oeddwn i'n rhywun oedd yn gwisgo'i babi? Yn cyd-gysgu â'r babi? Yn rhiant addfwyn? O blaid dymi? O blaid diddyfnu dan arweiniad y babi? Ac ymlaen ac ymlaen, gan gynnwys pryd yn union oedd fy mabi bach yn bwriadu cropian, cerdded, siarad a gwneud cais i ymuno â MENSA!

Ti'n gwybod be'? Mi wnaeth y cyfan fi'n drist. Yn ddig. Ac mi wnaeth imi fod eisiau gwneud rhywbeth!

Y fi'n gwneud rhywbeth ydy'r llyfr yma.

Y fi'n gwneud safiad dros bob mam arall a dweud: digon yw digon. Digon o'r holl bropaganda magu plant perffaith. Digon o'r holl bwysau i fod yn fam berffaith. Digon o feirniadu mamau sy'n trio gwneud y penderfyniadau gorau iddyn nhw eu hunain a'u teuluoedd. Rhowch y gorau i'r holl nonsens magu plant perffaith. Plis!

Yn hytrach, mae'r llyfr yma'n ymwneud ag ymdrochi ym mhrydferthwch ein gwirionedd. Mae'n ymwneud â bod yn ddewr. Mae'n ymwneud â pherchnogi realiti gwallgo, hardd, heriol, budr, doniol, ffiaidd a gonest ein bywydau fel mamau. Ninnau'n dweud wrth y byd ein bod ni'n famau sy'n gwneud pethau'n iawn weithiau. Mamau sy'n gwneud camgymeriadau weithiau. Mamau sy'n llwyddo i gadw trefn ar ein bywydau weithiau. Mamau sydd eisiau dianc rhag ein cyfrifoldebau weithiau fel pe baen ni'n dianc o adeilad sydd ar dân. Mamau sy'n dioddef efo'n hiechyd meddwl weithiau. Mamau sy'n edrych yn rhywiol weithiau a mamau sydd weithiau'n edrych fel ein bod wedi llusgo ein hunain oddi ar fainc yn y parc lleol ar ôl cael ein sathru gan ddiadell lysnafeddog o blantos bach. Ond dyma ni. Dyma pwy ydyn ni. Dim twyll, dim lledrith, dim triciau technolegol.

Pob mam sy'n teimlo ar goll yn anialwch magu plant. Pob mam sy'n teimlo pwysau i fod yn fam berffaith. Pob mam sy'n cwestiynu pam nad ydy ei bywyd hi'n edrych fel fersiwn y cyfryngau o fagu plant. Pob mam sy'n dioddef problemau iechyd meddwl. Pob mam sy'n teimlo'i bod hi ar ei phen ei hun. Pob mam sy'n cwestiynu ydy hi'n ddigon da. Pob mam sy'n teimlo'i bod hi'n cael ei beirniadu. *Mae'r llyfr hwn i ti!*

Dwi eisiau dweud wrth bob mam, mi wyt ti'n ddigon da. Dy fod ti'n gwneud gwaith da. Dy fod ti'n gythraul o fam ac yn gythraul o ferch, waeth beth sy'n digwydd i ti yr eiliad hon. Dy fod ti'n wych. Yn union fel wyt ti. Does dim ots pryd wnest ti olchi dy wallt ddiwethaf. Does dim ots pa mor ddiamynedd wyt ti achos mai dim ond dwyawr o blydi cwsg gest ti. Does dim ots pa mor amherffaith ac annigonol wyt ti'n teimlo wrth gymharu dy hun â'r *ddelfryd* o fod yn fam cyn i ti gael babi. Paid byth ag anghofio'r un ffaith yma: mi wyt ti eisoes yn fam berffaith i dy fabi bach tewgoes hyfryd sy'n drewi o laeth a gwaeth, beth bynnag mae bywyd o fagu plant yn ei daflu atat ti:

Mi wyt ti'n BLYDI GWYCH!

Croeso, fy ffrind, i chwyldro pob mam.

Dalia'n dynn yn dy bwythau a dy fag clytiau; mae'n mynd i fod yn daith a hanner!

PENNOD 2

'NÔL, 'NÔL, 'NÔL ... YN BELL IAWN YN ÔL

Iawn, gan dy fod ti'n dal yna a heb gael dy ddychryn ar ôl imi gyfaddef am y 'ddamwain' yn Mothercare, dwi'n credu ei bod yn deg dweud ein bod ni bellach yn ffrindiau, yn gyfeillion, yn fêts, yn bartneriaid, yn gyd-aelodau ar dîm y mamau. Dim ond un peth sydd amdani felly. Mae'n bryd i ni ddilyn awgrym 'Gwlad y Rasta Gwyn' a mynd ''nôl, 'nôl, 'nôl' i rannu hanes y fam yma rhwng dau glawr, a chanfod beth wnaeth i'r ferch yma feddwl y byddai hi'n gallu gofalu am berson bach, heb sôn am ysgrifennu llyfr ar y pwnc.

TŶ AR Y MYNYDD ...

Doedd bod yn feichiog, yn byw ar ben mynydd mewn gwlad dramor yn bell oddi wrth fy nheulu a fy hoff bethau yn y byd i gyd (sef fy mam a siop Boots), ddim yn rhywbeth roeddwn i erioed wedi'i ddychmygu pan fyddwn i'n arfer chwarae efo'r syniad delfrydol o ddod yn fam yng nghanol fy ugeiniau.

Paid â 'nghamddallt i, dydy hyn ddim mor beryglus nac mor egsotig ag y mae'n ymddangos. Mynydd yn Ffrainc oedd hwn, nid yr Himalayas. A doedden ni ddim yn byw mewn caban pren anghysbell, ymhell o wareiddiad a chyfleusterau'r byd modern – er ei fod yn teimlo felly weithiau pan fyddai'r pentre'n cau'n llwyr rhwng hanner dydd a dau o'r gloch, a finnau'n methu mynd i'r archfarchnad 24/7. (Waw! Sôn am broblemau'r Byd Cyntaf!) Na, yn yr Alpau yn Ffrainc oedden ni – pentre sgio o'r enw Morzine, a bod yn fanwl gywir. Un o'r llefydd prydferthaf i fi fyw ynddo erioed, efo dŵr ffres o'r tap a system gofal iechyd anhygoel (er bod angen mynd at droed y mynydd – yr ysbyty, ddim i nôl dŵr).

Sut ddiawl wnes i gyrraedd lle felly, dwi'n dy glywed di'n gofyn?

Waeth i mi ddechrau yn y dechrau, a chyflwyno fy hun fel roeddwn i cyn cael babi. Mi wnawn ni gymryd golwg fanwl arni hi, er mwyn gallu gweld yn union pa mor bell mae'r hogan benchwiban hon wedi syrthio. Aros funud, dwi'n meddwl 'mod i'n clywed sŵn ei sodlau Genefa sgleiniog yn clecian ar balmant sgleiniog Genefa, wrth iddi swagro i gyfarfod efo cleient swanc mewn adeilad Swisaidd swanc. (Dwi'n gwybod, bron nad ydw i'n gallu coelio bod y fi yma wedi bodoli chwaith!)

Unwaith eto, dwi'n darllen dy feddwl di. Sut ddiawl oedd rhywun mor anhrefnus a lled-ddryslyd fel fi erioed wedi swagro ar hyd stryd sgleiniog Swisaidd mewn sodlau sgleiniog Swisaidd?

Wel, rhywbeth tebyg i hyn ddigwyddodd. Roedd fy ngŵr, Jamie, wedi bod yn byw yn Ffrainc ers pan oedd yn ei arddegau, a phan es i ar wyliau sgio i Morzine, lle roedd o'n byw, mi gawson ni'n paru gan ffrindiau cyffredin oedd â'u bryd ar fod yn Cilla Black. Mi wnaethon ni fopio'n lân ar ein gilydd o'r dechrau – neu, a bod yn fanwl gywir, ar ôl y gyntaf o sawl snog feddw wrth i ni drio (a methu) sgio adra o barti diwedd tymor ar y llethrau. Mi ddaeth y gwyliau a'r snogio i ben, a 'nôl â fi i Loegr, i ailafael yn fy mywyd a 'ngyrfa ym myd marchnata. (Oeddwn, ar un adeg roeddwn i'n aelod gwerthfawr o gymdeithas efo gyrfa ddigon llwyddiannus.) Ond ar ôl chwe mis o ddetio o bell, roeddwn i wedi rhoi'r gorau i 'ngyrfa, wedi dweud ta-ta wrth fy fflat merch sengl yn y ddinas, rhoi'r sodlau o'r neilltu a symud i fyw ar ben mynydd efo dyn fy mreuddwydion. Bang! Dim cyboli! Naid i'r tywyllwch – ac erbyn iddi oleuo, priodas a dau fabi bach!

Roedd ein bywyd yn Ffrainc yn nefolaidd. Gwneud beth ddiawl oedden ni eisiau: eirafyrddio, sgio, treulio amser efo ffrindiau, mynd am bicnic meddw ar lan y llyn, a thripiau diwrnod i'r Eidal am ginio a fyddai'n troi'n dripiau penwythnos. Roedden ni'n creu bywyd efo'n gilydd, bywyd oedd yn wahanol iawn i 'mywyd 9 tan 5 mewn dinas yn Lloegr. (Taswn i'n gweld yr hen fi rŵan, mi fyddwn i'n rhoi fy mys yn ei llygad hi: doedd gen i ddim blydi syniad pa mor lwcus oeddwn i!)

Paid â 'nghamddallt i, merch y ddinas ydw i yn y bôn; dwi wrth fy modd efo'r baw, y sŵn a'r egni garw sy'n gwneud i ddinas ffynnu. Ond roedd y bywyd newydd yma yn yr Alpau yn llawn antur, bwyd da, rhyddid a phosibiliadau, ac roeddwn i'n rhannu'r cyfan efo fy enaid hoff, cytûn. Yr unig gwmwl du oedd 'mod i wir yn gweld colli fy nheulu. Rydyn ni'n griw agos iawn – fel teulu ar *EastEnders* – ac mae'n fy ngwylltio i weithiau pan fydd ein bywyd yn fwy dramatig na stori *EastEnders* – ond fyddwn i ddim eisiau bod hebddyn nhw. Dim ond taith fer ar awyren i ffwrdd oedden nhw; mi fyddwn i'n mynd yn ôl yn rheolaidd, a bydden nhw'n dod allan i'n gweld ni pan fedren nhw.

Ar ôl blwyddyn a hanner efo'n gilydd (cyd-fyw a chydweithio ar ei fusnes gwyliau sgio ar-lein), mi lusgodd Jamie fi allan am dro yn yr eira, mynd i lawr ar un ben-glin nes oedd o at ei ganol mewn eira a gofyn i fi ei briodi o flaen ein hoff raeadr. (Dyna pa mor wych oedd y lle roeddwn i'n ei alw'n 'adra' erbyn hyn – roedd 'na ddigon o raeadrau i ni allu dewis ein ffefryn!) Flwyddyn yn ddiweddarach, dyma ni'n priodi mewn *château* hardd yng nghwmni ein hoff bobl, efo parti i alw chi arno fo i ddilyn, a hwnnw'n siglo i'w seiliau tan yr oriau mân.

Ar ôl y briodas a'r mis mêl, mi ges i swydd farchnata yn Genefa, ar gyflog mwy na ches i erioed – ac na fyddwn i byth yn ei gael – yn Lloegr. Rywsut, mi lwyddais i argyhoeddi fy nghyflogwr mai dim ond pedwar diwrnod yr wythnos ddylwn i weithio (ac un o'r rheini adra), a dydy hi fawr o syndod ein bod ni'n mwynhau bywyd efo incwm dros ben i'w wario. Os ydy hynny'n helpu, dwi rŵan eisiau teithio drwy amser a thagu'r hen fi am feddwl bod bywyd fel hyn a rhyddid ariannol yn mynd i bara am byth, hyd yn oed ar ôl cael plant – am ffŵl gwirion! Felly dyna lle roedden ni, yn ŵr a gwraig dedwydd ein byd, efo swyddi da ac yn byw mewn lle bendigedig. Yn hwyr neu'n hwyrach, roedd hi'n anochel y byddai plantos bach yn codi yn y sgwrs.

BEICHIOGI

Roedden ni'n dau wedi bod yn agored iawn am ein hawydd i gael plant ers yn gynnar iawn yn ein perthynas, ac yn gwybod ein bod ni eisiau dechrau teulu yn fuan ar ôl i ni briodi. Ond fy ngŵr oedd yr un cyntaf i awgrymu ein bod ni'n rhoi'r gorau i drio *peidio* â chael babi. Dwi'n dal i gofio lle roedden ni y tro cyntaf iddo sôn ei bod hi'n bryd i ni wneud hynny: mewn bar carioci. Roedden ni ar daith chwe wythnos yn Fietnam – y mis mêl gafodd ei ohirio, a gwyliau roeddwn i wedi llwyddo i gael caniatâd i'w cymryd cyn dechrau fy swydd newydd (wir rŵan, dwi'n caru Genefa). Roedden ni wedi yfed gormod o mojitos dau am bris un ac ar fin cael ein hebrwng i glwb gan aelod o faffia Fietnam a'i warchodwyr. Ia, maffia ddywedais i! Y #blydiidiots ag oedden ni! Y ni, nid y maffia.

Dyma fi'n troi ato fo fel tasa fo'n wirion bost, gan ystyried lle yn union oedden ni a thrio dychmygu ein bywyd efo babi ynddo fo, a dweud nad oeddwn i'n siŵr. (Ddim yn siŵr?! Roedden ni ar fin mynd i glwb efo'r maffia. Sut ddiawl oedd babi bach yn mynd i ffitio i mewn i hynny?) A dyna'r sgwrs fawr drosodd. Dyma ni'n llyncu'r mojito ola', yn canu 'Price Tag' gan Jessie J ('It's all about the money money money') un tro arall a'i bachu hi i glwb efo'n ffrindiau newydd dylanwadol.

Ond unwaith roedd o wedi plannu'r syniad o fabi yn fy meddwl (ac ar ôl i glamp o benmaen-mawr glirio), mi dyfodd o fod yn syniad chwerthinllyd i fod yn löyn byw cyffrous yn fy mol. A hynny wedyn yn datblygu'n rhywbeth roedden ni'n dau ei eisiau – a dyma ni'n dechrau peidio â thrio peidio am weddill y daith. Mi ddaliais fy hun yn chwilio ar-lein am ddulliau rhagweld ofylu o'n gwesty amheus yn ninas Ho Chi Min wrth inni gynllunio ble i fynd nesaf. Roeddwn yn dechrau breuddwydio am fynd adra'n feichiog ac yn barod, ar ôl chwe wythnos o antur, i ddechrau pennod nesaf ein bywydau (achos mae bywyd bob amser mor daclus â hynny, yn tydy?).

O destun sgwrs feddw, tyfodd y syniad o fod yn fam – o fynd o ddau yn dri – yn rhywbeth na allwn i beidio â meddwl amdano.

Efo cymysgedd o naïfrwydd a chwa o haerllugrwydd di-blentyn, roeddwn i'n credu bod penderfynu cael babi yn golygu dechrau trio a dyna ni, y byddwn yn feichiog. Dwi'n beio'r addysg rhyw dda-i-ddim ges i ym Mlwyddyn 9. Pan mae merched bach yn tyfu i fyny, rydyn ni'n llawn ofn bod gweld pidyn caled yn ddigon i wneud inni feichiogi. Mae cael rhyw heb ddiogelwch yn ein tywys ar stryd unffordd, at glefydau sy'n cael eu trosglwyddo gan ryw neu feichiogrwydd (dwy gyrchfan frawychus pan wyt ti'n 16 oed). Rydyn ni wedyn yn tyfu i fyny'n meddwl y byddwn ni'n dod yn famau i blantos bach iach a llond eu croen, yn dal ati hyd nes y byddwn ni wedi cael digon, ac yn penderfynu rhoi caniatâd i'n hofarïau ymddeol, a hynny ar ôl cael y nifer delfrydol o blant.

Ond dydyn ni ddim yn cael gwybod mai rhan fach iawn o bob mis sydd ar gael i ni feichiogi. Bod yn rhaid i'n bioleg a'n cylch misol gydweddu er mwyn inni allu beichiogi. Ac unwaith y byddwn ni'n feichiog, y gall y daith mae'n rhaid i'n person bach ei chwblhau i gyrraedd yn ddiogel ac yn iach i'n breichiau fod mor ansicr fel bod rhai ddim yn ei gorffen, a rhai ddim yn aros efo ni am gyfnod hir. Dydyn ni ddim yn sylweddoli bod ein hofarïau'n gallu rhoi'r gorau iddi heb inni wybod, ymhell cyn inni hyd yn oed benderfynu ein bod ni'n barod i fod yn fam. Mae'n frawychus sylweddoli nad ydy rhywbeth rydyn ni wedi cael ein rhaglennu i'w ystyried yn hawl naturiol fel merch – sef tyfu a geni person bach – o bosib ddim yn hawl wedi'r cyfan. Nad ydy ein cyrff, er mewn cyflwr corfforol da, yn gallu cynhyrchu'r un peth yna rydyn ni'n dyheu amdano yn fwy na dim yn y byd.

Iawn, yn ôl ata i a'r syniad gwirion y byddwn i'n beichiogi dim ond am ein bod ni ar ein mis mêl a finnau wedi rhoi'r gorau i lyncu'r bilsen. Mi wnes i golli mislif ychydig wythnosau cyn dod adra o'n gwyliau, a dyma ni'n cyffroi'n lân – cyn gwneud prawf a chael siom am y tro cyntaf, siom mor gryf nes ein syfrdanu. Ychydig wythnosau cyn hynny, doedden ni ddim hyd yn oed yn gwybod ein bod ni eisiau babi. Rŵan, ar ôl trafod y pwnc, dyna'r cyfan roedden ni ei eisiau. Diwedd y gân oedd trio rhoi'r siom o'r neilltu a dweud y drefn wrth ein gilydd yn dawel bach am feddwl y byddai'n digwydd mor sydyn. Ond roedden ni hefyd yn hapus, gan fod y profiad yn brawf sicr faint roedden ni eisiau'r person bach yna yn ein bywydau.

Roedd y difaterwch tawel yma'n ddigon teg ar y dechrau. Ond wrth i'r misoedd fynd heibio, heb olwg o linell las, dyma ni'n dechrau poeni. Roedden ni'n dweud wrth ein gilydd am beidio â bod yn wirion; dim ond ychydig fisoedd oedd wedi mynd heibio, ac roedd rheswm yn dweud y gallai gymryd hyd at flwyddyn neu fwy. Ond doedden ni ddim yn gallu tawelu'r llais bach annifyr oedd yn holi 'Be' os na wneith o ddigwydd i ni?' a 'Be' os oes rhywbeth yn bod ar un ohonon ni?'

Roeddwn i wedi clywed am brofion ofylu gan deulu a ffrindiau, ond wyddwn i ddim ai dyma'r ffordd iawn o fynd o'i chwmpas hi, neu a fyddai'n well gadael i bethau ddigwydd yn naturiol. Pan oedden ni'n trafod bod cyplau'n mynd ati'n fwriadol i drio am fabi ac yn defnyddio'r profion i nodi'r amser gorau i gael rhyw, mi ddywedodd rhywun rywbeth wnaeth y pryder yma'n waeth. 'O, mi fyddwn i'n casáu hynny,' meddai. 'Bod yn un o'r cyplau hynny sy'n gorfod cael rhyw hyd yn oed os nad ydyn nhw eisiau, dim ond i gael babi. Mi fyddai'n well gen i ddilyn y llif a gweld beth sy'n digwydd.'

Fy ymateb i hynny?

CACHU RWTSH!

Rho ryw ddeufis i ti dy hun o 'weld sut eith hi' a dim byd yn digwydd, wedyn teimlo'r pryder yn dechrau crynhoi ynghyd â'r ofn na fydd yn 'digwydd' i ti, na fyddi di o bosib yn ddigon ffodus i gael y babi rwyt ti wedi bod yn breuddwydio amdano. Rho ryw ddeufis o hynny i ti dy hun, wedyn dwêd wrtha i beth wyt ti'n ei feddwl am gynyddu dy siawns o feichiogi drwy gael gwybod yr amser gorau posib i feichiogi, diolch i bi-pi ar ddarn o blastig? Mae unrhyw un sydd erioed wedi trio am fabi yn gwybod eu bod nhw'n barod i wneud UNRHYW BETH i feichiogi – o gael rhyw ar y dyddiau ffafriol, er dy fod ti wedi llwyr ymlâdd, i drio ystum mwy 'effeithiol' a gorwedd yna efo dy goesau yn yr awyr ar ôl cael rhyw. Yn llythrennol, unrhyw beth. Ti'n gwybod be'? Does 'na DDIM

BYD yn bod ar hynny. Does dim angen bod â chywilydd, dim rheswm i deimlo embaras, does 'na ddim byd annaturiol mewn trio unrhyw beth alli di i feichiogi, hyd yn oed gwneud pi-pi ar ddarn o blastig.

Paid byth â theimlo cywilydd neu embaras am sut bynnag wyt ti'n trio llwyddo i ddod â pherson bach i'r byd yma – ac, yn fwy pwysig fyth, paid byth â phoeni os wyt ti'n teimlo dy fod ti'n cael dy feirniadu. Byth!

DARGANFOD FY MOD I'N FEICHIOG

Mi weithiodd y profion ofylu yn wych, ac ar ôl tua deufis o'u defnyddio nhw, ynghyd â phob coel gwrach arall y clywyd amdani erioed, roedden ni'n swyddogol yn y clwb. Ond, diolch i natur ddiffygiol fy ngallu i gael trefn ar ddyddiadau fy nghylch misol – neu, os ydw i'n onest, unrhyw beth mathemategol (sorri, Mr Warton, wnaeth yr holl wersi mathemateg TGAU yna ddim sticio go iawn!) – doeddwn i ddim yn sylweddoli fy mod i'n hwyr tan bron i wythnos wedyn! Diolch i'r ffaith 'mod i wedi camgyfri'r dyddiau ar fy nghalendr gwaith, roeddwn i bron wythnos yn hwyr, ac roedd arogl coffi (sy'n anodd ei osgoi mewn swyddfa yn Genefa lle mae coffi yn cymryd lle gwaed yng ngwythiennau'r gweithwyr) yn codi cyfog arna i yn ystod pob cyfarfod. A gan mai yn y Swistir oedden ni, roedd hynny'n lot o gyfarfodydd a lot o goffi.

Wrth fy nesg yn Genefa oeddwn i pan ddechreuais i ystyried 'mod i wedi camgyfrif. Dyma gyfri'r dyddiau eto ac oedd, roedd y clown yma wedi gwneud camgymeriad. Roedd fy stumog yn corddi (ddim yn unig oherwydd yr arogl coffi) wrth i fi fentro coelio bod 'na berson bach yn tyfu'r tu mewn i fi'n barod. Mi afaelais yn y ffôn a ffonio fy ngŵr ar unwaith.

'Dwi'n meddwl 'mod i bum diwrnod yn hwyr.'

Roedd o wedi cyffroi'n arw, ac roedden ni'n ysu am fynd adra er mwyn gwneud y prawf efo'n gilydd. A dyna lle'r oedden ni, oriau yn ddiweddarach, yn eistedd yng nghanol swigen hapus, yn gwenu fel giât, ac yn llawn egni nerfus eisiau iddo fo fod yn wir. Ddim cweit yn barod i gredu, ac yn trio cadw ein pennau a'n calonnau rhag ofn na fyddai'r llinellau'n ymddangos – neu, yn achos ein prawf digidol Clear Blue Ffrengig, na fyddai'r gair *enceinte* yn ymddangos.

Munudau hiraf ein bywydau. Mi wnes i'r prawf, a gweld yr amserydd yn dechrau symud. Ond roedden ni'n dau'n ofni edrych arno fo i'r fath raddau nes i ni ei roi ar y bwrdd coffi, allan o'r golwg ac allan o gyrraedd, ac eistedd ar y soffa efo'n gilydd fel dwy gwningen wedi'u dal yng ngolau car, yn gwenu ac yn piffian fel dau berson gwallgof.

'Wnawn ni edrych?'

'Na, fydd o ddim wedi gweithio eto.'

'Mae'r amserydd yn dal i fynd.'

'Rho'r gora' i edrych.'

'Iawn.'

'Paid â sbecian arno fo, dwi'n dy weld di wrthi, tyrd 'nôl i eistedd lawr.'

'O mam bach, wyt ti'n meddwl bod ni?'

'Dwi'm yn gwybod, wyt ti?'

'Beth os ydy o'n bositif? Alli di ddychmygu'r peth?'

Mwy o wenu fel dau berson gwallgof.

'Wyt ti'n teimlo fel ti?'

'Ydw. Nac ydw. O iesgob, dwn 'im!'

'Blydi hel, falla 'mod i'n feichiog go iawn!'

Croesi bysedd fel na chafodd yr un bys ei groesi erioed.

'Iawn, mae'r amser ar ben. Be' ddylen ni neud?'

'Edrycha di.'

'Na, edrycha di.'

'Iawn.'

'Aros! Edrychwn ni efo'n gilydd.'

'Iawn.'

A dyna lle'r oedd o, i'r byd a'r betws gael ei weld: *Enceinte – 3–4 semaines*.

Roeddwn i'n feichiog. Ers tair neu bedair wythnos. Roedd o wedi blydi gweithio!

Roedden ni'n dau yn sefyll yn y lolfa, yn gafael yn y prawf, yn gafael yn ein gilydd ac yn crio dagrau o anghrediniaeth a hapusrwydd.

Roedden ni'n methu stopio syllu'n anghrediniol ar ein gilydd, gan weithio allan fod dyddiad geni'r babi rywbryd ddiwedd mis Ionawr, ac yn cofleidio ein gilydd, ein meddyliau ar chwâl wrth ystyried bod yna dri ohonon ni ar y soffa rŵan, ac yn meddwl: Pryd fyddwn i'n dechrau dangos? Pryd ddylwn i fynd at y doctor? Fydden ni'n cael bachgen neu ferch? Cymaint o gwestiynau, cymaint o emosiynau, cymaint o adegau cyffrous i ddod. Byd hollol newydd. Byd nad oedd gen i na fo unrhyw syniad amdano.

Roedd yr eiliadau cyntaf hynny o wybod ein bod ni'n mynd i fod yn rhieni, ein bod ni'n mynd i ddod â pherson bach arall i'r byd, yn fy atgoffa o sut dwi'n teimlo wrth edrych ar yr awyr yn y nos, mor enfawr, mor anesboniadwy, mor syfrdanol o hardd. Yn syllu i wyneb gwyrth y tu hwnt i esboniad unrhyw eiriau neu feddyliau, gwyrth nad oedd modd ei dirnad.

Felly, beth wyt ti'n ei wneud pan fyddi di'n wynebu gwyrth o'r fath? Wel, os wyt ti'n farus fel ni'n dau, mi wyt ti'n mynd allan am wledd a hanner, siŵr iawn! Felly, dyma bacio'r car a'n cyfrinach fach hyfryd ac i ffwrdd â ni i fwyty ar ochr mynydd diarffordd, i wneud yn siŵr na fydden ni'n gweld neb roedden ni'n nabod (mae clecs yn lledu ar wib mewn pentre mynyddig). Roedden ni wedyn yn gallu siarad yn agored am ein person bach newydd a dechrau gwneud cynlluniau ar gyfer ein dyfodol fel teulu o dri.

YMLAEN!

PENNOD 3

BEICHIOG BRAF (OND YN ORIOG GYTHREULIG, AR LWGU AC YN BAROD I LADD AM FYRGYR CAWS A COKE, YR UN LLAWN SIWGR)

Roedd yr wythnosau hynny o gario ein cyfrinach o gwmpas yn wirioneddol hudolus. Dim ond ni'n dau, yn teimlo'n gyffrous ac yn arbennig, yn rhannu'r babi, heb fod gweddill y byd yn gwybod dim. Mi aethon ni at y doctor, ac mi wnaeth hwnnw neilltuo gynaecolegydd i ni (wrth droed y mynydd). Roedden ni wedi clywed amdano, oherwydd ei statws fel rhyw fath o dduw; fo oedd wedi bod yno adeg geni'r rhan fwyaf o'r babanod yn ein pentref. Roedd fy ffrindiau a minnau'n arfer cyfeirio at y ffaith bod yr un dyn wedi gweld ein rhannau preifat ni i gyd! Di-chwaeth, efallai, ond hei, pan wyt ti'n feichiog a ddim yn yfed, mae'n rhaid i ti gael hwyl pan wyt ti'n gallu.

SALWCH BORE – PEN MAWR PARHAUS HEB YR HWYL O FEDDWI'N DWLL!

Ac mae 'na wir angen hwyl pan fydd y pen mawr drwy'r dydd, y pen mawr 'Pryd mae hwn yn mynd i wella?' yn taro.

Wrth i fi groesawu saith wythnos o feichiogrwydd, mi ddaeth â'i fêt troi-stumog yn ei gysgod. A dyna ddechrau chwe wythnos o deimlo'n salach nag oeddwn i'r bore hwnnw ar ôl i fi yfed fy mhwysau mewn Jaeger efo maffia Fietnam. O, heb anghofio 'mod i'n edrych yn llawen a llond fy nghroen; mewn geiriau eraill, yn stwffio fy hun efo Haribos, byrgyrs caws a Coke llawn siwgr o dan flanced ar y soffa bob cyfle gawn i.

Rargol, roedd o'n uffernol (ddim y stwffio fy hun efo rwtsh, mae'n amlwg – roedd hynny'n wych). Y salwch. Yyyyyyychh! Roedd dyddiau cynnar bod yn feichiog yn rhai o lusgo fy hun allan o'r gwely ac eisiau chwydu neu ddisgyn yn bentwr o flinder (neu gyfuniad o'r ddau fel arfer). Wedyn gorfod cael fy nghorpws truenus yn barod i wynebu'r daith hir a throellog i lawr y mynydd ac yna dros y ffin i'r Swistir. Y cyfan wrth newid o fod eisiau sugno darnau oren yn sych grimp neu chwydu i'r bag siopa plastig oedd bellach yn byw yn barhaus ar sedd y teithiwr.

A finnau'n feichiog ers naw wythnos erbyn hyn, fel y galli di ddychmygu, doeddwn i ddim yn teimlo'n gymdeithasol o gwbl ar y pryd! Mi fyddwn i wir wedi hoffi pe bai rhywun wedi dweud wrtha i nad oedd 'na affliw o ddim byd yn bod ar gau fy hun i ffwrdd, gwisgo trowsus llac oedd yn prysur fynd yn llai llac a gwneud dim – ar ôl diwrnod o dwyllo'r byd mawr y tu allan 'mod i'n teimlo'n holliach. Os wyt ti'n feichiog ar hyn o bryd a'r cyfan wyt ti eisiau ydy cael eistedd ar dy ben-ôl beichiog hyfryd ac ymlacio? Ti'n gwybod be'? Mi alli di! Iawn, dos i nôl dy drowsus llac gwylio'r bocs, gorwedda i lawr a mwynha bob eiliad, 'mechan i.

Doeddwn i ddim yn barod yn feddyliol ar gyfer y lefel o emosiwn a blinder roeddwn i'n eu teimlo. Roeddwn i wedi llyncu'r nonsens 'Ddim sâl ydw i, beichiog' ac yn benderfynol o gario mlaen fel arfer, er nad oeddwn i eisiau gwneud dim byd ond gorffwys. Doedd 'na neb wedi dweud wrtha i am lacio'r pwysau, gadael i fi fy hun fod yn feichiog ac yn flinedig a dallt bod hynny'n iawn. Mae hyn yn normal.

Heb y darn bach euraid hwnnw o gyngor, mi fu'n rhaid i fy ngŵr ddysgu o brofiad sut beth ydy croesi cleddyfau efo rhywun blinedig sydd wrthi'n creu bywyd newydd.

Un noson, diolch i'r salwch bore, roeddwn i'n teimlo fel talp oer o faw ci. Roeddwn i wedi treulio'r diwrnod yn y gwaith yn esgus 'mod i'n ymdopi'n well nag erioed o flaen fy nghyd-weithwyr ond gan sleifio i dai bach y staff i bendwmpian. Mi lwyddais i gyrraedd adra ar ôl siwrnai fwy blinedig ac annifyr nag arfer ar hyd y ffordd fynydd droellog, yn gwag-gyfogi fel ci cynddeiriog wrth fynd rownd pob cornel. Dyma fi'n cerdded i mewn i'r tŷ yn torri fy mol eisiau gwisgo fy nillad nos a lolian ar y soffa, a chladdu fy wyneb yn y pecyn Haribo arferol, pan wnaeth fy ngŵr annwyl fy atgoffa bod 'na gynlluniau eraill ar y gweill: roedd gen i ddeg munud i wisgo fy nillad gorau a chael fy hun yn barod i fynd allan am swper efo ffrindiau.

Be' ddiawl?

Doedd gen i ddim geiriau. Yn llythrennol, dim un blydi sill.

Ond roedd gen i ddagrau, llif o ddagrau llysnafeddog hyll, digon i'w wlychu o, llawr y gegin ac unrhyw beth o fewn tair troedfedd i fi.

Roedd yr olwg ar wyneb fy ngŵr yn amhrisiadwy. Fel pe bai 'na ryw anghenfil rhyfedd efo llygaid gwirion a llond gwlad o lysnafedd trwyn newydd lithro i mewn i'r tŷ, yn cogio bod yn wraig iddo. (Ar y pryd, doedd ganddo ddim syniad o'r hyn oedd eto i ddod!)

Yn ddryslyd ac yn ofni am ei fywyd, mi wnaeth o fentro dod yn agosach a thrio fy mherswadio y byddwn i wir yn mwynhau mynd allan am swper efo'n ffrindiau.

Fyddai waeth iddo fo fy ngwahodd i swper efo Satan ei hun, a minnau'n eistedd ar garped o binnau bawd.

Yn amlwg, doedd o ddim yn brysur yn tyfu rhannau o'r corff, felly doedd o ddim cweit yn gallu dallt natur fy sterics na pha mor flinedig ac afresymol oeddwn i mewn difri. O'i ran o, roeddwn i newydd orffen wythnos o waith, ac felly'n barod i edrych ymlaen at noson hyfryd efo'n ffrindiau. Ond i ferch feichiog wedi llwyr ymlâdd, y soffa oedd dechrau a diwedd fy myd. Roeddwn i'n gyrru i wlad wahanol ac yn ôl er mwyn mynd i'r gwaith, yn trio peidio â chwydu fy mherfedd ar ochr y mynydd neu wrth groesi'r ffin. Roeddwn i'n wynebu diwrnod hir o gyfarfodydd yn trafod ymgyrchoedd hysbysebu mewnol, agenda cyfarfodydd a chylch-lythyrau; yn dioddef cyfarfod tîm lle'r oedd pawb yn drewi o goffi a sigaréts; yn gwrando nes bod fy ymennydd i'n brifo yn trio dallt beth oedd pawb yn ei ddweud yn eu Ffrangeg carlamus – i gyd, ond yn ysu am gael cropian o dan fy nesg, chwydu yn y pot planhigion a phendwmpian ar fag gliniadur drudfawr fy nghyd-weithiwr Jean-Luc. Roeddwn i wedi llwyddo i dwyllo pawb fod popeth yn iawn, fy mod i'n 'iawn', ar ben fy nigon ac yn ymdopi efo gofynion fy swydd.

Ond roedd meddwl am orfod dal ati i ffugio a dweud celwydd wrth ffrindiau da, a thrio dod o hyd i esgus credadwy pam nad oeddwn i'n yfed fy ngalwyn arferol o win gwyn nos Wener wrth wylio pawb arall yn meddwi'n dwll – wel, roedd hynny'n ormod o bwdin i'r wraig feichiog yma. A finnau'n ysu i wisgo fy nhrywsus pyjamas gyda'i ganol lastig, swatio o dan flanced a stwffio fy hun efo unrhyw beth fyddai'n lleddfu'r cyfog.

Ar ôl mwy o feichio crio a rhochian dieflig o 'nghyfeiriad i, mi wawriodd y gwirionedd beichiog ar fy ngŵr. Rargol fawr, roedd o'n siarad efo'i wraig wedi'r cwbl – gwraig feichiog oedd wedi gorflino, gwraig â'i hemosiynau ar chwâl, gwraig oedd eisiau gwneud dim mwy na chwydu a chysgu am biliwn o flynyddoedd. Efo'i fywyd yn y fantol, dyma fo'n dallt, yn fy lapio dan flanced ar y soffa a mynd am ei swper, efo ymddiheuriadau ac esgusodion am fy absenoldeb i'w ganlyn. Gwers y stori? Gwranda arnat ti dy hun a gwna'r hyn sydd orau i ti. Mae gen ti hawl.

MAE BOD YN FEICHIOG YN GALLU BOD YN BLYDI BRAWYCHUS

Roedd fy meichiogrwydd yn mynd yn dda. Er 'mod i'n teimlo'n gachlyd gan amlaf, roeddwn i wedi darllen ar un o'r gwefannau babanod oedd yn fy mhledu ag e-byst bellach fod teimlo mor sâl yn arwydd da. Yna, ar ôl tua saith wythnos, mi gawson ni dipyn o sioc: mi sylwais i 'mod i'n gwaedu. Roeddwn i'n teimlo'n ofnadwy ac wedi fy llorio, gan feddwl y gwaethaf yn syth bin. Pan ffoniais i'r doctor, mi driodd o dawelu fy meddwl a dweud bod hynny'n gallu bod yn normal ar y cam yma, ond roedden ni eisiau mynd i'r ysbyty er mwyn bod yn saff. Roedd yr ysbyty awr i ffwrdd i lawr y mynydd (a finnau erbyn hyn yn dechrau melltithio'r ffaith ein bod ni'n byw mewn lle mor ddiarffordd!), ac mi ddaeth honno yn un o deithiau hiraf ein bywydau. Mi basiodd y rhan fwyaf o'r daith mewn tawelwch, y fo na fi ddim am gyfaddef yr ofn bod y person bach roedden ni wedi bod yn ei gynllunio a'i ddathlu'n dawel bach yn mynd i gael ei gipio o'n gafael ni. Er i ni drio llenwi'r awr honno efo geiriau cysurlon, bron nad oedden ni'n gallu teimlo'r ofn yn y car.

Ar ôl i ni gyrraedd yr ysbyty a chael ein harwain i'n hystafell, mi esboniodd y nyrs ei bod hi'n mynd i wneud sgan i weld a fedrai ganfod curiad calon. Roeddwn i'n teimlo'n sâl, mewn panig ac yn anfodlon mentro meddwl y gwaethaf: beth os ydy hi'n methu? Dyna beth oedd munudau hir a dychrynllyd wrth iddi daenu jeli oer ar hyd fy mol hysb ei olwg cyn chwilio am y babi ac unrhyw arwydd o guriad calon fach. Mi wnaeth hi ein sicrhau ni mai natur gynnar y beichiogrwydd oedd y rheswm pam ei bod hi'n cael trafferth dod o hyd iddo. Wedyn dyma hi'n pwyso'n galetach ac wele, dyna lle'r oedd o! Ar ôl chwarter eiliad o ryddhad, dyma hi'n dweud ei bod hi'n poeni ei fod yn swnio'n wan, ac y byddai angen i ni ddod yn ôl ymhen wythnos.

Gwan? Beth ddiawl oedd hynny'n feddwl? Oedd hi'n gwybod rhywbeth nad oedden ni, ac yn cadw rhywbeth iddi hi ei hun? Oedd 'na rywbeth yn bod, a ninnau'n mynd i gael gwybod yn union pa mor ddrwg oedd pethau yn y sgan nesaf? Roeddwn i eisiau sgrechian arni am beidio â'n cysuro ni fod popeth yn iawn! Er 'mod i'n gwybod nad ei bai hi oedd hyn, a bod yn rhaid iddi fod mor ffurfiol â phosib efo ni, mi allwn i fod wedi rhoi slap iddi am fod mor oeraidd a diemosiwn.

Felly, efo cymysgedd o ryddhad a gwewyr meddwl yr un pryd, mi adawon ni'r ysbyty a llwyddo rywsut i fynd drwy'r wythnos nesaf, gan bryderu bod unrhyw boen bach yn golygu rhywbeth sinistr. A phoeni fwy fyth os nad oeddwn i'n teimlo mor sâl ag yr oeddwn i'n tybio y dylwn i, neu os nad oeddwn i mor sâl ag yr oeddwn wedi bod ychydig ddyddiau ynghynt. Diolch byth, wythnos a sgan arall yn ddiweddarach, ac mi gawson ni'r newyddion roedden ni wedi bod yn gweddïo amdano: hyd yn hyn, roedd popeth yn iawn efo'n babi, a churiad y galon beilach yn normal am yr adeg honno yn y beichiogrwydd. Adra â ni o'r ysbyty yn gafael yn dynn yn llun y sgan – babi bach cwbl normal, er efo rhyw awgrym cynnil ei fod yn greadur estron o'r gofod – a chrio o ryddhad a llawenydd yr holl ffordd i fyny'r mynydd. Rŵan, dyma ni'n meddwl, mi gawn ni fwrw mlaen efo gweddill y beichiogrwydd, gan wybod bod y babi'n iach.

Ond y noson cyn y sgan deuddeg wythnos, mi ddechreuais i waedu'n drwm. Roedd hyn yn gwneud i'r braw gawson ni cynt ymddangos yn ddim byd. Amser cinio oedd hi, ac mewn anobaith a phanig dyma ni'n ffonio'r ysbyty i weld beth ddylen ni ei wneud. 'Dim byd' oedd eu hymateb pragmatig, oeraidd. Y cyngor oedd aros lle'r oeddwn i, ymlacio a monitro'r gwaedu – ac os oeddwn i'n dechrau cael poenau difrifol, i fynd yn syth i mewn. Y gwir caled a thorcalonnus oedd hyn – os mai colli'r babi oeddwn i, doedd yna ddim byd meddygol y gellid ei wneud i rwystro hynny. Doedd dim dewis ond gadael i natur ddilyn ei chwrs. Felly dyna wnaethon ni. Mi eisteddais yno yn oeraidd, efo fy nhraed i fyny ar glustog (gan feddwl y byddai hyn yn helpu i gadw'r babi lle'r oedd o), heb feiddio symud, dim ond aros i weld beth fyddai'n digwydd. Gan fod fy sgan deuddeg wythnos wedi'i drefnu ar gyfer drannoeth, roeddwn i'n gwybod bod yn rhaid i fi ddal fy nhir, peidio â chynhyrfu a gobeithio y byddai popeth yn iawn.

Mi gyrhaeddon ni drannoeth, efo wynebau hir, yn llawn pryder ac yn meddwl y gwaethaf – a gweld pam fod yna gymaint o barch gan bawb at ein gynaecolegydd. Ar ôl inni sôn beth oedd wedi digwydd y noson cynt, dyma fo'n torri ar ein traws a mynd â fi'n syth i'r ystafell sganio. Cyn i fi wybod beth oedd yn digwydd neu gael amser i boeni ymhellach, roedd yr offer sganio ar fy mol a sŵn curiad calon uchel yn taranu o gwmpas yr ystafell.

'C'est bon!' – 'Mae'n iawn.'

Mi allwn i fod wedi rhoi cusan Ffrengig i'r Ffrancwr yn y fan a'r lle, o flaen fy ngŵr a'r plentyn yn fy mol. Hapus, rhyddhad, ar ben fy nigon – dydy hynny ddim yn dod yn agos at ddisgrifio'r llawenydd roeddwn i'n ei deimlo. Ac nid dim ond rhyddhad amlwg a llethol fod ein babi ni'n iawn ac wedi goroesi argyfwng arall, ond rhyddhad hefyd am y ffordd roedd o wedi delio efo'r holl sefyllfa. Dim chwarae o gwmpas, dim oedi i ddod o hyd i guriad y galon, dim eiliadau echrydus o ofni'r gwaethaf. Dim ond wam, bam, popeth yn iawn!

Dim ond ers deuddeg wythnos roedd ein person bach ni wedi bodoli, ac roedd o eisoes yn ffynhonnell drama enfawr ac yn ein cadw ni ar flaenau ein traed go iawn. Yn fuan iawn, roedden ni'n gweld y byddai hynny'n batrwm ar gyfer yr holl feichiogrwydd ac yn gorlifo i'n byd ar ôl y geni. (Mi gei di glywed mwy am y seren fach honno yn nes ymlaen!)

NID PAWB SY'N CAEL CLYWED 'C'EST BON'

Gobeithio nad oes ots gen ti, ond dwi eisiau oedi am ychydig i dalu teyrnged i'r mamau a'r tadau hynny sydd ddim yn cael y newyddion maen nhw eisiau eu clywed am eu babanod. Sydd ddim yn cael teimlo'r rhyddhad wrth glywed y geiriau 'mae popeth yn normal'. Y bobol hynny y mae braw yn fwy na braw iddyn nhw, arwyddion fod rhywbeth mawr yn bod neu fod eu babi bach yn gorfod eu gadael. Dwi eisiau talu gwrogaeth i'r holl blant bach gwerthfawr hynny sydd ddim efo ni mwyach, a dangos cariad a pharch i'r holl famau, tadau a theuluoedd sydd wedi dioddef.

** Os oes unrhyw un angen cymorth ar ôl colli plentyn, mae rhestr o wasanaethau cymorth ar gael yng nghefn y llyfr ar dudalennau 226–228.

TRIO – A METHU – CYNNAL Y CELWYDD 'DWI DDIM YN FEICHIOG!'

Dwi'n credu mai un o'r pethau mwyaf blinedig pan fyddi di'n feichiog am y tro cyntaf (ynghyd â'r hormonau cynddeiriog a'r colli egni sy'n dod wrth i dy gorff gyflawni ei wyrth fach ddirgel) ydy'r holl blydi ymdrech o gadw'r gyfrinach rhag dy anwyliaid. Does gen i ddim syniad beth oeddwn i'n ei feddwl wrth greu'r straeon celwydd golau ar y thema 'Dwi ddim yn feichiog', ond waw, roedden nhw'n eithaf arbennig.

Mi wnes i ymdrech a hanner, ymdrech a thri chwarter hyd yn oed, i gadw fy meichiogrwydd yn gyfrinach. Doeddwn i ddim yn fodlon efo'r hen esgusodion safonol sydd wedi bod yn hen ddigon da i filoedd o ferched beichiog cyn hyn – 'Dwi ar dabledi gwrthfiotig', 'Dwi wrthi'n gwneud detocs', 'Fy nhro i i yrru ydy hi' ac ati. Yn hytrach, mi wnes i greu stori mor chwerthinllyd fel nad oedd hi'n fy argyhoeddi i hyd yn oed. Cyn i fi fynd ymlaen, dwi eisiau ymddiheuro rŵan hyn faint wyt ti'n mynd i wingo drwy'r adran nesaf, heb sôn am gwestiynu (ddim am y tro cyntaf na'r tro olaf, mae'n debyg) pa mor wallgo a thwp y gall un person fod. Darllena mlaen, gyfaill annwyl, darllena mlaen ...

Dyna lle'r oeddwn i, yn feichiog ac yn hollol grediniol fod pobol yn fwy tebygol o gredu stori os oedd hi'n stori fanwl a hollol dros ben llestri. Iawn? Yn enwedig efo ffrindiau fel y rhai oedd gen i. Mi fyddai fy ngweld i'n gwrthod alcohol mewn parti, dros ginio neu, waeth i ni wynebu hynny, mewn unrhyw fath o achlysur lled-gymdeithasol yr un mor debygol â fy ngweld i'n gwrthod anadlu. Felly, roeddwn i'n tybio bod angen i fi feddwl am rywbeth eithaf dramatig er mwyn iddyn nhw fy nghredu i. (Dwi'n ymwybodol rŵan 'mod i'n swnio fel meddwyn go iawn.)

Felly, dyma fi'n tyrchu i ddyfnderoedd fy ngallu i ddweud stori a llunio hanesion celwydd golau eithriadol o wael. Straeon oedd yn golygu bod unrhyw un oedd yn gwneud yr awgrym lleiaf 'mod i eisiau diod neu fwyta unrhyw beth hyd yn oed fymryn yn amrwd yn clywed yr ymateb yma: 'Dwi'n diodde efo parasitiaid.'

O ia, yr hen stori yna.

O ddifri rŵan, lle oedd fy meddwl i?

A pham ddiawl wnaeth fy ngŵr druan gytuno efo'r cynllun? (Do, gyfaill annwyl, mi wnes i ei lusgo fo i lawr efo fi hefyd.)

Dyna lle fydden ni, yn ystod y tri mis cyntaf yna, mewn barbeciw neu barti pen-blwydd neu'n bwyta allan efo ffrindiau. Fi a fy ngŵr ochr yn ochr ac yn nodio gyda'n gilydd wrth i fi gyhoeddi am y milfed tro: 'Ia, y rheswm dwi ddim yn yfed ydy am fy mod i'n diodde efo parasitiaid!' A ffrindiau, cydnabod a dieithriaid llwyr yn edrych arna i efo cymysgedd o ddryswch a ffieidd-dod wrth iddyn nhw ddychmygu fy nghorff yn ferw o barasitiaid oedd yn fy atal i rhag yfed. Achos pam ddiawl fyddai presenoldeb parasitiaid yn fy atal i rhag yfed? Mae'n deg dweud bod beichiogrwydd wedi fy ngwneud i fymryn yn dw-lal.

Yn ffodus, roedd y rhan fwyaf o bobol glywodd y stori gelwyddog ryfedd yma yn ddigon argyhoeddedig – neu o leiaf efo gormod o gywilydd neu ddigon o ffieidd-dod – i beidio â holi rhagor. Yn hytrach, mi fydden nhw'n camu i ffwrdd yn ara' deg gan gymryd cegaid fawr o'r gwydraid o win oedd newydd gael ei gynnig i fi. Tan y diwrnod hwnnw pan oeddwn i mewn barbeciw arall (poen ydy bod yn feichiog yn ystod misoedd braf!), yn gwrthod cynigion o win o bob cyfeiriad ac yn nyddu'r un celwydd cachu rwtsh am y blydi parasitiaid wrth bawb.

Roeddwn i wedi meistroli'r stori hefyd. Fel unrhyw storïwraig werth ei halen, roeddwn i wedi mireinio'r grefft a chaboli'r stori wrth i'r wythnosau fynd heibio. Erbyn hyn, roedd y parasitiaid dychmygol wedi ymosod arna i yn Fietnam, ond wedi oedi yno'n dawel am gyfnod cyn ymosod yn ffyrnig arna i. Druan â fi.

Fel arfer, dyma fyddai diwedd y stori, wrth i'r gynulleidfa fodloni efo'r manylion a dechrau mynd i deimlo'n ddigon cyfoglyd, mae'n siŵr. Ond heno, roedd 'na nyrs yn y gynulleidfa.

Dyna lle'r oeddwn i'n adrodd stori flodeuog wrth weithiwr meddygol proffesiynol, a honno wedi gwrando'n astud a nodio'i phen yn y mannau cywir cyn gofyn: 'Oes gen ti barasitiaid go iawn?'

'Oes, oes, wir-yr, ac maen nhw'n blydi ofnadwy,' atebais, cyn ochneidio yn ôl fy arfer i roi'r argraff 'mod i'n derbyn fy nhynged.

'Ond be' wyt ti'n feddwl?'

O na ... 'Wel, mae gen i barasitiaid.'

'Iawn, ond sut? Pa fath?'

Cachu, cachu, cachu! 'Dydw i ddim yn gallu cofio'r enw hir arnyn nhw.' Roeddwn i'n dechrau ei cholli hi. 'Dwi wedi cael profion gwaed a phob dim [wn i ddim beth ddiawl oeddwn i'n ei olygu wrth *bob dim*] ac mae'r doctor yn meddwl 'mod i wedi eu dal nhw wrth deithio o gwmpas Fietnam.'

'Iawn. A lle mae'r parasitiaid yma?'

Roedd hi wedi fy nychryn i go iawn erbyn hyn. 'Yn fy nhin.' *YN FY NHIN?!? ARGLWYDD MAWR, BE' DDIAWL OEDD YN BOD ARNA I?* Roeddwn i newydd ddweud wrth ddieithryn llwyr, mewn barbeciw, fod gen i barasitiaid o Fietnam yn byw yn fy nhwll tin. Ond dyna ni, roeddwn i'n benderfynol o gadw'r stori ddiflas yma'n fyw, felly mi wnes i ymhelaethu mwy fyth, ac esbonio'u bod nhw'n boenus ac yn cosi fel y diawl.

'A dwyt ti ddim yn gallu yfed o'u hachos nhw?'

Roedd hon fel ci efo asgwrn! 'Nac ydw, achos dwi ar gwrs o wrth-fiotigau i'w trin nhw.'

'Go iawn? Pa rai? Dwi'n nyrs, ac os wyt ti eisiau, mi alla i gael golwg arnyn nhw. Mi wyt ti'n gallu yfed wrth gymryd rhai mathau.'

I'r diawl â hyn! Roeddwn i mewn dros fy mhen tro yma, yn trio twyllo gweithiwr meddygol proffesiynol oedd yn amlwg yn dallt ei phethau ac yn gallu gweld trwydda i. 'Dwi'n disgwyl.'

'Be'?'

'Sorri, dwi'n feichiog a chelwydd ydy'r nonsens yna i gyd. 'Sgen i ddim parasitiaid. Mynd i gael babi ydw i.'

'Ha, ha, a dyna'r stori orau oeddet ti'n gallu meddwl amdani?'

'Ia. Ia, mae arna i ofn.' Cyn dal fy mhen mewn cywilydd.

Swyddog marchnata – dim; gweithiwr meddygol proffesiynol chwilfrydig – un.

Yn ffodus, mi fyddai'r nyrs sylwgar a chraff yma'n dod yn un o fy ffrindiau agosaf. Fel mae'n digwydd, roedd hithau'n feichiog ar y pryd hefyd (ond doedd ganddi hi ddim stori gelwyddog gachu). Roedd hi wedi cyrraedd y deuddeg wythnos yn barod, felly roedd yr angen i ddweud celwydd a pherswadio pobol eu bod hi'n cario parasitiaid yn hytrach na babi bellach y tu ôl iddi.

Does dim rhaid imi ddweud, ond roedd hi'n ddiawl o ryddhad cael dweud y gwir wrth bawb o'r diwedd.

'DDIM SÂL YDW I, JEST BEICHIOG'

Dwi wedi bod yn feichiog ddwy waith i gyd. Roedd y ddau dro mor gwbl wahanol fel 'mod i wedi sylweddoli bod y cyflwr yn gallu bod yn wych (fel yn achos yr un cyntaf), ond yn gallu troi dy fywyd ben i waered hefyd (fel y gwnaeth yr eildro, a finnau'n gorwedd ar fy mhen-ôl maint hipopotamws yn methu gwneud dim byd rhag ofn i'r babi gyrraedd yn gynnar). Pwy fyddai'n meddwl y gallai dod â bywyd i'r byd yma fod yn brofiad gwych, efo'r haul yn tywynnu, yr adar yn canu, a'r byd yn ei flodau ar yr un llaw, ond y tro nesaf ei fod yn gwneud i ti deimlo mor ofnadwy fel nad wyt ti byth eisiau ei wneud o eto?

Mae'n rhaid i fi gyfaddef 'mod i'n hen ast hunangyfiawn pan oeddwn i'n feichiog efo fy mabi bach cyntaf. Cymaint felly fel bod meddwl amdanaf fy hun yn neidio o gwmpas y lle'n llawn egni efo fy mwmp taclus, gwallt beichiogrwydd sgleiniog a chroen iach yn llafarganu 'Ddim sâl ydw i, jest beichiog', yn gwneud i'r fi oedd yn feichiog yr eildro fod eisiau mynd yn ôl mewn amser a rhoi slap iawn i'r fi hunangyfiawn i dynnu'r hen wên wirion yna oddi ar ei hwyneb.

Pan oeddwn i'n feichiog am y tro cyntaf, ar ôl pasio'r cyfnod salwch bore, roeddwn i'n teimlo'n wych. Yn llawn egni ac optimistiaeth. Mi fyddwn i'n gwneud ymarfer corff deirgwaith yr wythnos, ac roedd gen i hyfforddwr ioga personol oedd yn fy annog i a'r bwmp i wneud pob math o stumiau corfforol. Roedd fy ngwallt a 'nghroen yn edrych yn well nag erioed, roeddwn i'n llawn bywyd ym mhob ystyr a mor, mor gyffrous am fod yn feichiog ac am fod yn fam. Mi alla i ddweud efo fy llaw ar fy nghalon ei fod yn un o adegau hapusaf fy mywyd, a finnau'n teimlo'n dawel a llawn pwrpas, yn gwneud yr union beth roeddwn i fod i'w wneud.

Dychmyga fy sioc pan na wnaeth fy ail feichiogrwydd ddim dilyn yr un patrwm. Yn hytrach, mi wnes i ddysgu bod beichiogrwydd yn gallu bod yn un o'r amseroedd caletaf, mwyaf llethol a llawn gorbryder hefyd. Ac yn amser pan fyddwn ni ar ein mwyaf sâl. Ar ôl 16 wythnos o ddisgwyl fy ail fabi bach, roeddwn i'n cael cyfangiadau, yn dioddef efo pwysau gwaed eithriadol o isel, yn gaeth i fy ngwely ac wedi gorfod rhoi'r gorau i weithio. Dim stumiau ioga y tro yma, o na! Fel y dywedais i, dau brofiad cwbl wahanol!

Felly dwi'n mynd i dynnu'n groes i bob llyfr babi sydd wedi ei gyhoeddi erioed a dweud hyn:

Dydy bod yn feichiog ddim yn fêl i gyd bob tro.

Does dim sicrwydd y cei di feichiogrwydd perffaith lle mae popeth yn fêl i gyd. Weithiau mae'n bosib cael beichiogrwydd lle byddi di'n gweddïo am ddiwedd pob dydd, a hynny nid er mwyn i'r diwrnod y cei di afael yn dy fabi bach agosáu, ond er mwyn i'r diwrnod wawrio pan na fyddi di'n teimlo fel drychiolaeth. Ac os wyt ti'n teimlo felly ar hyn o bryd neu wedi teimlo fel hyn, dwi yma i ddweud nad ti ydy'r unig un. Mae'n iawn, dydy'r ffaith nad wyt ti neu na wnest ti fwynhau bod yn feichiog ddim yn dy wneud ti'n faw isa'r domen.

Mae bod yn feichiog hefyd yn adeg pan fyddwn ni'n dechrau teimlo ein bod ni'n cael ein beirniadu am y penderfyniadau rydyn ni'n eu gwneud – o'r hyn rydyn ni'n ei fwyta a sut rydyn ni'n ymarfer corff i ba fath o enedigaeth rydyn ni'n ei chynllunio. Dyma pryd wnes i deimlo'r elfennau cyntaf o feirniadaeth yn dechrau llifo i mewn i fy mywyd. Pa 'fath' o feichiog oeddwn i'n mynd i fod? Y beichiog cŵl a hamddenol, yn dal ati fel arfer, yn bwyta beth fynnwn i, yn cymdeithasu mewn fflatiau a heb falio'r un iot am orfod gyrru ETO FYTH? Y beichiog cwynfanllyd a chysetlyd, yn cwyno am bob dim – o ba mor flinedig oeddwn i'n teimlo i ba mor dew oeddwn i'n mynd? Y beichiog niwrotig a gwallgo, yn poeni am bob manylyn, yn dilyn pob rheol a heb feiddio cael cig amrwd yn y tŷ, heb sôn am ar fy mhlât? Neu'r fam ddaear feichiog, yn cerdded yn droednoeth, yn chwifio ffyn arogldarthau ac yn sicrhau amgylchedd positif bob amser ar gyfer y bwmp cynyddol, ac yn gweddïo ar Aluna, fy nuwies beichiogrwydd. (Cofia, does gen i ddim syniad pwy ydy Aluna. Ond mae'n enw cŵl. Helô mawr i unrhyw Aluna sydd allan yna.)

Mi wnaeth y beirniadu dreiddio i sut oeddwn i'n edrych hefyd. Fyddai fy mwmp yn un bach 'taclus' neu'n debycach i olew'n arllwys allan o reolaeth yn y Môr Tawel, yn mygu popeth yn ei lwybr? Fyddwn i'n edrych fel 57 wythnos yn hytrach na'r 17 wythnos oeddwn i? Neu a fyddai'r bwmp a fi'n edrych fel seléb-fam a'i bol ffasiynol heb nefoedd legins mamolaeth (dwi'n dal i weld eu colli nhw!)?

Mi wnes i sylweddoli gwir natur annymunol (ac anghynnes hefyd) y beirniadu sy'n cael ei gyfeirio at ferched beichiog pan ges i fy stopio ar y stryd gan rywun roeddwn i prin yn ei nabod, a honno wedyn yn fy nghanmol am edrych cystal (yn edrych yn neis) a pha mor dwt oedd fy mwmp. (Yn ôl pob tebyg, mae cael bwmp bach a'ch bod prin yn edrych yn feichiog yn cyfateb i edrych yn dda; mae hynny'n fy nharo i braidd yn od.) Yna dechreuodd feirniadu, yn hallt, hogan feichiog arall roedd hi'n ei nabod a oedd â 'bwmp enfawr', gan ddweud y dylwn i fod yn 'ddiolchgar' 'mod i'n edrych yn gymaint gwell na hi. Be' ddiawl? Roeddwn i mewn sioc wrth glywed merch yn ymosod yn giaidd ar ferch feichiog am sut roedd hi'n edrych. Roedd yn sarhaus. Yn ddi-alw-amdano. Yn ymosodiad beirniadol nad oeddwn i wedi'i weld ers fy nyddiau ar iard ysgol.

Dwi'n aml yn meddwl mai dyma un o'r achosion cyntaf i fi deimlo awydd i amddiffyn a gwarchod mamau a darpar famau eraill. Lle taniwyd fy angerdd i gefnogi pob mam ym mhob man – heb feirniadu. Roedd sylweddoli mai ein gwaith ni fel merched ydy cynnal ein cyd-ryfelwyr ar faes brwydr bywyd yn hytrach na'u lladd nhw a'u gadael nhw'n stryffaglu a'u hwynebau yn y mwd yn deimlad wnaeth fy ngrymuso.

Mae'r beirniadu y dois i ar ei draws y ddwy waith i mi fod yn feichiog, a'r gwahaniaethau enfawr brofais i, wedi cadarnhau fy nghred bod angen i ni famau fod yn barod ar gyfer beth bynnag y mae bod yn feichiog yn ei daflu tuag aton ni. Rhaid inni sicrhau nad ydyn ni'n cael ein gadael mewn cyflwr blêr cyn i'r gwaith caled ddechrau go iawn – pan fyddwn ni wedi gwthio ein babi bach allan i'r byd ac mae bywyd yn troi'n real iawn.

Dydw i ddim wedi gweld gair erioed, yn yr un o'r llyfrau am feichiogrwydd rydw i wedi'u darllen, yn sôn nad ydy bod yn feichiog bob amser yn fêl i gyd. Fod yna adegau pan mae'n reit annymunol, ac adegau pan mae'n hollol frawychus. Ei fod yn brofiad cadarnhaol a rhyfeddol a hawdd fel baw i rai, ond yn gwbl groes i hynny i eraill. Nad ydy pawb yn profi'r beichiogrwydd delfrydol a di-lol sy'n cael ei ddisgrifio gan y cyfryngau. Fel y bwmp beichiog, mae beichiogrwydd yn llawn amrywiaeth, ac mae angen i ni drafod ei holl agweddau (y gwych, y gwachul a'r gwirioneddol ddychrynllyd), er mwyn sicrhau ein bod ni i gyd mor barod ac mor gryf yn feddyliol â phosib ar gyfer beth bynnag a ddaw i'n rhan. Yn bwysicaf oll, na ddylen ni fod yn beirniadu mamau eraill ond yn hytrach yn grymuso a chefnogi pob mam drwy ei beichiogrwydd.

Y CACHU RWTSH I'W ANWYBYDDU PAN WYT TI'N FEICHIOG

Un o'r pethau sydd wedi fy nrysu i erioed – ac, os ydw i'n onest, wedi gwneud i fi deimlo dan bwysau – oedd clywed pob math o wahanol safbwyntiau'n cael eu taflu i 'nghyfeiriad i pan oeddwn i'n feichiog. O sut ddylwn i fod yn ymddwyn, yn teimlo ac yn gwisgo, i ba mor fawr oedd fy mwmp neu beth ddylwn i neu na ddylwn i ei fwyta. Mae'r rhestr yn mynd ymlaen ac ymlaen ac ymlaen ac ymlaen nes gwneud i rywun wthio dwrn i'w cheg ei hun (neu eu ceg nhw) i wneud iddyn nhw stopio!

Hen dro na fyddai rhywun wedi dweud nad oedd yn rhaid i fi dderbyn y cyfan na'i gymryd mor bersonol. Nad ydw i'n gorfod derbyn cyngor, dim ond am ei fod yn cael ei gynnig. Ac, yn bwysicach fyth, fod geiriau o gyngor yn debyg i esgidiau: does 'na ddim lle iddyn nhw i gyd yn dy gwpwrdd dillad. Mae 'na rai na fydd at dy ddant di, a rhai, er eu bod nhw'n edrych yn berffaith, na fydd yn dy ffitio di o gwbl. Yn bwysicach fyth, mi fyddi di weithiau'n dweud naw wfft i'r cyfan ac yn dewis cerdded yn droednoeth, heb esgidiau na chyngor.

Dyma beth wnaeth fy ysbrydoli i roi pin ar bapur, er mwyn i ddarpar famau a fyddai'n wynebu rhai o'r sefyllfaoedd wnes i eu hwynebu pan oeddwn i'n feichiog wybod nad ydyn nhw ar eu pennau eu hunain. Does dim raid iddyn nhw falio'r un botwm corn am farn neb arall; yr unig farn sy'n wirioneddol bwysig ydy eu barn nhw eu hunain. Wedi'r cyfan, ti sy'n feichiog, dy gorff di ydi o a dy fabi di!

Felly dyma fy rhestr i o'r cachu rwtsh i'w anwybyddu pan wyt ti'n feichiog:

1. 'Cofia mai beichiog wyt ti, nid sâl.'

Go iawn? Wyt ti newydd ddweud hynny yn fy wyneb? Yr wyneb sy'n lliw annaturiol o wyrdd, yr wyneb sy'n dweud *y bydda i'n chwydu fy mherfedd os dwi'n arogli stwff gwneud ogla' da neu fanana sy'n dechrau troi'n ddu?* O, ac y dylwn i deimlo'n ddiolchgar mai dim ond deuddeg wythnos o hyn sydd gen i i'w ddioddef, a hyn oll gan esgus fy mod i'n hollol iawn? Nad ydy fy mronnau i'n brifo'n ddiawledig? Nad ydy fy nghroen i'n cosi drosto fel pe bawn i wedi cael fy heintio gan filiwn o fân bryfetach? A finnau'n rhuthro i'r toiled i gyfogi'n swnllyd bob hanner awr. A fy ymennydd yn effro ac yn mynd i banig bob tro dwi'n teimlo'r boen leiaf, a 'nghorff i eisiau chwifio'r hances wen a disgyn yn bentwr blêr ar lawr.

Mae unrhyw un sy'n meiddio yngan y geiriau yma pan wyt ti'n feichiog yn haeddu cael dwrn caled a sydyn yn ei ganol neu ei chanol.

2. 'Paid â bod â gormod o feddwl ohonot dy hun.'

Be' ddiawl? Mi wyt ti'n tyfu person bach ar dy ben dy hun. Ia, dyna fo: traed bach, dwylo bach, calon ac ymennydd, ac enwi dim ond rhai o'r tasgau anhygoel rwyt ti'n eu gwneud bob wythnos! Os oes 'na rywun yn haeddu meddwl amdani ei hun, y ti a dy fwmp cynyddol ydy honno! Os na chei di feddwl amdanat dy hun wrth dyfu babi bach yn dy gorff, pryd gei di wneud hynny? Ydy hi'n bosib meddwl gormod o dy allu i gyflawni gwyrth o'r fath? Os bydd 'na ryw ffŵl yn meiddio dweud y fath beth wrth ddarpar fam neu fam newydd, dim ond un neges sydd gen i iddyn nhw: 'Twll dy din di!'

Mae gofalu amdanat dy hun a gwneud beth sy'n teimlo'n iawn i ti a'r bwmp pan wyt ti'n feichiog ar frig dy agenda di – ac i'r diawl ag unrhyw un sy'n awgrymu'n wahanol.

3. 'Mae'n rhaid i ti ddal ati fel arfer.'

Fel arfer? Wyt ti'n gall? Does yna ddim byd arferol am gario person bach yn dy gorff am naw mis ac yna'i wthio allan drwy lygad nodwydd dy wain. Os wyt ti'n teimlo'n dda ac eisiau mynd i bob digwyddiad cymdeithasol a dosbarth ymarfer corff sydd ar gael, yna gwych! Ond os ydy'r syniad o wneud hynny er mwyn plesio pawb arall a phrofi dy fod ti'n llawn egni ac asbri yn gwneud i ti fod isio chwistrellu sudd lemwn i dy lygaid, y cyfan sy'n rhaid i ti ei wneud ydy dweud: 'na'! Y gair bach hud yna sy'n chwalu pob cyfrifoldeb a'r drafferth o orfod gwisgo rhywbeth i wneud i'r bwmp edrych yn dda, peintio gwên ar dy wyneb ac esgus na fyddai'n well gen ti fod adra yn dy ddillad nos yn gwylio *Rownd a Rownd* ac yn bwyta bisgedi siocled.

4. 'Pan oeddwn i dy oed di, doedd yna ddim o'r nonsens yma am beth ddylet ti a beth na ddylet ti ei wneud pan wyt ti'n feichiog.'

Iawn, ond roedd y llyfrau rhieni a babanod yn eich cynghori bod smygu'n iawn cyn belled â bod hynny'n gymedrol! Yn amlwg, mae yna rai pethau sy'n gallu ymddangos dros ben llestri braidd, pan fydd disgwyl i ddarpar famau gofio cymaint o bethau nad ydyn nhw i fod i'w gwneud neu a allai wneud drwg iddyn nhw neu i'r babi yn y groth. Ond mae yna rai o'r pethau hyn yna am reswm dilys (hynny ydy, datblygiadau meddygol). Dydy'r ffaith nad oedd sôn amdanyn nhw 30 mlynedd yn ôl ddim yn golygu mai trio ein dychryn ni maen nhw, na bod darpar famau yn bod yn ffyslyd ac yn orofalus os ydyn ni'n cadw atyn nhw. Dim ond dilyn cyngor am y ffordd orau o ddod â'n babi i'r byd ydyn ni, felly mae angen i bobol beidio â thrio gwneud i ni deimlo fel arall.

5. 'Unwaith fydd y babi yn dy freichiau, mi fydd popeth yn teimlo'n iawn.'

Rydyn ni i gyd yn gwybod bod angen i ni gadw ein hunain yn iach ac yn heini pan fyddwn ni'n feichiog, a bod angen i ni baratoi ar gyfer yr enedigaeth efo ymarfer corff rheolaidd a bwyd maethlon. Ond, yn aml iawn, dydyn ni ddim yn cymryd amser i sicrhau ein bod ni'n gofalu am ein lles meddyliol. Yn hytrach, mae pawb yn dweud y bydd popeth yn teimlo'n 'iawn' unwaith fyddwn ni'n dod yn fam. Ond beth ydyn ni'n ei wneud os nad ydy hynny'n digwydd?

Mae ein cyrff a'n meddyliau'n mynd drwy newidiadau enfawr pan fyddwn ni'n feichiog, ac eto pan fyddwn ni'n dod yn famau. Felly, mae angen i ni wneud yn siŵr ein bod ni'n gofalu am ein hiechyd meddwl drwy sicrhau ein bod ni'n trafod unrhyw bryderon a gofidiau, a thrwy wneud amser i orffwys. Mae'n rhaid i ni flaenoriaethu ein hunain a dysgu am gyflyrau salwch meddwl mewn mamau – beth ydyn nhw a ble mae cael gafael ar y cymorth a'r gefnogaeth gywir os ydyn ni'n dioddef pan fyddwn ni'n feichiog neu ar ôl geni ein babi. (I unrhyw un sydd angen cymorth yn ystod beichiogrwydd neu ar ôl geni, mae rhestr o'r gwasanaethau cymorth sydd ar gael ar dudalennau 226–228.)

6. 'O, gad i fi'i deimlo fo!'

Maen nhw'n hel o dy gwmpas di'n gwbl ddirybudd. Cyn pen dim, mae 'na bâr o ddwylo'n byseddu a chripian ar hyd dy stumog, wrth i olwg o sioc a siom ymledu ar hyd dy wyneb dithau. Ac wrth i'r misoedd basio ac i faint y bwmp ddatblygu, mae'n ymddangos dy fod ti'n darged dilys i unrhyw un gael ymbalfalu. Y rhai gwaethaf ydy'r bobl cwbl amhriodol yna sy'n meddwl bod mwytho rhan isaf y bwmp yn dderbyniol yn hytrach na'i fod yn ymylu ar fod achos o aflonyddu rhywiol. 'Wyt ti ddim yn sylweddoli bod dy ddwylo di'n gorffwys ar fy ngwain i?! Dos i ganu a chadwa draw!'

7. 'Ew, mi wyt ti'n mynd yn fawr!'

Yr unig sylw derbyniol am faint y bwmp neu dy edrychiad pan wyt ti'n feichiog ydy cyfeiriad at ba mor wych wyt ti'n edrych. Does dim ots os wyt ti'n edrych fel chwaer fawr hipopotamws neu'n tueddu at fod yn fach, ddylai neb fod yn mynegi barn – o leiaf, ddim yn uchel a ddim yn dy wyneb di! Yr ymateb cywir i sylwadau fel 'Ew, mi wyt ti'n mynd yn fawr' ydy 'Ti'n synnu? Dwi'n tyfu person. Be' ydy dy esgus di?' Ac mae unrhyw un sy'n meiddio dweud, 'Ew, mi wyt ti'n fach. Wyt ti'n siŵr fod hynny'n normal?' yn haeddu clec go iawn.

8. 'Pryd allwn ni ddod draw i aros?'

'Hmmmm, allwch chi ddim!' Un peth ydy ymwelwyr yn galw heibio am awr. Gobeithio'u bod nhw'n cyrraedd efo swp o brydau parod a geiriau caredig, heb ddisgwyl croeso ffurfiol. Yna, ar ôl iddyn nhw fynd o gwmpas y tŷ'n hwfro ac ar ôl iddyn nhw olchi eu cwpanau te, eu bod nhw'n gadael yn ddi-lol. Ond does dim raid i ti adael i neb aros dros nos. Wedi dod yn fam wyt ti, dwyt ti ddim wedi agor llety gwely a brecwast!

9. 'O, mi wyt ti'n dewis yr ateb hawdd a chael epidwral?'

Does yna ddim 'ateb hawdd' pan wyt ti'n trio gwthio babi allan o dwll bach yn dy gorff. Ffaith. Fel darpar famau, rydyn ni'n cael ein pledu â syniadau am sut i ddod â'n person bach i'r byd, a bydd ein dewisiadau'n cael eu graddio rhwng bod yn galed a geni heb gyffuriau a dewis yr ateb hawdd, epidwral neu doriad Cesaraidd. Gad i fi fod y cyntaf i ddweud y gwir plaen – mae geni babi'n anodd, pa ffordd bynnag mae'n digwydd! Mae pob opsiwn yn heriol ac yn frawychus ar y diawl. Waeth sut wyt ti'n dod â dy berson bach i'r byd, mi wyt ti'n SEREN!

10. 'Wel, ty'd o'na, pa enwau wyt ti'n eu hystyried?'
PAID AG YMATEB! O ddifri, waeth pa mor gryf ydy'r ysfa i fwrw dy fol a rhannu'r enwau rwyt ti a dy bartner wedi syrthio mewn cariad hefo nhw ar ôl chwynnu caled, cadwa nhw i ti dy hun. Bydd clywed un ymateb chwithig tebyg i 'O, go iawn?' neu 'Waw, mae hwnna braidd yn anarferol' yn ddigon i dy daflu di oddi ar dy echel am weddill dy feichiogrwydd.

11. 'Ooo, gwna'n fawr o dy gwsg/dy fywyd/dy beth bynnag – pan ddaw'r babi, mi fydd dy fywyd di ar ben!'
Cau dy blydi geg, wnei di??!

PENNOD 4

GENI BABI, NEU DRIO GWTHIO PERSON BACH ALLAN O DY WAIN

DIOLCH I DDUW AM RAGLEN *ONE BORN EVERY MINUTE*!

Er mor wirion mae hynny'n swnio, rhaid i fi gyfaddef na wnes i ddim meddwl rhyw lawer am y geni ei hun pan oeddwn i'n disgwyl fy mab i bach cyntaf (GWIRION). Pan wnes i sôn wrth y gynaecolegydd am grwpiau cyn-geni ac yntau'n sylweddoli faint o amser fyddai hi'n ei gymryd i fi deithio i fyny ac i lawr y mynydd, mi ddywedodd wrtha i am beidio â thrafferthu, felly wnes i ddim! O, wna i fyth anghofio llawenydd pur yr oriau cyn y geni, a chreulondeb pur edrych yn ôl. Dyna lle'r oeddwn i, heb syniad beth oedd o mlaen i a finnau wedi ymledu pum centimetr, yn sgrechian fel cath ac eisiau taro'r gynaecolegydd dan sylw yn ei drwyn am beidio â 'nhywys i gerfydd fy nhrwyn i'r cyfarfodydd hynny! (Fel gwyliwr selog drwy gydol fy meichiogrwydd cyntaf, diolch i Dduw am *One Born Every Minute*.)

Yn Ffrainc, dydy dosbarthiadau cyn-geni ddim fel petaen nhw mor bwysig ag maen nhw yn Lloegr (wel, ddim i un gynaecolegydd penodol, yn sicr). Ac er gwaetha'r straeon arswyd dwi wedi'u clywed gan famau eraill am grwpiau cyn-geni, mae'n rhaid i fi gyfaddef 'mod i'n teimlo imi golli allan drwy beidio â chael y cyfle i gyfarfod â darpar famau a darpar ffrindiau newydd fyddai wedi gallu cynnig cefnogaeth oedd mawr ei hangen arna i.

Felly, cyn rhoi genedigaeth am y tro cyntaf, rhywbeth tebyg i hyn oedd fy nghynllun geni: mi fydda i'n cael cyfangiadau, wedyn yn gwneud fy anadlu ioga nes bod y boen yn mynd yn ormod, wedyn cael epidwral, wedyn cael y babi. Y diwedd.

Ond roedd gan fy mherson bach i gynllun gwahanol. Mi gyrhaeddodd hi chwe wythnos yn gynnar, ar ôl un neu ddau o gyfnodau yn yr ysbyty cyn hynny, tri diwrnod o gymell y geni, epidwral yn methu, panig gwyllt a geni heb gyffuriau. Doedd hynny ddim o ddewis, a finnau'n trio dringo allan o 'nghroen a dweud wrth fy ngŵr am beidio â gofyn i fi wneud hyn byth eto.

Ddeunaw mis yn ddiweddarach, ac roeddwn i'n ôl yna'n geni fy ail fabi, chwe wythnos yn gynnar eto, ac eto, ar ôl un neu ddau o gyfnodau yn yr ysbyty. Ond y tro hwn, mi weithiodd yr epidwral ac mi wnes i roi genedigaeth yn hollol ddidrafferth, a dweud wrth fy ngŵr yn syth ar ôl hynny, 'Mi fyddwn i'n fodlon gwneud hyn eto fory!' Mae'n anghredadwy fod dau brofiad geni yn gallu bod mor wahanol.

A dwi'n meddwl mai dyna'r pwynt: hyn a hyn o baratoi allwn ni ei wneud. Ac mae hynny'n golygu gwneud beth bynnag sydd ei angen i fynd drwy'r profiad a dod â'ch person bach i'r byd mor ddiogel â phosib. Myfyrio efo geifr o'r Himalaya cyn yr enedigaeth, llowcio unrhyw gyffuriau sydd ar gael, darllen pob llyfr geni a dallt pob techneg sy'n bodoli, ymarfer corff fel dy fod ti mor gryf ac mor heini â phosib. Beth bynnag wyt ti'n ei ddewis, paid â phoeni am farn pobol eraill ar dy dechnegau, dy syniadau na dy werthoedd. Gwna beth sydd angen i ti ei wneud i baratoi.

Maen nhw'n dweud nad oes 'na unrhyw beth yn gallu dy baratoi di ar gyfer realiti geni babi. Ond dwi'n credu bod siarad am ein profiadau heb ofni cael ein beirniadu, a bod yn onest am realiti rhoi genedigaeth yn ein helpu ni i fod mor barod â phosib, yn gorfforol ac yn feddyliol.

Yn bwysicaf oll, beth bynnag sy'n digwydd, pan fyddi di'n dod i'r lan yr ochr draw, cofia hyn: waeth sut wyt ti'n rhoi genedigaeth, sut wyt ti'n dod â dy berson bach i'r byd yma, mi wyt ti'n seren ac yn wirioneddol wych!

ANNWYL FFW-FFW – LLYTHYR AT FY NGWAIN CYN GENI'R BABI

Cyn i ni ddechrau rhannu straeon geni, mae'n rhaid i ni wahodd rhywun i'r parti. Wedi'r cyfan, mae hi'n chwarae rhan allweddol wrth gael ein babi bach ni yma mor ddiogel ag sy'n bosib. Ia, ein cyfaill annwyl Ffw-ffw.

Annwyl Ffw-ffw,

Yn gyntaf, ga' i ddweud gymaint o barch sydd gen i at dy wasanaeth di dros y tri deg naw mlynedd diwethaf. Dwi eisiau canmol pa mor ddibynadwy, cadarn a chefnogol wyt ti wedi bod i fi a pha ffrindiau od bynnag, eli neu ffasiynau cwyro rwyt ti wedi'u dioddef – diolch i fi.

Dyna pam nad ydw i'n mynd i allu symud mlaen i gymal nesa'r daith heb roi ychydig o rybudd i ti am yr hyn sydd ar fin digwydd.

Dwn 'im yn iawn sut i ddweud hyn, ond mewn ychydig wythnosau, mi fydd 'na berson bach yn dod allan i'r byd mawr, ac yn pasio drwyddot ti!

Iawn. Iawn, dwi'n gwybod, dwi'n dallt hynny. Be' ddiawl, ia? Dwi'n cytuno, 'rhen hogan! Dwi'm yn gallu cael fy mhen (neu fy ngwain, mae'n debyg) o gwmpas y syniad y bydd 'na berson bach yn mynd drwy'r allanfa yn fuan.

Ond er bod meddwl am y peth mor affwysol o frawychus – dwi'n cymryd nad wyt ti wedi anghofio'r antur Frasilaidd honno (a na, ddim sôn am Bruno ydw i) – mae angen i ni wynebu'r her benben (yn llythrennol).

Ti'n gweld, er y bydd 'na fydwraig, doctoriaid a gŵr yna i'n helpu ni i ddod â'r person bach i'r byd yn ddiogel, y gwir plaen ydy mai ni'n dwy fydd yn gorfod gwneud y gwaith pwysicaf.

Felly, yn gyfnewid am dy gyfraniad di, dwi'n mynd i addo un neu ddau o bethau i ti. Dwi'n addo gwneud fy ngorau glas i roi gwybod i ti beth sy'n digwydd (er y byddi di yna ar flaen y gad, felly mae'n bosib y byddi di'n gwybod yn well na fi!).

Dwi'n addo bod mor ddewr ag y galla i, heb fod yn rhy falch na theimlo cywilydd i ofyn am help os/pan fydd y boen yn mynd yn annioddefol.

Dwi'n addo cydweithio efo ti gystal ag y galla i er mwyn cael y babi allan yn ddiogel cyn gynted â phosib (gorau po gyntaf fydd y cyfan drosodd, i ti ac i fi).

Dwi'n ymddiheuro ymlaen llaw am unrhyw 'waith' fydd angen ei wneud arnat ti ar ôl geni'r babi.

Ond i wneud iawn am hynny, pan fydd y person bach wedi dod allan, dwi'n addo y bydd gen i becynnau o iâ, cylch rwber, eli perinëwm a detholiad o gyffuriau lleddfu poen wrth law.

Yn bwysicaf oll, dwi'n datgan yn ddifrifol – er ein mwyn ni'n dwy – na fydda i'n dod ar ofyn unrhyw un o dy wasanaethau di am sbel go dda. Dwi'n mynd i roi amser i ti wella a dangos y parch rwyt ti'n ei haeddu am fod yn gymaint o seren!

Yn fythol ddiolchgar ac yn llawn edmygedd o'r gwaith gwych rwyt ti'n ei wneud,

Fi, y wraig i fyny'r grisiau

FY MHROFIAD GENI CYNTAF – '**PAID** Â GOFYN I FI WNEUD **HYNNA** BYTH ETO!!'

Dwi wedi dallt erbyn hyn fod y geni'n digwydd pan fyddi di'n brysur yn paratoi dy gynllun geni.

Roedd gen i deimlad y byddai fy mhlentyn cyntaf yn cyrraedd yn gynnar. Pan oeddwn i saith mis yn feichiog, dwi'n cofio edrych arnaf fy hun yn y drych, yn fy nicers mawr a'm bra mamolaeth heb wifrau (wn i, dyna i ti bictiwr) a chyhoeddi wrth fy ngŵr: 'Iesgob, dwi ddim yn meddwl alla i fynd lot mwy.' Dyma fo'n chwerthin yn y ffordd mae dyn sydd heb gael ei stretsio tu hwnt i bob rheswm, a neb arall, yn chwerthin, a dweud bod gen i ffordd bell i fynd eto (diolch, cariad!). Ond nid dyna oeddwn i'n ei olygu go iawn. Doeddwn i ddim yn sôn am faint fy mol, ond yn hytrach yn trio disgrifio sut oeddwn i'n teimlo. Roedd fy mol i'n drwm ac yn isel, roeddwn i'n teimlo na allai fy nghroen fynd yn dynnach ac, heb swnio'n od, roedd fy nghorff i'n teimlo fel ei fod yn paratoi i roi genedigaeth.

Yn ffodus, ychydig ddyddiau ar ôl yr epiffani yma, roeddwn i'n cael fy archwiliad 32 wythnos efo'r gynaecolegydd, iddo fo gael edrych ar y babi ond hefyd ar geg y groth. Ar sail sut oeddwn i'n teimlo yn fy nghorff, roeddwn i'n gwybod y byddai'n dweud bod rhywbeth yn bod.

A 'nghoesau'n sownd ar led, dyma fi'n clywed ei lais rhyngddyn nhw. 'Ydych chi wedi bod yn cael cyfangiadau?'

'Hmm, wel, dwi'm yn gwybod, achos dwi'm yn gwybod sut mae'r rheini'n teimlo [yn amlwg!].'

'Wel, ydych chi wedi bod yn cael unrhyw boenau?'

'Rŵan eich bod chi'n sôn am y peth, ers rhyw wythnos, dwi wedi bod yn deffro mewn poen ganol nos, fel pe bai 'na ddaeargryn yn fy mol i, a hwnnw'n fy neffro i.' (O, iesgob, Liv, tybed beth oedd hynny?)

'Iawn, wel, mi ydych chi wedi bod yn cael cyfangiadau a dwi'n gwybod hyn oherwydd bod ceg y groth wedi byrhau. Mae'n llawer byrrach nag y dylai fod ar hyn o bryd. Mae'n bosib y bydd pethau'n tawelu ac yn aros fel maen nhw, ac y bydd popeth yn iawn. Ond mae angen i ni gadw llygad ar hyn, ac mae angen i chi ddechrau cymryd pethau'n ara' deg.'

Cachu.

Roeddwn i'n teimlo'n ofnus ond chydig yn od hefyd, wrth feddwl cystal oeddwn i'n dallt fy nghorff a sut oeddwn i'n teimlo. Mi ddywedodd y gallwn i ddal ati i weithio, ond y byddai'n rhaid i fi weithio gartref, achos mi fyddai gyrru'n bell i'r gwaith bob dydd yn ddigon i sbarduno mwy o gyfangiadau. Felly, dyma fi'n cytuno i ddechrau gweithio gartref a chymryd pethau'n ara' deg.

Wythnos yn ddiweddarach, a minnau'n eistedd yn y gegin yn gweithio (yn ôl fy addewid), mi ges fy nharo gan don lethol o boen. Mi gipiodd fy ngwynt a'm llenwi efo ofn oer ac annifyr. Ofn wrth sylweddoli bod y boen yma'n golygu rhywbeth. Roedd Jamie yn y lolfa drws nesaf, a finnau yn y gegin wrth i'r tonnau o boen ddod drosta i, yn anadlu'n ddwfn heb feiddio lleisio fy ofnau rhag ofn iddyn nhw gael eu gwireddu. Mi wnes i aros yn union lle'r oeddwn i am ryw bum munud, yn dawel bach ac yn trio meddwl yn glir drwy'r tonnau erchyll o boen. Pan ddechreuodd fy meddwl sgrechian, 'Mae angen i ti fynd i'r ysbyty', dyma fi'n galw Jamie i'r gegin.

'Mae angen i ni fynd i'r ysbyty,' dywedais, yn dawel a digyffro.

'Be', be', be' wyt ti'n feddwl? Be' sy'n bod? Wyt ti'n iawn?'

'Na, dwi mewn lot o boen ac wedi bod ers rhyw bum munud.'

'O mam bach. Wyt ti'n meddwl mai poen esgor ydy o? Pa mor boenus ydy o?'

'Hmm, wel, alla i ddim sefyll i fyny.'

'Cachu hwch, iawn. Wna i fynd â'r bagiau a nôl y car.'

Roedd hi'n ganol mis Rhagfyr yn yr Alpau, ac yn bwrw eira (wrth gwrs!). Roedden ni'n byw ar ben mynydd. Roedd yr ysbyty wrth droed y mynydd, a'r daith yn golygu mynd ar hyd ffyrdd mynyddig troellog. Roeddwn i'n gwbl ymwybodol o'r ffeithiau hynny i gyd wrth i fi eistedd yn y gegin, yn methu sefyll oherwydd y boen ac yn gwylio'r eira'n dod i lawr yn drwm tu allan. Erbyn i Jamie lwyddo i 'nghael i mewn i'r car, roeddwn i yn fy nyblau mewn poen a phwl o banig yn dechrau gafael. Dim ond 33 wythnos oedd y babi, ac allwn i ddim geni babi cynnar ar ochr y ffordd mewn eira.

Wrth yrru mewn storm aeafol o'r iawn ryw, roedd Jamie yn gwneud ei orau glas i 'nhawelu i ac yn trio cyfri'r cyfangiadau yr un pryd. Doedd gan yr un ohonon ni affliw o syniad beth oedden ni'n ei wneud; ond roedden ni'n gwybod bod yn rhaid i ni gyrraedd yr ysbyty cyn gynted â phosib.

Felly, dyna lle'r oedden ni'n dau a'r bwmp – fi ddim yn gallu siarad yn iawn oherwydd y boen a Jamie yn welw ei wep yn trio gyrru ar hyd y ffyrdd troellog, y weipars yn symud bymtheg y dwsin wrth drio clirio plu eira trwchus. Roedd pob greddf yn ein cyrff yn ein siarsio bod yn rhaid i ni gyrraedd yr ysbyty cyn gynted â phosib, ond roedden ni'n cofio hefyd fod yn rhaid gyrru'n araf er mwyn aros ar y ffordd. Roedd yn frawychus. Yr holl ffordd i lawr, roeddwn i'n siarad efo'r babi, yn dweud wrtho am aros lle'r oedd o a chadw'n dawel, nad oedd hi'n amser iddo fo gyrraedd eto.

O'r diwedd, mi ddaeth y daith uffernol i ben. Edrychodd rhai o'r staff arna i'n hanner cerdded, yn fy nyblau mewn poen, drwy dderbynfa'r ysbyty, cyn fy rhuthro i'r uned famolaeth. Cadarnhaodd y monitor fy mod i'n cael cyfangiadau cryf. Felly, dyma nhw'n esbonio'u bod nhw am wneud popeth o fewn eu gallu i 'nhawelu i a chadw'r babi lle'r oedd o. Mi wnaethon nhw archwilio'r babi a gweld bod popeth yn iawn, ac mi ges i fy rhoi ar beiriant cyfangiadau am weddill y nos a chael dos o dabledi i drio rheoli'r cyfangiadau. Mi ges i wybod gan y doctor na fyddwn i'n mynd i unman (wnes i ddim cwyno).

Ymhen hir a hwyr mi dawelodd y cyfangiadau, ac ar ôl noson o fonitro, mi ges i wybod bod ceg y groth wedi byrhau eto a bod angen pigiad steroid arna i. Byddai hyn yn helpu ysgyfaint y babi rhag ofn y byddai'n cael ei eni'n gynnar (gyda phob arwydd yn dangos mai dyna fyddai'n digwydd). Ar ôl cael y pigiad ac i'r cyfangiadau gilio, mi ges i ganiatâd i fynd adre ar yr amod na fyddwn i'n codi o'r gwely. Mi ges i rybudd i beidio â cherdded yn rhy bell (o'r gwely i'r tŷ bach ac yn ôl, ond dyna ni). Doeddwn i ddim i godi unrhyw beth, ac roedd yn rhaid i fi roi'r gorau i'r gwaith yn syth. Doeddwn i ddim chwaith yn cael gyrru na mynd yn y car am bellter hir. I bob pwrpas, roeddwn i'n gaeth i'r tŷ, dan orchymyn i orffwys nes i'r babi gyrraedd. Mam bach, mi oeddwn i'n difaru nad oeddwn i wedi gwerthfawrogi'r amser yma'n well a gadael i fi fy hun ymlacio. Paid â 'nghamddallt i, er bod fy nhraed i fyny a 'mhen-ôl ar y soffa, roedd fy meddwl i'n rasio, yn meddwl am yr holl bethau ddylwn i fod yn eu gwneud, yn gwylio fy ngŵr yn derbyn yr holl bethau roeddwn i wedi'u harchebu'n gyffrous ar gyfer stafell y babi, ond bellach yn methu helpu i'w rhoi at ei gilydd ac yn teimlo – beth oeddwn i'n ei deimlo? Ychydig yn aflonydd, fel pe bawn i fod yn gwneud mwy a hefyd, fentra i ddweud, fymryn yn euog am na fedrwn i. Na, dwyt ti byth yn anghofio dy flas cyntaf o euogrwydd mam – a doeddwn i ddim hyd yn oed yn fam swyddogol eto!

Mi wnes i lwyddo i eistedd yn llonydd a thrio'n galed i ymlacio am bythefnos, yn poeni am y babi yn gyson ond yn gwybod bod pob diwrnod yn cyfrif os byddai'r babi'n cael ei eni cyn ei amser. Yn gynharach y flwyddyn honno, roedd fy nai wedi cael ei eni'n gynnar, ar ôl 32 wythnos, felly roedd gennym ni brofiad uniongyrchol o'r heriau sy'n wynebu'r babis bach cynnar yma, ac yn gwybod mai gorau po fwyaf o ddyddiau y gallwn i gadw fy mabi lle'r oedd o. Mi wnes i lwyddo i wneud hynny am ddeuddeg diwrnod arall.

Roedd y cyfangiadau a'r tynhau wedi parhau, ac yno'n weddol gyson, ond ddim hanner mor anghyfforddus neu boenus â'r argyfwng cynt. Ond roeddwn i'n teimlo fel pe bawn i'n colli ychydig bach o ddŵr. Dyma ni'n ffonio'r ysbyty a chael gwŷs i ddod i mewn. Mi wnaethon nhw fy archwilio i a'r babi a dweud bod popeth yn iawn efo'r babi ac nad oedd ceg y groth fawr byrrach nag oedd hi ddeuddeg diwrnod ynghynt, ond eu bod nhw eisiau edrych i weld a oeddwn i'n colli hylif amniotig.

Wna i na'r gŵr fyth anghofio'r foment pan gadarnhaodd y nyrs 'mod i'n colli hylif amniotig ac y byddai'r babi efo ni o fewn tri diwrnod. Y ddau ohonon ni'n syllu ar y fydwraig efo gwên wirion ar ein hwynebau, ar ben ein digon ac yn teimlo rhyddhad bod y babi'n ddigon hen i gael ei eni bellach. Roedden ni wedi cyffroi'n lân o wybod y bydden ni'n rhieni go iawn, y byddai dau'n troi yn dri mewn chydig ddyddiau. Dyma ni. Roedd o'n digwydd!

Roedden ni wedi cael sicrwydd bod ein babi'n iach, ac nad oedd o mewn unrhyw berygl: roedd y pigiad steroid a'r ffaith 'mod i wedi llwyddo i'w gadw lle'r oedd o am bythefnos ychwanegol yn golygu bod y babi'n iawn i gael ei eni ar ôl 34 wythnos. Mi gawson ni wybod mai tridiau fan bellaf fyddai'n rhaid aros, gan fod fy nŵr wedi dechrau torri. Fel arall, mi fyddai'n rhaid iddyn nhw roi toriad Cesaraidd i fi – ar ddydd Nadolig. Oedd, roedd ein babi ddiwedd Ionawr bellach yn fabi Nadoligaidd. Roedd yn edrych yn debyg nad y twrci fyddai'r unig beth i ddod allan o'r popty dros yr ŵyl.

Yn ystod y tri diwrnod nesaf, mi wnaethon nhw drio cymell y geni dair gwaith, efo bydwraig newydd a dull gwahanol bob dydd. Mi wnes i ddioddef profiadau hyfryd ysgubo gor-frwdfrydig, pesari a drip – ac mae'n rhaid i fi ddweud mai'r pesari oedd y peth mwyaf anghyfforddus. Noswyl Nadolig, mi ges i wybod 'mod i wedi agor yn llawn o'r diwedd ac yn cael fy symud i'r ward esgor er mwyn bod yn agosach at bopeth fyddai angen i ni fod yn agos ato (sef yr epidwral, ha ha). Wrth edrych yn ôl rŵan, dwi'n falch iawn pa mor ddigyffro oeddwn i, ac yn rhyfeddu ychydig hefyd. Roeddwn i'n ddigynnwrf am y cyfan ac yn teimlo'n barod i eni'r babi. Roeddwn i'n anadlu drwy'r boen ac yn teimlo 'mod i'n rheoli'r sefyllfa. Mi wnaeth y teimlad hwnnw fy helpu i'n feddyliol, a 'mharatoi i ar gyfer yr hyn oedd o'n blaenau.

Roedd y nyrsys i gyd yn gwybod mai'r bwriad oedd dal ati i ddelio efo'r cyfangiadau fel hyn, cyhyd ag y gallwn i, ac y byddwn i'n cael epidwral wedyn. Aeth popeth yn wych nes i rywun ofyn oeddwn i'n barod i fynd i'r ystafell esgor gan fy mod i bellach ar fin rhoi genedigaeth. Yn lle hynny, mi ddewisodd rhyw ffŵl (y fi) gerdded yn sydyn o gwmpas y ward unwaith eto cyn mynd i gael yr epidwral. Yng ngeiriau Julia Roberts wrth y cynorthwyydd siop drwynsur yn *Pretty Woman*, 'Big mistake. Huge!'

Mi wnaeth y penderfyniad hwnnw i fynd am dro bach arall olygu fy mod i wedi colli fy nghyfle i eni'r babi fel roeddwn i wedi'i gynllunio. Yr enedigaeth y gwnes i baratoi'n feddyliol ar ei chyfer. Pan ofynnwyd i fi fynd i'r ystafell esgor y tro cyntaf, roedd yr anaesthetegydd ar gael ac yn barod. Erbyn i fi fod yn barod i fynd i'r ystafell esgor, roedd hi wedi cael ei galw i ofalu am achos brys, ac mi fyddai'n rhaid i fi aros. Aros? Mae angen rhywun dewr iawn i ddweud wrth rywun sydd wedi dechrau esgor am aros pan mai'r cyfan mae hi ei eisiau ydy blydi epidwral. Gwaith fy ngŵr oedd torri'r newydd wrtha i. Drwy fy nannedd, dyma fi'n rhoi gwybod iddo yn fy llais dieflig a ffyrnig gorau nad oeddwn i'n bwriadu bod yn anghwrtais, ond '... plis paid â siarad efo fi. Paid â siarad efo fi, paid â chyffwrdd yndda i. Gad lonydd i fi fynd drwy hyn ac aros'. Wedyn, dyma fi'n dechrau camu mewn cylchoedd fel teigr mewn caets, gan gyfrif i ddeg, drosodd a throsodd a throsodd, rownd a rownd a rownd. Roedd y boen mor filain ac enbyd fel nad oeddwn i eisiau bod yn fy nghorff fy hun un eiliad arall. Yn hytrach, roeddwn i eisiau ei wadu a rhedeg nerth fy nhraed o'i grafangau afiach a dod yn ôl pan oedd y cyfan drosodd. O rargol, pam wnes i fynnu mynd am dro, a lle ddiawl oedd yr anaesthetegydd?

Mi ddaeth hi o'r diwedd, ac erbyn hynny roeddwn i yn y fath wewyr ac anobaith fel 'mod i'n teimlo i fi gael fy mradychu gan fy nghorff fy hun. Roeddwn i bron â marw eisiau'r epidwral – ond er cymaint roeddwn i'n dyheu am y cyffuriau, mae'n rhaid i fi gyfaddef bod cael yr epidwral ei hun wedi fy nychryn i go iawn. Roeddwn i wedi clywed y gallwn i gael fy mharlysu am byth os oeddwn i'n symud yn ystod y broses. Nid dyma'r peth gorau i feddwl amdano pan mae rhywun yn trio gwthio nodwydd i'ch asgwrn cefn yn ystod y cyfnodau cynyddol fyrrach rhwng cyfangiadau affwysol oedd yn golygu ei bod hi'n amhosib gwneud unrhyw beth, heb sôn am gadw'n llonydd. Roedd fy agwedd ddigyffro'n dechrau chwalu'n rhacs, wedi'i disodli gan ofn pur, a finnau'n ailadrodd i fi fy hun: 'Ddim dyma wnes i ei gynllunio.'

Gan iddi gymryd sawl cynnig i'r anaesthetegydd allu ei roi'n ddiogel, fe wnaeth yr epidwral i fi deimlo'n swp sâl. Ar ôl iddi wneud hynny, fodd bynnag, dyma fi'n dweud wrtha i fy hun y gallwn i ymlacio a dechrau cael fy mhen i'r lle iawn ar gyfer yr esgor. Y cyfan oedd ar fy meddwl cyn hyn oedd y boen ddi-baid. Roeddwn i angen seibiant bach tawel i ddod at fy nghoed – ac mi ddigwyddodd hynny, diolch i'r epidwral. Teimlad o hapusrwydd pur, fel lwmp o iâ ar ddiwrnod poeth, neu fath cynnes ar ôl bod allan yn rhedeg am hir. Cysgais am awr gyfan, y cwsg mwyaf bendigedig. Pan wnes i ddeffro, mi ddywedodd fy ngŵr yn dawel eu bod nhw'n mynd i ddod i dorri'r dŵr pan oeddwn i'n barod ac yna'n dechrau ar y gwaith o eni'r babi. Roeddwn i'n barod. Roedd yr epidwral, y cwsg a'r ffaith fod y boen wedi diflannu wedi adnewyddu ac adfer fy hyder. Roeddwn i'n barod. 'Yn ôl yn rheoli'r sefyllfa.'

Wrth i'r geiriau adael fy ngwefusau, mi ges fy nharo gan don o boen erchyll, gan chwalu'r gobaith a'm penderfyniad cadarn a 'ngadael i â fy wyneb i lawr yn y dŵr, fel petai, yn methu dal fy anadl cyn i'r don nesaf o boen waeth fyth dorri. Beth ddiawl oedd yn digwydd? Roedd fy ymennydd yn ymbalfalu am atebion ac am aer. Roedd yr epidwral wedi'i gysylltu â 'nghorff ac mi ddylwn i fod wedi gallu ei reoli, yn dibynnu ar lefel fy mhoen. Ond, waeth faint o weithiau roeddwn i'n taro'r botwm, doedd 'na ddim byd yn digwydd.

Roeddwn i bellach wedi f'amgylchynu gan beiriant â'i larwm yn canu fel peth gwyllt, mewn mwy o boen nag o'r blaen hyd yn oed, a heb allu dianc na chuddio. Galwyd yr anaesthetegydd yn ôl i mewn, ynghyd â nifer o fydwragedd, ond doedd neb yn gallu dallt beth oedd o'i le efo'r peiriant. Roedden nhw'n rhedeg a rasio fel morgrug o 'nghwmpas i, yn gwirio gwahanol wifrau, a finnau bron yn codi oddi ar y gwely, cymaint oedd y boen. Un funud, roeddwn i'n mwynhau cwsg gorau fy mywyd, yn glyd, yn dawel a diogel, a'r funud nesaf roeddwn i'n gaeth yng ngheg uffern heb ddihangfa a neb i f'achub i.

Roedd y bydwragedd i gyd yn siarad Ffrangeg efo fi. Ond ofn a phoen fy nghorff oedd yr unig bethau roedd fy meddwl druan yn eu dallt erbyn hyn. Doeddwn i ddim yn gallu dehongli'r un gair roedden nhw'n ei ddweud, felly mi wnes i ddechrau eu cau nhw allan. Llwyddodd fy ngŵr i dorri drwy'r boen a chyfieithu, gan ddweud nad oedden nhw'n gallu gwneud dim byd, bod y peiriant wedi stopio gweithio a'i bod hi'n rhy hwyr i roi ail epidwral i fi gan fod y babi ar ei ffordd. Mae'n rhaid bod yr olwg ar ei wyneb yn adlewyrchu fy arswyd innau. Dydw i erioed wedi ei weld yn edrych fel 'na arna i o'r blaen nac ers hynny, yn dweud wrtha i 'mod i ar fy mhen fy hun, bod yn rhaid i fi rywsut fynd drwy'r hyn oedd ar fin digwydd ac nad oedd unrhyw beth yr oedd o na neb arall yn gallu ei wneud.

Mi wnes i afael yn ei law, edrych i fyw ei lygaid a dweud wrtho am roi gwybod i fi beth oedd angen i fi ei wneud ac mi fyddwn i'n ei wneud. Yna, dwi'n cofio dweud wrtho fo i beidio â gofyn i fi wneud hyn byth eto. Mi wnes i sgrechian, 'Addo i fi!' Fe wnaeth o hynny, ac wedyn – efo fo ar un ochr a bydwraig ar y llall – mi wnes i afael yn dynn yn eu dwylo a chamu oddi ar y dibyn, i ganol y fflamau.

Mae gweddill yr enedigaeth yn un cwmwl mawr o boen, synau na ellir eu disgrifio a realiti dychrynllyd, a phrofiad wnaeth fy sigo i'r byw a fy nryllio i'n feddyliol ac yn gorfforol. Iawn, roeddwn i'n ddigon cryf yn gorfforol i ymdopi efo'r esgor, ond doedd fy meddwl i ddim yn barod i ddelio â'r panig, y boen a'r sioc wnes i eu profi.

Yn ystod y cyfnod yma, roedd yna ennyd o dawelwch digyffro: yr eiliad wnes i gyfarfod Éva. Pan gafodd hi ei rhoi arna i – cysur poeth, llysnafeddog efo llygaid gwyllt, chwilgar, perffeithrwydd ar ei fwyaf perffaith – roeddwn i'n ei hadnabod ar unwaith. Ac mae'n deg dweud, mi ddangosodd pwy oedd hi o'r eiliad ddaeth hi i'r byd. Chwe wythnos yn gynnar, cyn gryfed ag arth ac yn pwyso 5.2 pwys, sy'n bwysau teilwng iawn i fabi cynamserol. Roedd y meddygon wedi synnu, ac yn falch o ddweud ei bod hi'n iach fel cneuen, ac nad oedd angen iddi fynd i'r crud cynnal oedd yno'n barod ar ei chyfer. Mi wnaeth hi fwydo ar y fron yn syth bin hefyd. Roedd hi'n un fach nerthol, mor dwt ag aderyn bach ond cyn gryfed â haearn.

Mae'n ddoniol ac yn galonogol meddwl yn ôl at y cysylltiad roeddwn i'n ei deimlo efo Éva, y person bach yma nad oeddwn i erioed wedi ei chyfarfod. O'r eiliad y gwnes i feichiogi, roeddwn i'n teimlo'r cwlwm tyn yma efo hi, a phan gafodd ei geni a finnau'n cael cyfarfod â gwrthrych fy mreuddwydion ers misoedd, tynhau wnaeth y cwlwm. Roeddwn i'n gwybod, yn sicrach nag unrhyw beth wyddwn i erioed, ein bod ni'n perthyn efo'n gilydd ac y byddwn i'n cymryd y gofal gorau ohoni. Doedd dweud 'mod i'n ei charu hi ddim yn dod yn agos at gyfleu fy nheimladau tuag ati. Roedden ni'n un: hi oedd fi a fi oedd hi, a dyna ddiwedd arni.

Yn anffodus, dyma lle rydyn ni'n ffarwelio â'r hen fi, y fam rwyt ti wedi dod i'w hadnabod yn y tudalennau blaenorol, drwy'r cyfaddefiadau a'r straeon hyd yn hyn. Mae ei hamser hi'n tynnu at ei derfyn. Mae hi'n dal o gwmpas mewn rhyw ffurf, ond mae'n rhaid i ni ffarwelio efo'r person oeddwn i cyn hyn.

Ti'n gweld, mi ges i ferch fach gref a phenderfynol yn yr ystafell esgor y noson honno, ond mi wnes i golli rhywbeth hefyd. Mi ddes i allan o'r ystafell esgor efo babi yn fy mreichiau, ond mi wnes i golli rhan ohona i fy hun hefyd, rhywbeth nad ydw i erioed wedi gallu ei gael yn ôl.

Ar y pryd, doedd ganddon ni ddim syniad beth oedd yn ein disgwyl ni yr ochr arall i ddrysau'r ystafell esgor. Bywyd fel teulu, ie, ond ar ben hynny, un o'r brwydrau mwyaf ffyrnig a heriol i fi orfod ymgodymu â hi erioed.

Mi wnaethon ni dreulio dwy awr yn yr ystafell esgor efo Éva. Roedd hi'n swatio ar fy mrest, yn bwydo ac yn cael cwtsh wrth i fi edrych arni a dotio arni drwy sgrin o dawelwch dryslyd. Roedd rhywbeth wedi newid yn y bydysawd oherwydd bod ein merch fach ni bellach yn rhan ohono. Ond roedd 'na rywbeth wedi newid ynof fi hefyd, ac mi fyddai'n cymryd rhai misoedd cyn i ni sylweddoli gwir faint y newid seismig hwn a'i effeithiau dinistriol ar y teulu bach a gafodd ei ffurfio yn yr ystafell esgor y noson honno.

CANLLAW 'POB MAM' I ENI BABI

Rydyn ni i gyd wedi bod yno, yn barod i ffrwydro, yn rhwbio ein bol sy'n tyfu'n fwy ac yn fwy ac yn gwrando'n astud ar bob manylyn wrth i fam adrodd hanes yr esgor yn fanwl, weithiau'n rhy fanwl. Dwi wedi bod yna, yn gwrando wrth ddisgwyl fy mhlentyn cyntaf, yn gobeithio y byddai'r stori fyddwn i'n ei hadrodd yn nes at y profiadau braf a chadarnhaol roeddwn i'n eu clywed, yn hytrach na'r straeon lle'r oeddwn i'n eistedd yn gegrwth a 'nghoesau wedi eu croesi yn gwrando ar hanesion trueiniaid oedd wedi wynebu profiadau anodd. Fel mae'n digwydd, dwi wedi cael dau fabi sydd wedi rhoi'r ddau brofiad i fi: genedigaeth a arweiniodd at drawma ac iselder ôl-enedigol a genedigaeth mor daclus a didrafferth nes i fi ddweud wrth fy ngŵr y byddwn i'n bendant yn cael babi arall. Cymhleth, 'ta be'?!

Mi fyddwn i wedi hoffi bod yn ymwybodol o hynny y tro cyntaf roeddwn i'n cael babi. Does 'na ddim dwy enedigaeth yr un fath, na dau brofiad a fydd yn gwneud i ti deimlo'r un peth. Ydy, mae'n gallu bod yn brofiad anhygoel – ac ydy, mae hefyd yn gallu dy blymio di i bwll o anobaith. Felly, wrth baratoi ar gyfer brwydr dod â'ch person bach chi i'r byd, ydy hi ddim yn hen bryd i ni baratoi ein hunain yn gorfforol ac yn feddyliol drwy sôn yn agored am yr holl wahanol fathau o brofiadau, a gwneud hynny heb feirniadu? Drwy gael gwared ar ddisgwyliadau a'r cynlluniau 'geni perffaith', a lleddfu'r pwysau rydyn ni'n eu rhoi arnom ein hunain i gael yr enedigaeth berffaith, a dilyn y cynllun geni yn ôl llythyren y ddeddf. A dechrau credu mai genedigaeth sy'n cadw'r fam a'r babi mor iach a diogel â phosib ydy'r unig fath o eni i ganolbwyntio arno – waeth sut mae'n digwydd.

Gan gadw hynny mewn cof, dyma ganllaw 'pob mam' i eni babi, sy'n cynnwys yr holl bethau fyddwn i wedi hoffi eu gwybod cyn mynd i'r ystafell esgor.

• *Mi fydd o drosodd maes o law!*

'Diolch i Dduw,' dwi'n clywed pawb yn bloeddio! Ydy, waeth pa fath o enedigaeth rwyt ti'n ei dewis neu sy'n cael ei dewis ar dy ran di oherwydd anlwc, amseru gwael ac amgylchiadau, mae yna ben draw i'r peth. Mae weithiau'n anodd coelio hynny pan fyddi di yn ei chanol hi, ond mi fydd y babi'n dod allan un ffordd neu'r llall. Dydy'r broses o ddod â pherson bach i'r byd ddim yn mynd i bara am byth! Os ydy hi'n enedigaeth hawdd neu'n enedigaeth uffernol, bydd hi'n dod i ben maes o law. Amen!

• *Efallai na fyddi di'n geni'r babi fel roeddet ti wedi'i ddymuno*

Nid dyma'r newyddion mae unrhyw fam eisiau eu clywed – ond pam ddiawl ydyn ni'n trio cuddio'r ffaith nad ydy'r enedigaeth rydyn ni wedi bod yn ei chynllunio ddim o reidrwydd yn mynd i ddigwydd? Fel unrhyw agwedd ar fod yn fam, os ydyn ni'n rheoli ein disgwyliadau a'r pwysau rydyn ni'n eu rhoi arnom ein hunain i gael y profiad geni perffaith, rydyn ni hefyd yn lleihau'r siawns o deimlo fel methiant os nad ydy pethau'n mynd fel wats. Mae geni plentyn yn beth cymhleth, efo llawer o agweddau sydd y tu hwnt i'n rheolaeth ni. Felly, mae angen i ni fod â'n llygaid ar agor a bod yn ymwybodol nad ydy pethau bob amser yn dilyn y drefn, a pharatoi ein hunain (yn feddyliol) ar gyfer y posibilrwydd na fyddan nhw'n gwneud hynny.

• *Mi allet ti gael profiad geni anhygoel*

Roedd y cysyniad o brofiad geni 'anhygoel' yn gwbl estron i fi ar ôl trawma geni fy mhlentyn cyntaf. Roeddwn i'n syllu mewn rhyfeddod ar famau oedd yn dweud eu bod wedi 'mwynhau' esgor a'i fod yn brofiad 'gwych' – does bosib bod effaith y cyffuriau wedi pylu bellach? Nac ydy, yn ôl pob tebyg; roedden nhw wir wedi mwynhau: roedd geni'r ail blentyn yn hollol wahanol i'r tro cyntaf. Roeddwn i'n meddwl ei fod yn brofiad anhygoel ac yn teimlo ar ben fy nigon ar ei ddiwedd. Felly, neges i unrhyw fam sydd wedi cael profiad geni trawmatig: mae'n mynd i swnio'n anghredadwy ar hyn o bryd, ond dwi'n addo bod profiad geni cadarnhaol yn bosib.

• *Mae'n iawn i ti ofyn am help ar ôl geni*

Mae llawer o famau'n profi trawma ar ôl yr enedigaeth. Oherwydd pwysau cymdeithasol a'r disgwyliadau sydd gennym ohonom ein hunain, rydyn ni'n teimlo'n annormal ac yn famau gwael am deimlo unrhyw beth ond ar ben ein digon wrth feddwl am ein babi, yr enedigaeth a'n bywyd newydd yn gyffredinol. Dwyt ti ddim ar dy ben dy hun. Mae yna help ar gael i dy helpu i brosesu dy brofiad geni – gafaela ynddo â'th ddwy law a tharo'r euogrwydd a'r trawma ar ôl geni bondigrybwyll yna yn y trwyn! (Mae rhestr o wasanaethau sy'n cynnig cymorth efo trawma geni ar dudalennau 226–228.)

• *Ti sydd â'r gair olaf*

Mae'n hawdd iawn dweud hynny pan nad wyt ti wedi ymledu pum centimetr, ac mewn poen affwysol. Felly, cofia mai dy fabi di ydy o, dy gorff di, a ti sydd i ddewis sut wyt ti eisiau i bethau ddigwydd pan mae'n bryd i ti wthio dy berson bach allan i'r byd. Boed yn enedigaeth gartref, cael epidwral, geni mewn dŵr neu'r hen ffefryn nwy ac aer, dy ddewis di ydy o. Cyn belled â dy fod ti a'r babi yn iach ac mewn cyflwr da, yna ti sydd i ddweud ac mae'n rhaid i'r bobol o dy gwmpas ddilyn dy ddymuniadau.

• *Mae cael pwythau yn normal!*

Waeth i ni gyfaddef ddim! Mae ein cyrff yn bethau blydi anhygoel, ond mae hyd yn oed y wain fwyaf cadarn angen rhywfaint o waith cynnal a chadw ar ôl gwthio beth sy'n teimlo fel eliffant bach drwy gragen cneuen Ffrengig! Wir-yr! Do, mi wnaeth meddwl am hyn wneud i finnau wingo hefyd, wrth ystyried pa mor ofnadwy fyddai cael pwythau i lawr fan 'na.

Ond mae'n gwbl normal, mae'n digwydd i'r rhan fwyaf o ferched, a does dim angen poeni am y peth. Ar ôl yr hyn y bydd dy wain di wedi'i wneud yn ystod y geni, mae delio efo pwythau yn hawdd fel baw.

• *Mae'n bosib y byddi di'n cachu dy hun!*

Pan oeddwn i'n disgwyl fy mabi cyntaf, dwi'n credu 'mod i'n poeni mwy am hyn nag am y geni ei hun! Cymaint felly nes i fi orfodi'r gŵr i'n hebrwng i i'r tŷ bach pan oeddwn i wedi ymledu chwe chentimetr oherwydd allwn i ddim dychmygu dim byd gwaeth na chachu fy hun o flaen dieithriaid! Am blydi ffŵl! Tri chentimetr ac epidwral sydd wedi methu yn ddiweddarach, fyddwn i ddim wedi malio taten taswn i wedi chwistrellu budreddi dros bob bydwraig yn y blydi tîm! Does dim raid imi ddweud, wnes i ddim meddwl ddwywaith am y peth efo fy ail blentyn. Wnes i gachu fy hun? Pwy a ŵyr? A dweud y gwir, pwy ddiawl sy'n poeni? Dwi'n addo y byddi di wir eisiau gwneud, ond fyddi di ddim callach os ydy o'n digwydd.

• *Sgrechia, rhochia, rhega*

Waeth i ti gyfaddef, rydyn ni i gyd wedi gwylio *One Born Every Minute* a gweld darpar fam yn sgrechian ac yn rhochian wrth i'w babi ddod i'r byd a meddwl, 'Fydda i byth yn swnio fel yna!' Duwcs! Ha ha! Paid â thwyllo dy hun. Yr hyn sy'n bwysig yw dy fod ti'n gwneud beth bynnag sydd angen i ti ei wneud i ddod drwyddi. O sgrechian a rhegi neu wneud synau nad oeddet ti erioed wedi meddwl eu bod nhw'n bosib, mi fydd unrhyw sŵn yn help i ti wneud beth bynnag sydd ei angen i ddod drwyddi, felly – amdani!

• *Mi wyt ti'n ddigon dewr!*

Beth bynnag sy'n digwydd i ti yn ystod dy brofiad geni, mae angen i ti wybod hyn: waeth pa mor ddewr wyt ti'n meddwl wyt ti yn dy fywyd bob dydd, waeth cyn lleied o ffydd sydd gen ti ynot ti dy hun, waeth pa mor isel wyt ti'n teimlo ydy dy drothwy poen, ac os mai ti ydy'r person mwyaf ofnus yn y byd i gyd yn grwn, mi wyt ti'n ddigon dewr ac yn ddigon cryf i ddod â pherson bach i'r byd.

• *Wnes i sôn y bydd o drosodd maes o law!?!*

Oes, fel i bopeth mewn bywyd, mae 'na ben draw i bethau. Mi fyddi di'n cyrraedd yna, a waeth pa mor lluddedig, trallodus, syfrdan, gorfoleddus a dolurus fyddi di, mi fyddi di wedi dod â pherson bach hardd i'r byd 'ma. Mi wyt ti'n anhygoel!

PAM NA DDYLID BEIRNIADU MAM AM Y FFORDD MAE HI'N DOD Â'I BABI BACH I'R BYD

Un o'r prif bethau sy'n gallu sugno'r mwynhad a'r ymdeimlad o gyflawniad allan o eni babi – yn ogystal ag epidwral yn methu, rhwygo a phoen gwaeth na chyllell yn dy lygad, yn amlwg – ydy'r ffordd rydyn ni'n cael ein beirniadu pan fydd pobol yn cwestiynu sut wnaethon ni ddod â'n babi bach i'r byd. Mi wnaeth hynny fy llorio i, yn sicr. Fy ymateb oedd ysgrifennu'r erthygl ganlynol ar gyfer y blog a *The Huffington Post*, ac mi gafodd ymateb mor wych gan famau o bob cwr o'r byd fel fy mod i'n mynd i'w rhannu efo ti:

Beth ydy'r peth gwaethaf am eni babi?

Anghofiwch y boen, y stretsio a'r ofn eithafol, 'Blydi hel, does 'na ddim troi'n ôl'. Rydych chi wedyn yn teimlo bod yn rhaid i chi wynebu'r her o gael eich beirniadu am y ffordd ddaeth eich plentyn i'r byd. Wnaethoch chi ddewis pob cyffur sydd ar gael? Neu wnaethoch chi frathu ar ddarn o risgl ffres o'ch gardd wrth gyrcydu dros fwced, yn geni yn y ffordd naturiol?

O DDIFRI, pwy sy'n poeni?!

Cythraul o lot o bobl, mae'n debyg! Ydyn nhw ddim yn sylweddoli nad ydy hi'n ddim o'u busnes nhw a wnaethoch chi wthio'ch babi allan drwy dwll bychan bach yn eich corff neu a oedd yn rhaid i lawfeddyg sleisio hollt yn eich bol i gael eich babi allan? Pam, o pam mae pobol yn poeni cymaint? A pham ydyn ni, famau, yn teimlo ein bod ni'n cael ein marcio neu'n cael ein labelu'n fethiant, yn dibynnu ar ein dulliau a'n dewisiadau geni?

Os ydyn ni'n dewis cael cyffuriau lleddfu poen i helpu ein babi i gyrraedd yn ddiogel, ydy hynny'n ein gwneud ni'n bobol israddol? A pham mae rhai merched yn teimlo'r angen i gyhoeddi ar eu statws Facebook ac i unrhyw un sy'n fodlon gwrando eu bod nhw wedi rhoi genedigaeth yn y ffordd 'naturiol' heb 'ildio' drwy ddewis cael cyffuriau lleddfu poen neu doriad Cesaraidd? NEWYDDION YN TORRI! Dydy geni plentyn ddim yn gystadleuaeth, ac wrth drio'i gwneud yn un, rydyn ni'n gwneud tro gwael â phob mam.

Mae gan bob mam gynllun personol er mwyn sicrhau'r profiad geni gorau iddi ei hun. Fy nghynllun i oedd mynd mor bell ag y gallwn i efo thechnegau anadlu ac yna dewis pigiad epidwral mawr i 'nghael i drwy'r gweddill. Ond rydyn ni, epilwyr, yn ymwybodol fod geni'n digwydd pan fyddwch chi'n brysur yn llunio eich cynllun geni. Awr ar ôl cael epidwral, mi wnaeth ei bwerau atal poen hudolus stopio gweithio, gan fy ngadael i ar fy mhen fy hun yn yr anialwch, yn rhochian a sgrechian ac yn ewyllysio dewrder o rywle, unrhyw le, a fyddai'n help i gael 'y babi 'ma allan ohona i cyn gynted â phosib'. Felly, ges i enedigaeth 'naturiol'? Does gen i ddim cywilydd cyfaddef nad oedd y boen, y stretsio a chyflymder y broses yn teimlo'n naturiol o gwbl.

Ydw i'n teimlo'n hunanfodlon neu'n well nag unrhyw fam arall oherwydd 'mod i wedi dioddef poen annisgrifiadwy gwthio fy mhlentyn allan i'r byd heb gyffuriau? Ydw i'n teimlo bod hyn yn fy ngwneud i'n well neu'n gryfach person na hogan a gafodd doriad Cesaraidd dewisol? Blydi hel, nac ydw, yr unig beth dwi'n ei deimlo ydy i fi gael fy nhwyllo, dicter am nad oedd yr epidwral wedi gweithio a bod yr enedigaeth roeddwn i wedi'i chynllunio wedi'i dwyn oddi arna i, gan fy ngadael mewn sioc a dryswch llwyr.

Does bosib mai geni yn y ffordd fwyaf diogel i'r babi a'r fam ydy'r peth pwysig wrth drafod genedigaeth? Does bosib mai gofyn i fam sut oedd ei phrofiad geni ydy'r unig gwestiwn dilys? Yn hytrach na beirniadu a sgorio merched ar y mathau o enedigaeth maen nhw'n eu cael, y nod pennaf ydy sicrhau bod pob mam (er gwaethaf y boen gorfforol amlwg maen nhw'n ei phrofi) yn teimlo'n fodlon â'u profiad geni ac nad ydyn nhw wedi dioddef trawma i'r fath raddau fel ei fod bellach yn effeithio ar eu bywyd newydd fel mam.

Dyna'r broblem efo cael agweddau gwahanol tuag at eni. Gall effeithiau negyddol ambell farn arwain at effaith ddifrifol ar fywyd mam, gan ei gadael yn dioddef trawma os na wnaeth hi eni'r plentyn yn unol â'i bwriad, cyn iddi wedyn deimlo'i bod yn cael ei beirniadu gan y rheini sy'n teimlo y dylai hi fod wedi rhoi genedigaeth mewn ffordd wahanol.

Mae angen i'r fam hon, a phob mam debyg iddi, gael ei chanmol a'i llongyfarch yn wresog. Nid yn unig mae hi wedi dod â bywyd newydd i'r byd, ond mae hi wedi gwneud hynny o dan amgylchiadau nad oedd hi'n barod amdanyn nhw, eu heisiau, nac wedi'u hystyried. Hon ydy'r fam ddylai fod yn cael y clod a'i dyrchafu'n esiampl i famau eraill. Y ferch sydd, er ei bod eisiau geni ei babi gartref, wedi gorfod cael ei rhuthro i'r ysbyty i gael toriad Cesaraidd brys, y ferch oedd wedi cynllunio i eni'r babi gyda chymorth cyffuriau lleddfu poen ond a orfodwyd i wneud hynny ar lawr ystafell ymolchi heb gyffur o fath yn y byd. Y ferch sydd, ar ôl gwthio am oriau, yn cael ei rhuthro i'r theatr a'i hollti ar agor er mwyn i'w phlentyn gael ei lusgo i'r byd. Y ferch sydd, er gwaetha'r farn gyffredinol, yn gwrando ar ei greddf er mwyn rhoi genedigaeth fel y mae hi eisiau. Mae pob mam sy'n tyfu ac yn dod â pherson newydd i'r byd hwn, waeth sut mae hi'n gwneud hynny ac er gwaethaf unrhyw amgylchiadau annisgwyl sy'n dod i'w rhan, yn haeddu clod yn hytrach na beirniadaeth.

Does yr un ferch sy'n ddigon dewr i fynd drwy'r broses o eni plentyn yn fethiant mewn unrhyw ffordd, waeth sut mae'r babi'n cael ei eni. Does 'na ddim y fath beth ag 'iedio' neu ddewis yr 'opsiwn hawdd' pan ddaw hi'n fater o eni plentyn. Yn hytrach, mae geni babi yn weithred arwrol, ym mha ffurf bynnag mae'n digwydd, yn weithred sy'n haeddu i bawb ymgrymu iddi a pharch, yn weithred sy'n deilwng o'r edmygedd haeddiannol.

PENNOD 5

DOD YN FAM – Y DYDDIAU CYNNAR

ANNWYL TI – LLYTHYR AT Y FAM NEWYDD

Annwyl ti,

'Mi wyt ti'n gwneud mor, mor wych!'

Ydw, dwi'n siarad amdanat ti.

TI, sydd heb gysgu am fwy na dwy awr ar y tro ers yr hyn sy'n teimlo fel dechrau amser.

TI, efo'i gwain mewn poen mor ofnadwy fel nad wyt ti prin yn gallu anadlu heb deimlo'r awydd i werthu dy rannau benywaidd am y cynnig gorau.

TI, efo'r creithiau toriad Cesaraidd sy'n gwneud i ti deimlo'n ddiymadferth am nad wyt ti'n gallu codi dy fabi, symud o gwmpas fel arfer a gwneud popeth roeddet ti wedi edrych ymlaen at ei wneud fel mam newydd.

TI, sydd wedi dioddef trawma go iawn yn dilyn dy brofiadau dirdynnol o eni ond sy'n teimlo'n rhy ofnus i siarad amdanyn nhw.

TI, sy'n gweithio dy ffordd drwy fwydo ar y fron efo tethi wedi cracio, y boen yn dy annog i roi'r gorau iddi, ond cymysgedd o benderfyniad ac euogrwydd yn gwneud i ti ddal ati gan nad wyt ti eisiau 'siomi' dy berson bach er gwaetha dy les dy hun.

TI, oedd bron â marw eisiau bwydo ar y fron ond ddim wedi gallu gwneud hynny, a rŵan yn teimlo dy fod ti wedi methu.

TI, oedd ddim eisiau bwydo ar y fron ond sydd rŵan yn teimlo dy fod ti'n cael dy feirniadu.

Dwi'n siarad efo TI, y fam sy'n derbyn popeth fel y daw.

Efo TI, y fam sy'n cael trafferth i fynd drwy'r drws cyn gorfod bwydo neu newid clwt eto neu ddelio â strancio person bach.

Efo TI, y fam sy'n gweld colli ei hen fywyd ac yn cyfri'r dyddiau nes y gall fynd yn ôl i weithio.

Efo TI, y fam sy'n teimlo'n swp sâl wrth hyd yn oed feddwl am y syniad o fynd yn ôl i'r gwaith.

Efo TI, y fam sy'n mynd ar ddêt chwarae arall, neu am ymweliad â'r parc, neu'n mynychu grŵp mam a'i phram ac yn teimlo fod gen ti well bywyd cymdeithasol rŵan nag erioed o'r blaen.

Efo TI, y fam sy'n gaeth i'r tŷ oherwydd gorbryder llethol, iselder ôl-enedigol ac sy'n methu gweld ffordd allan.

Efo TI, y fam sy'n meddwl tybed a fyddi di a dy bartner yn llwyddo i oroesi'r anhrefn, y blinder a'r straen ariannol ac emosiynol y mae dod yn rhieni wedi eu rhoi ar eich perthynas.

Efo TI, y fam sy'n teimlo'n unig ac yn ynysig.

I BOB MAM sy'n gwneud ei gorau glas i fod y fam orau posib i'w pherson bach er ei bod yn gorfod brwydro efo rhai neu bob un o'r problemau a nodwyd.

I CHI, yr holl famau sy'n gwneud gwaith gwych!

Cariad,
Liv xx

FY STORI I: 'DYDDIAU DU, DYDDIAU GWYN ...'

Y noson wnes i eni ein merch fach brydferth ni oedd y noson y newidiodd pethau am byth. Nid yn unig oherwydd mai dyna oedd dechrau ein taith fel teulu, ond oherwydd (yn ddiarwybod i ni) mai dyna hefyd ddechrau ein taith i fyw efo salwch meddwl. Llwybr unffordd wnaeth fy arwain i bwynt lle'r oeddwn i'n sylweddoli 'mod i wedi newid am byth.

Mi wnes i adael yr ystafell esgor efo babi yn fy mreichiau, ond mi wnes i hefyd adael darn o fi fy hun ar ôl. Darn oedd yn fy ngwneud i'n pwy oeddwn i. Rhywun tawel, hyderus oedd yn credu bod aros yn bositif yn ddigon i sicrhau y byddai popeth yn iawn. Y gallwn oresgyn unrhyw beth.

Dydy'r person oeddwn i pan es i mewn i'r ystafell esgor yna ddim yma bellach. Dwi'n gwybod rŵan ei bod hi wedi mynd am byth. Er fy mod i'n iach ac yn rhydd o'r salwch, fydda i byth yn cael yr hogan yna yn ôl. Fydda i byth yn ei gweld hi eto.

Dwi'n teimlo bod angen i fi oedi am eiliad, rhag ofn dy fod ti'n poeni 'mod i'n mynd fymryn yn dywyll. Does dim dwywaith na wnaeth pethau fynd yn dywyll iawn am gyfnod. Ond mae'r llyfr yma a'n cyfeillgarwch ni wedi'i seilio ar allu rhannu ein straeon am fod yn fam yn eu holl amrywiaeth ac yn eu holl ogoniant. Y gonestrwydd a'r ymrwymiad hwn i wynebu pethau a mynd i'r afael â nhw'n uniongyrchol (waeth pa mor dywyll ydyn nhw) sydd wrth wraidd yr hyn fydd yn fy ngrymuso i, ti a phob mam sy'n darllen y geiriau hyn i wneud eu hiechyd meddwl yn flaenoriaeth. Bydd yn gweithredu fel proc i'r cof, un hollbwysig a mawr ei angen, fod pob mam yn haeddu'r hawl i fwynhau bod yn fam. Ac mai'r adegau mwyaf heriol sy'n ein gwneud ni'n bobol mor wydn.

Felly, beth am gymryd cam i'r tywyllwch efo'n gilydd?

Wrth feddwl 'nôl i'r ward esgor, mae'r teimlad o fod wedi gadael rhywbeth, rhan ohona i, ar ôl y noson honno yn esbonio (rŵan) pam 'mod i'n teimlo mor druenus yn ystod y dyddiau wedi'r geni. Fel cragen o'r ferch oeddwn i. Wedi blino ac mewn poen ar ôl y geni, mae'n wir, ond yn fwy na hynny, roedd 'na rywbeth ar goll. Er imi gael yr un peth oedd i fod i 'ngwneud i'n gyflawn, roeddwn i rywsut yn fwy anghyflawn nag oeddwn i wedi bod erioed.

Wrth edrych yn ôl rŵan, dwi'n gallu gweld bod 'na ddarnau mawr ohona i wedi mynd ar gyfeiliorn ychydig oriau ar ôl y geni. Roedd conglfaen fy mhersonoliaeth, fy hunanhyder, wedi dechrau ymddatod. Roedd y pydredd wedi dechrau. Doedd gan fy nghorff a'm meddwl, yn lluddedig wedi'r esgor, ddim byd ar ôl wrth gefn i fy amddiffyn rhag ymosodiad mor dawel a sydyn. Ymosodiad oedd bellach yn rhedeg yn wyllt drwy fy hapusrwydd, gan danseilio fy ngallu i deimlo llawenydd a'r nerth i ymdopi â beth bynnag allai bywyd ei daflu ata i.

Roedd fy salwch (nad oeddwn i'n ymwybodol ohono ar y pryd) yn llarpio fy enaid. Yn dwyn fy hunaniaeth, ac yn gadael i deimladau o ofn, dicter, gorbryder ac unigedd fwrw'u gwreiddiau ac ymosod ar holl gorneli gwag fy modolaeth.

Roedd yr ymdeimlad hwn o drueni, o deimlo bod rhywbeth wedi cipio'r awenau ac nad oeddwn i'n bodoli mwyach, yno o'r eiliad ges i fy ngwthio allan o'r ystafell esgor. Ond dim ond chydig o orffwys oedd ei angen arna i, does bosib? Dim ond angen dod ataf fy hun a bwrw mlaen efo bod yn fam ac mi fyddai popeth yn ôl i normal ac mi fyddwn i'n iawn. Fyddwn i ddim?

ARWYDDION CYNNAR NAD OEDD POPETH YN IAWN

• *Trawma geni*

Gwnaed y gri gyntaf am help, a ddylai fod wedi sbarduno'r larwm rhybudd cyntaf, pan ddaeth bydwraig ata i yn yr ysbyty tua diwrnod ar ôl y geni a gofyn, 'Sut oedd yr enedigaeth i ti?'

Roedden ni'n dal yn yr uned babanod newydd-anedig yn cael ein monitro pan alwodd heibio. Eisteddodd ar erchwyn fy ngwely, a'r gŵr yn ein gwylio ni'n dwy, a gofyn y cwestiwn. Mi wnaeth ei geiriau dorri fy nghalon, teimlais rywbeth i'r byw, rhywbeth gipiodd fy anadl yn llythrennol.

Dechreuais feichio crio – crio mawr, hyll, torcalonnus – wrth i fi ailadrodd fy ateb. Yr unig ateb posib i gwestiwn o'r fath: 'Erchyll ... Erchyll ... Erchyll.' A'r ynganu'n boenus rhwng yr igian o anobaith, igian gyddfol a dilyffethair.

Dyma'r 'eiliad' dyngedfennol gyntaf, yr arwydd cyntaf nad oedd popeth yn iawn.

Ond am resymau nad ydw i'n dal ddim yn eu dallt na'u dirnad, chafodd y gri mo'i hateb, ei chydnabod na'i monitro. Mae'n bosib bod hynny oherwydd fy mod i'n fam newydd oedd newydd eni babi'n gynnar, a'r fydwraig yn meddwl bod crio yn ymateb digon 'naturiol'. Neu nad oedd y fydwraig yn teimlo bod fy ymateb yn ddigon iddyn nhw gadw llygad agosach arna i neu archwilio'r teimladau o anobaith yn fanylach? Dwi'n dal ddim yn gwybod yr atebion. Dwi'n dal i gwestiynu, hyd yn oed rŵan, pam na wnes i sylweddoli nad oedd teimlo fel hyn yn 'normal'? Pam nad oedd y larwm mewnol wedi canu? Pam nad oedd fy ngŵr na finnau wedi sylweddoli nad oedd popeth yn iawn?

Dwi'n aml yn meddwl tybed pa mor wahanol fyddai'r canlyniad pe bai'r fydwraig a'r doctoriaid wedi dallt nad oedd pethau fel y dylen nhw fod neu pe bawn i wedi sylweddoli 'mod i'n sâl. Fisoedd yn ddiweddarach, ar ôl cael diagnosis o iselder ôl-enedigol (PND) a gallu trafod fy mhrofiadau efo ffrindiau, mi wnes i rannu'r stori efo ffrind agos oedd wedi cael babi tua'r un pryd. Pan oedd ei bydwraig wedi gofyn yr un cwestiwn iddi hi am ei phrofiad geni, mi atebodd hi ei bod wedi cael profiad da iawn a'i bod yn teimlo'n dda ac yn hapus am yr enedigaeth ac am ei hadferiad. Does bosib mai ymateb mam hapus, fodlon ei byd, oedd fy ymateb i? Does bosib nad oedd yn ymateb 'normal? Felly, pam na wnaethon nhw sylwi? Pe baen nhw wedi sylwi, mi fyddai'r profiadau dilynol wedi bod yn aruthrol o wahanol.

Taswn i'n ymwybodol fod profiad geni negyddol yn gallu effeithio ar gyflwr eich meddwl a bod 'trawma geni' yn rhywbeth sy'n gallu digwydd go iawn – fel rydw i'n gwybod bellach – mi fyddai hynny wedi bod ar fy radar i ac ar radar fy ngŵr. Mi fyddwn i wedi adnabod yr arwyddion. Mi fyddwn i wedi bod yn barod yn feddyliol ar gyfer y posibilrwydd. Ac mi fyddwn i wedi gofyn am help. Ydy, mae popeth mor greulon o glir wrth edrych yn ôl.

• *Gorbryder llethol a phyliau o banig*

Yn ystod y dyddiau cynnar hynny yn yr ysbyty, roedd 'na westai arall yn y parti ar ôl geni a fyddai'n dod yn ymwelydd digroeso arall: gorbryder llethol. Yn debyg iawn i'r ffordd ddaeth llawer o'r symptomau i'r amlwg, roedd yn bresennol mewn rhyw ffordd yr eiliad y des i'n fam. A dweud y gwir, mi wnaeth o neidio i ganol y llwyfan am y tro cyntaf pan oeddwn i'n dal yn yr ysbyty efo Éva.

Roedd Éva i fod i gael ei bath cyntaf, a finnau wedi dweud mai fy ngŵr ddylai wneud hynny, er mwyn iddo yntau gael ei 'brofiad cyntaf' efo hi. (Wedi'r cwbl, fi oedd wedi gwneud y 'profiadau cyntaf' eraill i gyd.)

Roedden ni wedi cael gwybod pryd i fynd â hi ac roedden ni ar ein ffordd i'r uned babanod newydd-anedig, Éva yn ei chrud plastig yn cael ei gwthio gan ei thad a finnau yn fy nhrowsus llac yn llusgo fy nhraed mewn poen y tu ôl iddyn nhw, pan wnaeth fy nharo i. Yr unig ffordd alla i ei ddisgrifio ydy'r teimlad fod y byd wedi troi oddi ar ei echel, cyn glanio ar fy mhen i. Mi drawodd bob owns o anadl allan o 'nghorff i, a gwneud i fi deimlo fel pe bawn i'n disgyn i dwll du. Dwi'n meddwl 'mod i wedi dechrau llewygu; yr ofn o lanio ar grud fy hogan fach a pheri iddi gael ei thaflu ar lawr concrit caled yr ysbyty oedd yr unig beth wnaeth fy ngalluogi i grafangu ar ymylon realiti efo blaenau fy mysedd a brwydro'r ysfa i ddisgyn i'r tywyllwch llethol a chroesawgar.

Dyma'r cyntaf o byliau niferus o banig difrifol ac andwyol y gwnes i eu dioddef dros y tair blynedd nesaf. Mi oedden nhw mor gryf nes gwneud i fi deimlo'n llipa, yn ddryslyd ac yn flinedig. Ond ar y pryd, er fy mod i bron â llewygu o banig wrth gludo fy hogan fach i gael profiad oedd i fod yn un hapus, sef ei bath cyntaf, doedd 'na ddim arwydd o rybudd, dim un larwm yn canu. Roedden ni'n rhieni ers tridiau, wedi blino'n lân, yn ddryslyd ac yn credu mai fel hyn yn union yr oedd pethau i fod. Di-glem, 'ta be'?!

Mi ddaliodd y pyliau o banig i ddigwydd yn achlysurol ar ôl i ni adael yr ysbyty, ond mi oedd 'na lefel gyson o banig drwy'r amser, a finnau'n gwegian ar ymyl dibyn gallu ei reoli. Doedd dim swits i'w ddiffodd. Dwi'n cofio disgrifio i'r gŵr y teimlad fod pob atom yn fy nghorff yn ysgwyd yn wyllt ac yn gyson o dan fy nghroen. 'Mod i bron yn gallu eu clywed nhw'n clindarddach a tharo yn erbyn ei gilydd, gan anfon tonnau ffyrnig ar hyd yr wyneb. Weithiau, roeddwn i'n disgwyl edrych i lawr ar fy mreichiau a gweld fy nghroen yn crychu fel tonnau gwyllt yn torri ar draeth fy ngarddyrnau. Roedd yn gwneud i fi deimlo'n rhyfedd o gyffrous, yn symud o gwmpas ar gyflymder cynt na golau, ac yn hollol flinedig – i gyd yr un pryd. Mi fyddai'n rhoi chwa o egni i fi glirio'r tŷ, sterileiddio pob arwyneb a photel, gwneud y golchi i gyd, aildrefnu'r droriau dillad a gwneud sesiwn o ymarfer corff, i gyd tra byddai hi'n cysgu. Ond doedd y pwl o egni gwyllt yma byth yn rhoi cyfle i fi fwyta neu orffwys – sef y ddau beth pwysicaf ddylai mam newydd fod yn eu gwneud – tra oedd fy mabi bach yn cysgu.

A dweud y gwir, wrth feddwl yn ôl, doeddwn i ddim yn eistedd i lawr. O gwbl. Mi oeddwn i'n gwneud popeth ar fy nhraed, yn cyflawni gwahanol dasgau yr oedd yn rhaid eu ticio oddi ar fy rhestr ddiddiwedd o bethau i'w gwneud. Roeddwn i'n rhuthro o gwmpas fel peth gwyllt yn gwneud popeth tra oedd hi'n cysgu, yn cael fy ngyrru gan y gred y byddai methu cyflawni hynny'n golygu 'mod i'n fam wael. Doeddwn i byth yn eistedd i lawr. Doeddwn i byth yn gorffwys. Doeddwn i byth yn cwestiynu fy ymddygiad. Dyma oedd fy mywyd.

Dyma oedd bywyd pob mam, ia ddim?

• *Ddim eisiau ymwelwyr*

Un o'r pethau mwyaf rhyfedd – ac un o'r arwyddion mwyaf amlwg fod rhywbeth o'i le – oedd nad oeddwn i eisiau ymwelwyr ar ôl geni Éva, hyd yn oed tra oedden ni'n dal yn yr ysbyty. Dwi'n galw hyn yn 'rhyfedd' gan fod pawb arall dwi'n eu hadnabod sydd wedi cael babi ar dân eisiau ei ddangos i'r byd, a mynnu bod perthnasau a ffrindiau yn ei gyfarfod cyn gynted â phosib. Ond ar ôl cael Éva, doeddwn i ddim eisiau i neb ddod i'n gweld ni. Wnes i erioed gyfaddef hynny, na'i fynegi ar lafar hyd yn oed. Dim ond gwneud yn siŵr nad oedd o'n digwydd.

Roedd fy nheulu i i gyd yn ôl yn y Deyrnas Unedig ac eisoes wedi archebu tocynnau awyren ar gyfer rhyw bythefnos cyn y dyddiad yr oedd Éva i fod i gael ei geni. A hithau wedi cyrraedd chwe wythnos yn gynnar, roedd hynny'n golygu bod yna ryw bythefnos ar ôl iddi gael ei geni tan y bydden nhw'n ymweld â ni. Mi wnaethon nhw ofyn am gael dod ar unwaith, ond mi wnes i lwyddo rywsut i ddefnyddio'r esgus ein bod ni'n dal yn yr ysbyty ac y byddai'n fwy o help iddyn nhw aros nes oedden ni allan o'r ysbyty. Mi wnaeth hynny weithio.

Roedd ffrindiau oedd yn byw yn lleol yn trio'u gorau glas i ddod i'n gweld, ond roedd geni babi'n gynnar yn ei gwneud hi'n hawdd i'w darbwyllo nhw fel arall – oherwydd amseroedd bwydo, profion, fy mod i wedi blino ac ati.

Roedd ffrind da i fi (oedd hefyd wedi cael ei merch fach chwe wythnos yn gynnar, ychydig wythnosau ynghynt) yn torri'i bol eisiau ymweld â ni. Roedd hi eisiau cyfarfod Éva a gwneud yn siŵr fy mod i'n iawn. Fodd bynnag, yr unig beth gafodd hi oedd distawrwydd llwyr gen i ac esgusodion (gen i) drwy fy ngŵr. Sawl mis yn ddiweddarach, mi wnaeth hi gyfaddef bod y ffaith nad oeddwn i am gael ymwelwyr wedi ei tharo hi'n od, a'i bod hi wedi mynd yn gynyddol bryderus, gan ddechrau amau nad oedd popeth yn iawn. Mi wnes i gyfaddef mai hi oedd yn iawn, a'i fod yn arwydd pa mor sâl oeddwn i nad oeddwn i eisiau gweld neb.

Ar y pryd, doeddwn i ddim yn gwybod pam nad oeddwn i eisiau gweld pobl. Y cyfan wyddwn i oedd bod y gorbryder yn fy mherfedd mor gryf fel bod yn rhaid i fi wneud beth bynnag allwn i er mwyn cadw ymwelwyr draw – a bod gen i gymaint o gywilydd am deimlo felly fel na wnes i erioed sôn wrth neb am yr ofnau hynny.

Roedden ni yn yr ysbyty am bythefnos, ond dim ond tri ymwelydd ges i. Mae hyn i gyd bellach yn teimlo'n affwysol o drist, a'r cyfan dwi eisiau ei wneud ydy mynd yn ôl i'r ysbyty hwnnw a chofleidio fy hun, ffonio fy mam a fy ffrind penderfynol ac erfyn arnyn nhw i ddod i 'ngweld i. Mi fyddwn i'n erfyn arnyn nhw i beidio â gwrando ar fy esgusodion a gwthio'u ffordd i mewn i'r ystafell a chynnig y sicrwydd a'r gefnogaeth roeddwn i cymaint o'u hangen, er nad oeddwn i'n gwybod hynny.

Yn ystod y dyddiau cynnar hynny, roeddwn i'n llanast llwyr. Wrth edrych yn ôl, y peth mwyaf syfrdanol ydy ei fod wedi digwydd mor sydyn ac mor llethol fel na ches i amser i baratoi ar ei gyfer. Dim cynnydd ara' deg, dim cronni graddol. Mi wnes i eni'r babi, treulio dwyawr efo hi yn yr ystafell esgor ar ôl iddi gyrraedd, gadael yr ystafell a chael fy ngwthio'n ôl i fy ngwely (tra oedd fy ngŵr yn mynd ag Éva am fwy o brofion arferol) cyn cael bwyd a chyngor i gysgu. Mi wnes i fwyta. Cau fy llygaid. A chysgu. Erbyn i fi ddeffro, roedd y salwch yno a finnau'n methu ei adnabod – ac felly'n methu gwneud unrhyw beth yn ei gylch cyn ei bod yn rhy hwyr.

Mae ysgrifennu am y dyddiau cynnar hynny'n gwneud i fi deimlo'n swp sâl. Mae cofio'r anobaith a'r gorbryder – hyd yn oed rŵan, bedair blynedd yn ddiweddarach – yn gwneud i fi deimlo fel chwydu, dim ond er mwyn gallu carthu'r atgofion. Wrth i fi ysgrifennu'r geiriau yma, dwi yn y tŷ ar fy mhen fy hun, yn fy nagrau. Yn crio o dristwch am y digalondid llethol a brofodd y fam newydd yna, ar ei phen ei hun, yn gaeth yn ei meddwl ei hun, a'r meddwl hwnnw wedi troi yn ei herbyn. Mae'n gwneud i'r fi iach, y fi well, holi: oedd ganddi hi ddim digon ar ei phlât? Pam na allai hi fod wedi cael llonydd i fwynhau'r profiad o fod yn fam fel roedd hi wedi'i ddychmygu? Pam na wnaeth 'na neb ei rhybuddio hi? Pam na wnaeth neb, ar unrhyw bwynt, sôn wrthi y gallai bod yn fam effeithio ar ei hiechyd meddwl? Pam nad oedd hi'n gwybod bod salwch meddwl yn gallu taro mamau?

Mae'n loes calon cofio'r fam newydd, yn eistedd yn yr ysbyty efo'i babi newydd newydd, mewn poen lethol, yn trio cadw gafael ar ei phwyll gan feddwl pam nad oedd hi'n teimlo mor hapus a bodlon ag yr oedd hi wedi'i ddychmygu y byddai hi wrth ddod yn fam. Yn aros o awr i awr i rywbeth ddisgyn i'w le, i olwynion yr emosiynau ddechrau troi er mwyn cael gwared ar y teimladau o wacter, trueni, unigrwydd ac unigedd. I beidio â theimlo mor ddiffrwyth, a dechrau teimlo rhywbeth. Unrhyw beth.

Mae'r meddwl yn gallu bod yn fwli tawel a hynod, hynod greulon. Os nad ydyn ni'n cael ein harfogi efo'r wybodaeth gywir, fydd gennym ni mo'r arfau cywir i'w wrthsefyll. Felly, pan dwi'n edrych yn ôl ar y fam yna a'i gwên ofalus, dwi'n gweld rhywun caeth mewn trap, gyda darnau ohoni'n cael eu rhwygo i ffwrdd yn ddiseremoni. Does neb yn gallu gweld beth sy'n digwydd. Does neb yn gwybod ei bod hi'n dioddef – hyd yn oed ei theulu agosaf, er eu bod nhw yno wrth ei hymyl hi wrth i'r ymosodiadau ddigwydd. Dydy hi ddim yn gallu sgrechian i ofyn am help; mae hi wedi ei chlymu a'i thawelu gan syniadau – ei rhai hi a rhai cymdeithas – o sut ddylai hi fod yn ymdopi. Mae hi'n eistedd yno, yn gwenu wrth wylio darnau ohoni ei hun, darnau mae hi'n eu trysori, y darnau sy'n ei gwneud hi'n pwy ydy hi, yn cael eu darnio a'u llosgi. A does ganddi hi ddim syniad a fydd hi'n eu gweld nhw, neu unrhyw beth tebyg iddyn nhw, byth eto.

Hyn oll. Hyn oll yn ystod adeg hapusaf ei bywyd. Pa mor blydi creulon ac anghyfiawn ydy'r salwch yma?

OS MAI TI YDY HON

Os mai ti ydy'r fam yma ar hyn o bryd, gwna'n siŵr dy fod yn gwybod nad wyt ti ar dy ben dy hun ac nad wyt ti wedi gwneud unrhyw beth o'i le. Dwyt ti ddim yn haeddu mynd drwy'r hyn rwyt ti'n mynd drwyddo. Mi wyt ti'n haeddu bod yn well eto. Mi wyt ti'n haeddu'r profiad wnest ti freuddwydio amdano o fod yn fam. Mi wyt ti'n haeddu'r hawl i fwynhau bod yn fam, ac mae 'na gymorth ar gael i dy helpu di i adennill yr hawl honno. Mae rhagor o fanylion ar dudalennau 226–228.

MYND ADRE EFO BABI AC ISELDER ÔL-ENEDIGOL (PND)

Mae'r pythefnos cyntaf adre ar ôl cael fy rhyddhau o'r ysbyty bellach ychydig yn aneglur (fel maen nhw i unrhyw fam newydd, bron) – cymysgedd o nosweithiau di-gwsg, amserlenni bwydo, trio bwydo ar y fron a phoen lethol wrth i fi drio gwella o'r geni.

Mae'n deg dweud na wnaeth y cyfnod cynnar hwnnw ar fy aelwyd fy hun fodloni fy nisgwyliadau. Cyn cael Éva, roeddwn i'n meddwl y byddai bod gartref yn golygu cael ffrindiau di-ri yn ymweld, a minnau'n ei dangos hi i'r byd ac yn mynd am dro efo hi yn y bygi crand, newydd sbon. Fodd bynnag, oherwydd y pwythau, y cyfan allwn i ei wneud oedd cerdded i'r tŷ bach ac yn ôl cyn gwingo mewn poen. Felly mi wnes i dreulio'r rhan fwyaf o'r amser yn swatio efo Éva. Yn y tŷ roeddwn i'n teimlo'n fwyaf diogel, dim ond ni'n dwy, yn sefydlu trefn a dod i ddallt ein gilydd. Bod yn ni ein hunain a dim mwy. Dyma pryd ddechreuodd y salwch gymryd gafael go iawn, ac arwyddion o'r salwch yn datblygu i fod yn rhan o drefn gyffredin pethau. Yn hytrach na sefyll allan fel baw ar gynfas wen fy mywyd fel mam newydd, roedden nhw'n rhan o fywyd bob dydd.

• *Teimlo'n oramddiffynnol*

Ar ôl pythefnos, mi ddaeth fy rhieni draw – a sylwi ar un neu ddau o bethau yn null dihafal rhieni. Pe baen nhw wedi craffu rhyw fymryn ymhellach neu wedi'u hastudio am gyfnod mwy estynedig, mi fydden nhw wedi tynnu sylw at y ffaith nad oedd pethau'n union fel roedden nhw i fod. Dwn 'im ydy fy rhieni hyd yn oed yn cofio'r naill achlysur neu'r llall; i'r byd y tu allan, roedden nhw mor fach a dibwys, ond roedd yn teimlo i fi fel pe bai rhywun yn crafu bys dros glwyf agored, cignoeth.

Roedd yr achlysur cyntaf yn ymwneud â fy mam. Dyma'r tro cyntaf iddi gyfarfod ag Éva ac, fel unrhyw nain gydag wyres newydd, roedd hi eisiau gafael ynddi hi a'i hanwesu. Dyma'r tro cyntaf i fi sylweddoli pa mor anodd oedd hi i fi ei rhoi hi i rywun arall (hyd yn oed fy mam fy hun). Roedd gwylio rhywun arall yn ei dal hi, yn gyfrifol amdani, yn gyrru fy lefelau pryder drwy'r to ac yn gwneud i fi deimlo'n swp sâl. Dwi'n cofio popeth yn glir: fi'n eistedd ar y soffa, Éva (yn ddiogel) yn fy mreichiau a Mam (y wraig dwi'n ymddiried fwyaf ynddi yn y byd) yn eistedd gyferbyn â fi, yn edrych arna i'n ddisgwylgar, efo'r cwestiwn mud, 'Plis, ga' i afael ynddi hi?' yn hofran yn yr awyr. Roeddwn i wedi fferru, yn teimlo pwysau cynnes a thawel Éva yn fy mreichiau ac yn methu symud. Roedd ochr resymegol fy ymennydd yn dal i weithredu (er ar sail ran-amser) ac yn trio trosglwyddo'r neges i fy mreichiau i'w phasio hi i Mam. Ond doeddwn i ddim yn gallu gwneud iddyn nhw symud. Mae'n debyg na wnaeth y cyfan bara am fwy na munud o'r dechrau i'r diwedd, ond roedd yn teimlo fel oes wrth i fi fynd i'r afael â'r frwydr fewnol.

Mi fu'n rhaid i Mam ddweud y geiriau 'Ti'm eisiau i fi afael ynddi hi?' i fy neffro (a'r breichiau anufudd) i weithredu a'i rhoi hi iddi. Ond roedd y person truenus y tu mewn i fi'n sgrechian: 'NAC YDW! Nac ydw, dydw i ddim eisiau i ti na neb arall afael ynddi hi, ond dydw i ddim yn gwybod pam. Ond rho hi 'nôl i fi rŵan hyn cyn i rywbeth ofnadwy ddigwydd iddi hi.'

Roeddwn i'n mynd drwy hyn, uffern o raddau amrywiol, yn ystod pob ymweliad a phob cyfarfod cymdeithasol fyddwn i'n ei fynychu. Roedd pawb (yn naturiol) eisiau gafael ynddi hi a finnau'n colli fy mhen yn araf bach. Ond roedd pob cais yn llenwi fy nghalon ag ofn, i'r pwynt fel na allwn i ddioddef mwy ac y byddwn i'n gwneud unrhyw beth allwn i er mwyn osgoi sefyllfaoedd o'r fath. Yn aml, roeddwn i'n teimlo mor dorcalonnus am orfod ei rhoi hi i rywun arall fel fy mod yn gorfod gadael yr ystafell er mwyn gallu dioddef gwneud hynny.

• *Ofn gadael y byd i mewn*

Fy nhad oedd yr un aeth i'r afael ag eliffant arall yn yr ystafell pan alwodd heibio i'r tŷ un diwrnod a gofyn pam oedd llenni'r lolfa yn dal ar gau? Roedd hi bron yn amser cinio ac yn ddiwrnod gaeafol clir ac oer. Mi wnaeth y cwestiwn syml hwn fy ngyrru i banig llwyr. Roeddwn i'n teimlo fel 'mod i ar fin cael fy nal – ond allwn i ddim rhoi fy mys ar pam yn union chwaith. Dwi'n cofio teimlo bod fy nhad, efo'r cwestiwn syml hwn, yn datgloi'r drws i ran hyll ohona i ac yn ei datgelu i bawb gael ei weld.

Ar y pryd, roedd y teimladau hyn yn fy nrysu i, ond roedden nhw yn fy anesmwytho cymaint nes i fi deimlo bod yn rhaid i fi amddiffyn fy hun ac ailosod y mwgwd oedd wedi llithro. Dwi'n cofio ateb mor ddidaro â phosib nad oeddwn i'n sylweddoli eu bod nhw'n dal ar gau hyd yn oed – y fam wirion a blinedig fel ag yr oeddwn i – a mynd i'w hagor gan rowlio fy llygaid.

Ychydig a wyddai fy rhieni fod y ddau gwestiwn syml a didaro hynny yn mynd i wraidd y salwch oedd yn tyfu'n gryfach bob dydd, ac yn mynnu fy rheoli i.

Roedd gen i ofn i unrhyw un arall afael ynddi hi, ac mi oeddwn i'n mynd yn gynyddol ofnus o adael y tŷ a gadael y byd y tu allan i mewn.

Roedd cadw'r llenni ar gau yn cadw'r byd allan, yn cadw peryglon draw ac yn cadw fy nheulu newydd yn ddiogel. Roedd trio agor y llenni'r diwrnod hwnnw a rhoi Éva i bobol eraill afael ynddi hi yn mynd yn groes i bopeth roedd fy nghorff yn ei ddweud wrtha i am ei wneud.

Dwi'n gwybod na fydden nhw byth eisiau i fi deimlo bod yn rhaid i fi ymddiheuro iddyn nhw am hyn. Ond mae'n ddrwg gen i, Mam a Dad, am fethu bod â'r geiriau i roi gwybod i chi beth oeddwn i'n ei ddioddef. Mae'n ddrwg gen i na wnes i rannu fy salwch a dyfnder fy anobaith efo chi. Mae'n ddrwg gen i am eich cau chi allan ac am esgus fod popeth yn iawn, a bod hynny ddim yn wir. Ond dwi angen i chi gael rhyw gysur o'r ffaith mai chi'ch dau wnaeth sylwi'n reddfol ar ddau o fy ofnau mwyaf yn ystod yr wythnosau cyntaf hynny. Dwi'n gwybod ym mêr fy esgyrn, os na fyddwn i'n byw mewn gwlad wahanol i chi a phe baech chi wedi fy ngweld i'n fwy rheolaidd, y byddech chi wedi sylwi nad oedd popeth yn iawn ac wedi dweud rhywbeth i'r perwyl hwnnw.

• *Delio efo ymwelwyr*

Gan ein bod ni'n byw dramor, roedd unrhyw gyfnod pan oedd perthnasau a ffrindiau o'r Deyrnas Unedig yn ymweld yn ddwys ac yn anodd. Roedd disgwyl i fi fod yn gymdeithasol a chroesawgar, a phawb yn trio treulio cymaint o amser efo fy mabi bach newydd â phosib. Mi fydden nhw'n galw'n ddirybudd, yn gofyn am gael ei gwarchod dros nos ac yn cwyno cyn lleied roedden nhw wedi cael gafael ynddi hi, neu'n fy meirniadu i am fod yn 'anghymdeithasol' am fod eisiau rhywfaint o amser i ymlacio efo fy mhlentyn newydd.

Wrth edrych yn ôl, roedd yn adeg erchyll. Doeddwn i'n dal ddim wedi cael diagnosis ar y pryd, ac roedd y salwch yn graddol erydu fy hyder, felly allwn i ddim eiriol drosof fy hun, na rhoi fy anghenion i'n gyntaf na dweud digon yw digon. Bod y cyfan yn ormod.

Does dim raid imi ddweud fy mod wedi anadlu ochenaid o ryddhad pan oedd pawb wedi mynd adre. Er mor anodd oedd yr wythnosau hyn, mi wnes i ddysgu rhai gwersi amhrisiadwy – gan fy ngwneud i'n benderfynol o wneud pethau'n wahanol pe baen ni'n ddigon ffodus i gael ail fabi, a thanio fy angerdd am y ffordd y dylid trin mamau newydd.

Fel mam newydd sy'n dechrau ymdopi â'r statws newydd, ddylen ni ddim cael ein rhoi o dan unrhyw bwysau ychwanegol i ymddwyn mewn ffordd benodol, i fynychu cyfarfod cymdeithasol neu i basio ein babi newydd o gwmpas cymaint â phosib, os nad ydyn ni eisiau gwneud hynny. Mae'r wythnosau cynnar hynny ymhlith y rhai mwyaf gwerthfawr a mwyaf bregus i bob mam newydd, ac mae angen cefnogaeth ddiamod, gofal a lle ar bob mam (sâl ai peidio) i ddarganfod eu rôl a'u bywyd newydd – heb feirniadaeth.

Does gan rai mamau mo'r egni na'r hyder i ddweud digon yw digon. Felly, mae'r pwysau ar y gweddill ohonom i ddangos cydymdeimlad tuag atyn nhw, i'w cefnogi a'u trin efo'r parch maen nhw'n ei haeddu am y weithred anhygoel o dyfu a geni bywyd bach newydd. Does neb yn dallt yr emosiynau cymhleth sy'n mynd drwy feddwl mam newydd. Does neb yn gwybod beth sy'n achosi brwydr fewnol iddi, neu'n gwneud iddi deimlo wedi'i llethu. Mae angen i bawb gofio bod pob mam newydd yn dduwies o'r iawn ryw, ei bod hi'n frenhines ar ei bydysawd bach ac yn haeddu ein cariad, ein hedmygedd a'n cefnogaeth lwyr.

• *Gadael y tŷ*

Yn ystod yr wythnosau cyntaf hynny ar ôl mynd adre roedd gadael y tŷ yn gorfforol amhosib. Dwi'n cofio meddwl bod angen i fi gallio a pheidio â bod yn gymaint o lipryn, a mynd â 'nheulu newydd allan o'r tŷ am dro cyntaf fy hogan fach. Felly, un bore heulog, dyma benderfynu y bydden ni'n mynd â hi am dro – ac y byddai'n anhygoel. Mi wnes i gyrraedd ugain metr i lawr y ffordd, yn gwingo mewn poen efo pob cam, ac yn gafael yn y bygi rhag ofn i fi ddisgyn. Mi edrychodd fy ngŵr arna i a gofyn oeddwn i'n iawn; roeddwn i wedi dechrau troi'n wyrdd. Dyma fi'n cyfaddef drwy ddagrau chwerw fy mod i ar fin llewygu. Er cymaint roeddwn i eisiau rhoi un cam o flaen y llall, roedd yn amhosib i fi wneud hynny. Mi wnaethon ni droi ar ein sawdl a mynd am adre, a finnau'n teimlo fel mam wael oherwydd fy mod i wedi methu gwneud un o'r pethau hawsaf a mwyaf hwyliog i'w wneud fel mam newydd – mynd â fy merch fach am dro am y tro cyntaf erioed.

Mi wnes i drio cysuro fy hun y byddai popeth yn iawn unwaith y byddwn i wedi gwella'n gorfforol, ac y byddwn i'n mynd â hi am dro bob dydd. Ond ar ôl i'r rhwystr corfforol ddiflannu a finnau'n gallu cerdded heb wingo mewn poen, wnes i ddim rhag-weld y byddai'r rhwystr meddyliol yn rhy lethol i fi adael y tŷ yn aml oherwydd yr ofn y byddai rhywbeth ofnadwy yn digwydd iddi hi. Roedd yna ddyddiau pan na allwn i oresgyn y rhwystr meddyliol hwnnw. Ond ar y dyddiau pan fyddwn i'n llwyddo i fynd allan o'r tŷ, mi fyddai'r gorbryder yn gwneud i bob nerf yn fy nghorff wingo, a finnau'n ymateb i'r sŵn neu'r symudiad lleiaf a allai achosi perygl posib a marwolaeth fy merch fach werthfawr.

Roedden ni'n byw mewn pentref gwyliau yn Alpau Ffrainc ar anterth y gaeaf, felly fel y galli di ddychmygu, roedd cerdded ar hyd llwybrau rhewllyd a serth yn sbarduno ofn a phryder go iawn. Roedd fy nyrnau'n wyn fel y galchen wrth imi afael yn dynn yn y bygi, a minnau'n poeni beth fyddai'n digwydd pe bawn i'n syrthio ac yn gollwng fy ngafael. Bob tro roedden ni'n mynd am dro, mi fyddwn i'n teimlo'n sâl ac mi fyddai fy nwylo'n brifo'n gyson oherwydd fy mod i'n gafael mor dynn yn handlen y bygi. Roedd y reidiau ffair mwyaf gwyllt yn pylu'n ddim o'u cymharu â mynd am dro'n gwthio bygi yn y gaeaf.

Ond mi fyddai fy hogan fach yn cysgu'n dawel drwy'r cyfan, heb ddallt bod ei mam, yn ogystal â thrio ymdopi efo diffyg cwsg, yn brwydro ofn a fyddai'n codi fel bustl yng nghefn ei gwddf. Roeddwn i'n dychmygu'r bygi a'r babi yn llithro o 'ngafael i ac yn plymio i lawr llethr, neu yrrwr yn colli rheolaeth ar ei gar a hwnnw'n neidio i ben y palmant ac yn ein gwasgu ni. Roedd yr ofn yma mor fyw nes i fi ddechrau osgoi cerdded ar hyd palmentydd ar ffyrdd prysur. Yn hytrach, mi fyddwn i'n dewis ffyrdd tawelach i fynd i lawr at yr afon oedd yn llifo drwy'r pentref. Yno, yng nghanol y tawelwch, mi fyddwn i'n gwthio fy hun a'r bygi ar hyd llwybrau llawn eira. Roedd fy mabi bach wedi'i lapio'n gynnes ac yn glyd rhag yr elfennau, a finnau'n cerdded mor egnïol nes 'mod i'n fôr o chwys ac yn brwydro i gael fy ngwynt yn aer rhewllyd y mynydd. Chwyslyd, ond diogel: y dasg wedi'i chyflawni. Mi oeddwn i wedi llwyddo i fynd am dro arall heb achosi marwolaeth fy mabi. Mi allwn i ymlacio.

• *Eisiau dianc a rhedeg o afael fy meddwl*

Dwi'n sylweddoli rŵan mai cerdded drwy'r diffeithwch gwyn, efo fy mabi bach yn cysgu wrth i fi fustachu dros neu drwy luwchfeydd mor gyflym ag y gallwn i, oedd fy nihangfa. A phan dwi'n dweud dianc, dwi'n golygu hynny'n llythrennol. Ffordd o ddianc oddi wrth fy meddwl – neu ymgais benderfynol i redeg o'i afael, o leiaf. Roeddwn i'n teimlo dan artaith. Byth yn gallu ymlacio. Roedd fy meddwl bob amser ar ras. Yn llawn syniadau ac ofnau mympwyol, yn amrywio o amserlenni bwydo i sterileiddio poteli, o'r ffordd orau i drefnu droriau ystafell Éva (am y degfed tro yr wythnos honno) i sut allwn i atal marwolaeth fy mabi. Ond tra oeddwn i'n cerdded ar hyd yr afon, efo dim byd o 'nghwmpas ond gwyn – coed dan eira a heddwch disglair, rhewllyd – dim ond fi a fy mabi bach oedd y byd. Mi fyddwn i'n mynd ar hyd y llwybr gwyn, fy nhrwyn yn dalpyn o rew, fy nghalon yn curo fel gordd, ac yn gwthio fy nghoesau a'm corff i symud mor gyflym ag y gallen nhw, wrth i fi drio dianc rhag y sŵn yn fy mhen – hyd yn oed am ychydig eiliadau. I redeg ac agor bwlch, i fod yn rhydd, i ddianc a mwynhau'r tawelwch.

Dwi'n aml yn meddwl rŵan am ymateb unrhyw un fyddai'n fy ngweld i (er mai'n anaml y byddwn i'n gweld neb yr adeg honno o'r flwyddyn; fel arfer, fi oedd yr unig un oedd yn ddigon gwallgof i fod allan yn cerdded, heb sôn am wthio bygi). Dyna lle'r oedden ni, fi efo golwg boenus ar fy wyneb penderfynol, mewn dillad gaeaf pwrpasol, yn gwthio'r bygi fel y diawl, ar goll ar drywydd tawelwch personol wrth ymdopi efo pa eira bynnag oedd yn y ffordd. Mae'n rhaid ei bod hi'n olygfa ddigon rhyfedd!

Mae'n siŵr 'mod i'n edrych yn reit wyllt. A dweud y gwir, dyna i ti air sy'n crynhoi fy nghyflwr meddyliol ar y pryd. Roeddwn i'n teimlo fel rhywogaeth wyllt, ddieithr ac anystywallt. Rhywbeth nad oeddwn i'n ei adnabod ond yn ei ddallt i'r dim.

Yn ystod y misoedd cynnar hyn o fod yn fam, mi fyddwn i'n treulio fy nyddiau'n trio caethiwo'r gwylltineb hwnnw. Yn trio'i ddofi drwy drefn a gweithredoedd arferol bywyd beunyddiol mam. Ond pan nad oedd neb o gwmpas, mi fyddai'r gwylltineb yn rhedeg yn rhydd, heb ei ddofi, gan reoli fy nyddiau'n afreolus wrth i fy mywyd ddigwydd o flaen fy llygaid.

• *Defodau anarferol*

Pan oeddwn i ar fy mhen fy hun ac felly'n gallu gadael i'r gwylltineb gael rhwydd hynt, mi fyddwn i'n treulio fy nyddiau'n cael fy ngyrru gan ddiffyg adrenalin a gorbryder dwys. Er mor wallgof y mae'n swnio, roedd yn gwneud i fi deimlo fel pe bai fy synhwyrau mewn harmoni efo'r bydysawd a 'mod i'n gallu teimlo a chlywed popeth o 'nghwmpas i fel pe baen ni'n rhan o un organeb fyw fawr. Roedd pob terfyn nerf yn barod ac yn effro, ac mi fyddwn i'n treulio fy nyddiau'n rhuthro o gwmpas y tŷ, yn bwydo, newid, cofleidio a diddanu Éva.

Roedd y lolfa wedi'i threfnu'n barthau ar gyfer y gwahanol synhwyrau – darllen, amser bol, chwarae meddal – a ninnau'n mentro o gwmpas pob un ohonyn nhw. Yna mi fyddai'n cael ei bwydo a'i newid a'i rhoi i lawr i gysgu. Dyna pryd fyddwn i'n dechrau'r ddefod o ad-drefnu'r lolfa fel bod popeth yn barod ar ei chyfer pan fyddai'n deffro. Mi fyddwn i'n sterileiddio'r holl boteli, yn llenwi dwy jwg efo dŵr wedi'i buro, yn rhoi'r maint cywir o ddŵr ym mhob potel ac yn mesur y fformiwla yn fanwl gywir yn y cynhwysydd. Mi fyddwn i'n troi'r peiriant golchi ymlaen, yna'n sychu ac yn plygu'r dillad glân. Y cam nesaf fyddai glanhau'r tŷ a chynnal cyfri dyddiol y clytiau, aildrefnu ei dillad yn ôl maint, a rhoi unrhyw ddillad oedd yn rhy fach iddi hi o'r neilltu. Ar ôl cwblhau'r rhan honno o'r rhestr wirio ddyddiol, mi fyddwn i'n trio cael cawod gyflym, cyn iddi ddeffro o'i chwsg bore a dechrau'r ddefod chwarae–bwydo–newid unwaith eto. Mi oedd yn fy mlino ac yn fy nghyffroi i'r un graddau. Roeddwn i'n gweithredu ar awr neu ddwy o gwsg y noson ac yn treulio fy nyddiau yn gwyro o fod yn fyrlymus a goreffeithlon i fod yn lluddedig a thruenus, heb ddigon o egni i wenu, heb sôn am wisgo a gadael y tŷ.

Doedd dim tir canol i fi, dim cyflwr cymedrol, dim tawelwch, ac roedd y patrwm cyson yn ddi-ildio. Roeddwn i naill ai'n fam orwych, gorwych o effeithlon, gorwych o gymdeithasol oedd yn ymdopi'n well na neb arall, neu mor ddwfn mewn pwll o anobaith a hunan-gasineb nes rhoi'r gorau i ateb galwadau ffôn a thecsts, a pheidio â gadael y tŷ. Dim ond y fi wefreiddiol yr oedd perthnasau a ffrindiau yn cael ei gweld, y fi – er mor flinedig â'r disgwyl – oedd yn ymdopi'n llwyr efo'r busnes o fod yn fam.

• *Colli archwaeth*

Wna i fyth anghofio ffrind da i fi yn gofyn i fi, ychydig fisoedd ar ôl i Éva gael ei geni, pryd oeddwn i'n cael fy nghinio? Pan oedd Éva yn effro neu oeddwn i'n aros nes 'mod i wedi llwyddo i'w chael hi i gysgu? Mi wnes i chwerthin arni, gan feddwl mai tynnu coes oedd hi, a dweud, 'Does gen i ddim amser i fwyta.' Roedd fy ffrind yn amlwg mewn sioc, wrth sylweddoli 'mod i o ddifri ac nad oeddwn i'n bwyta go iawn. Wedyn dyma fi'n gofyn cwestiwn iddi hi sy'n swnio'n hollol hurt erbyn hyn: 'Wyt *ti'n* bwyta?' Nid tynnu coes oeddwn i – roedd o'n gwestiwn o ddifri ar y pryd. Doeddwn i ddim yn gallu deall sut oedd hi'n llwyddo i fwyta, sut oedd hi'n dod o hyd i'r amser i ofalu amdani ei hun yn ogystal â'i babi, ac roeddwn i eisiau dysgu sut i wneud hynny. Dyna pryd wnaeth y gwir wawrio arna i – allwn i ddim cofio'r tro diwethaf i fi deimlo'n llwglyd na'r pryd olaf wnes i baratoi i fi fy hun pan oedd fy ngŵr ddim yna.

Wrth i fi wylio'r pryder yn ymledu ar draws wyneb fy ffrind, mi wnaeth 'na lais bach y tu mewn i fi sgrechian: 'Stopia barablu, neu mi fyddi di mewn twll go iawn.' Roeddwn i wedi rhannu gormod. Yn amlwg wedi datgelu rhywbeth na ddylwn i. Felly, mi wnes i droi'r sgwrs i gyfeiriad ysgafnach, gan ychwanegu fy mod i'n 'rhy flinedig i gofio fy enw heb sôn am fwyta' ac addo y byddwn i'n dechrau gwneud mwy o ymdrech. Wnes i ddim. Mi gariodd pethau mlaen yr un fath yn union.

• *Y twyll 'Dwi'n ymdopi'*

Un o elfennau mwyaf dinistriol salwch meddwl ydy ei natur gyfrinachol. Mi wnes i ddod yn arbenigwr ar y twyll 'Dwi'n ymdopi' yn sydyn iawn. Yn gwneud sioe ohoni, yn rhoi'r argraff 'mod i'n ymdopi. Oeddwn, roeddwn i wedi blino, ond roeddwn i'n bendant yn ymdopi efo bod yn fam yn gwbl ddidrafferth. Blinedig, oeddwn, ond yn bendant yn hapus. Yn teimlo wedi fy llethu ar adegau, yn naturiol, ond yn bendant yn ymdopi.

Roedd y byd y tu allan (a fy ngŵr i ryw raddau yn y dyddiau cynnar) yn edrych arna i fel Liv, oedd yn mwynhau bod yn fam ac yn gwneud diawl o job dda ohoni. Roeddwn i'n dweud y pethau iawn, diolch i'r holl gylchgronau a blogiau magu plant neis-neis roeddwn i wedi'u darllen ymlaen llaw ar sut mae 'mamau go iawn' yn siarad ac yn ymddwyn ar ôl cael babi. Mi wnes i'r pethau iawn, byw i fyny i holl ystrydebau'r fam newydd. I'r byd mawr y tu allan, roeddwn i'n rhoi'r argraff 'mod i'n 'ymdopi' yn ôl y disgwyl ym mhob ffordd.

Yn anffodus, yr unig beth oeddwn i'n ymdopi ag o oedd argyhoeddi pawb arall (gan gynnwys fi fy hun ar adegau) fy mod i'n iawn.

Wna i fyth anghofio ffrind da yn cael sioc o glywed 'mod i wedi cael diagnosis o iselder ôl-enedigol (PND). O'i holl ffrindiau efo babanod, roedd hi'n meddwl mai fi oedd yr un oedd yn 'ymdopi orau' efo bod yn fam newydd.

Ond doeddwn i ddim.

• *Cymdeithasu*

Yn ystod y misoedd ar ôl geni Éva, roeddwn i'n dal i allu delio efo sefyllfaoedd cymdeithasol. Fodd bynnag, roedd angen egni enfawr arna i er mwyn gallu adeiladu fy hunanhyder a'r penderfyniad i wneud hynny. O fod yn löyn byw cymdeithasol oedd wrth ei bodd yn cael ffrindiau draw, mi wnes i ddechrau arswydo pan glywn i'r geiriau, 'Dwi wedi gwahodd ffrindiau draw am swper.' Roedd yn mynd â fy egni i gyd, yn gyrru fy meddwl ar chwâl, a byddai'r lefelau gorbryder yn mynd drwy'r to. Cyn unrhyw achlysur o'r fath, mi fyddwn i'n cuddio yn ein hystafell ymolchi ac yn ceisio magu plwc i allu wynebu pawb, i fynd drwy'r oriau nesaf fel y Liv gymdeithasol a byrlymus oedd mor gyfarwydd i bawb.

Yr unig berson gafodd gip y tu ôl i'r llenni a chyfarfod dwy ochr fy mhersonoliaeth oedd fy ngŵr. Mae'n rhaid bod hynny wedi peri dryswch iddo ar y dechrau: gweld y wraig roedd o'n ei charu un diwrnod a dieithryn llwyr y diwrnod wedyn. Ond yn ystod y misoedd cyntaf, roedd natur afreolus fy ymddygiad yn golygu ei bod yn hawdd ystyried y dyddiau gwael fel eithriadau; drannoeth, mi fyddwn i'n rhoi'r argraff o fod yn ôl yn fi fy hun. A dyna sut y daliodd y cylch dieflig ati – fi yn druenus o wael ac angen help ond hefyd yn ofnadwy o dda am ei argyhoeddi fel arall.

EFFEITHIAU ISELDER ÔL-ENEDIGOL (PND)

Roeddwn i wedi clywed am PND yn y wasg (ac wedi cysylltu'r salwch â mamau nad oedden nhw'n gallu teimlo'n famol), ond wnes i erioed amau fy ngallu i ofalu am Éva. Dydw i erioed wedi amau fy nheimladau mamol tuag ati. Waeth faint ar goll y byddwn i'n teimlo ac er gwaetha'r dyddiau tywyllaf, dydw i erioed wedi cwestiynu ai fi oedd y person gorau i fod yn gofalu amdani. Roeddwn i'n gwybod i sicrwydd mai fi oedd y person gorau i ofalu amdani a beth bynnag fyddai'n digwydd i fi neu pa mor anobeithiol y byddwn i'n teimlo, hi fyddai fy mhrif flaenoriaeth bob amser. Hi fyddai'n dod gyntaf bob amser, hyd yn oed ar draul fy lles fy hun. Roeddwn i'n ei charu yn fwy na bywyd ei hun.

Ar y llaw arall, mi wnaeth fy mherthynas efo Jamie, fy ngŵr, ddirywio.

• *Fy mherthynas â fy ngŵr*

Alla i ddim disgrifio pa mor anodd oedd ysgrifennu'r darn nesaf, ond dyma roi cynnig arni ...

Mae'n un o'r pethau anoddaf i'w gyfaddef, ond ar y pryd roeddwn i'n ddig gyda fy ngŵr am fethu fy amddiffyn rhag beth oedd yn digwydd. Am gario mlaen fel arfer, gwahodd ffrindiau draw, cynllunio gweithgareddau cymdeithasol arferol, tra oeddwn i'n cael fy mhoenydio'n feddyliol. Am fethu sylweddoli pa mor wael oedd pethau, am fethu fy achub rhag yr arswyd roeddwn i'n ei brofi ac yn ei ddioddef yn dawel. Am fethu sylweddoli faint o berygl roeddwn i ynddo fo. Am fethu sylweddoli 'mod i wedi aberthu pob dim er mwyn cael ei blentyn.

Roedden ni fel cwpl yn cael ein tywys ar hyd llwybr hynod o beryglus a hyll, a'r chwerwder roeddwn i'n ei deimlo, a'r pellter rhyngom ni, yn cynyddu efo pob cam.

Ychydig cyn i fi gael diagnosis o PND, mi aeth Jamie i ffwrdd am wythnos i feicio efo un o'i ffrindiau gorau. Roedd o wedi bod yn cynllunio'r daith ers cyn geni Éva. Pan wnaeth o drefnu a thalu amdani, roeddwn i'n fwy na bodlon iddo fo fynd. Roeddwn i'n mynd i'w defnyddio fel esgus da i fynd adre i Loegr am wythnos efo Éva, i weld teulu a ffrindiau ac yna i'w gyfarfod ar ddiwedd ei daith yn y Deyrnas Unedig.

Pe baen ni'n dau'n ymwybodol pa mor sâl oeddwn i, fyddai o ddim wedi mynd. Ond doedd o ddim yn ymwybodol. Y cyfan roedd o'n ei weld oedd gwraig flinedig oedd yn dipyn o boen yn y tin ar brydiau, rhywun nad oedd o'n ei hadnabod mwyach, ac mae'n debyg ei fod yn gweld y daith fel seibiant yr oedd mawr ei angen arno. Ar y llaw arall, roeddwn i'n ei wylio'n mynd ac yn teimlo'n ddig iawn tuag ato fo am ein gadael ni ar adeg pan oeddwn i ar fy mwyaf bregus ac ynysig. Dwi'n cofio Éva a finnau'n codi llaw arno wrth iddo fynd a rhyw deimlad rhyfedd yn gafael yn fy nghalon, fel petawn i wedi fferru a 'mod i wedi fy natgysylltu oddi wrtho fo. 'Wel, dyna fo'n mynd i ffwrdd am wythnos o ryddid,' meddyliais, 'yn gwneud rhywbeth sydd wrth ei fodd. A dyma lle'r ydw i, ar fy mhen fy hun, yn magu'r babi ac yn trio dal fy ngafael ar realiti.'

Roeddwn i'n teimlo'n ddiymgeledd, ei fod o wedi troi ei gefn arna i, ac roeddwn i'n ei gasáu o am wneud hynny. Yn ddiweddarach yn ystod yr wythnos, mi wnes i ac Éva hedfan yn ôl i'r Deyrnas Unedig (rhywbeth nad ydw i hyd yn oed yn cofio'i wneud rŵan) a mynd i weld perthnasau. Mi ddaeth y teimlad o ddatgysylltiad efo fi o Ffrainc. Allwn i ddim ei ysgwyd o i ffwrdd; roedd o wedi bwrw gwreiddiau go iawn.

Yn wahanol i'r adegau eraill pan oedden ni wedi bod ar wahân, doeddwn i ddim yn edrych ymlaen at ei alwadau ffôn. Wnes i ddim ymdrech i gadw mewn cysylltiad efo fo, a phan oedd o'n fy ffonio efo'r newyddion diweddaraf am ei daith roeddwn i'n llugoer ac yn ymylu ar fod yn ddi-hid. Roeddwn i'n ofidus, yn ddryslyd ac yn ddig – ac yn anffodus iddo fo, mi gafodd ei chlywed hi go iawn.

Dyma'r dyn roeddwn i wedi ei garu efo pob asgwrn yn fy nghorff, ond rŵan roeddwn i'n edrych arno fel tase gen i ddim syniad pwy oedd o. Doeddwn i ddim yn rhan o 'ni' mwyach, ac allwn i ddim uniaethu ag unrhyw deimladau oedd gen i tuag ato cynt.

Yn hytrach na bod yn wraig groesawgar, yn chwifio baneri wrth iddo ddychwelyd, mi wnes i golli ei foment fawr yn croesi'r llinell derfyn. Doeddwn i ddim yn gallu dallt cyn lleied roeddwn i'n malio amdanom ni a'n perthynas ac, os ydw i'n hollol onest, cyn lleied roeddwn i'n poeni am unrhyw beth – ar wahân i Éva.

Alla i ddim dechrau dychmygu faint o storm feddyliol oedd hi iddo fo. Doedd o bellach ddim yn byw efo'i wraig frwdfrydig, hapus braf, oedd dros ei phen a'i chlustiau mewn cariad efo fo. Yn hytrach, roedd yn byw efo dieithryn anhygoel o chwit-chwat a blin oedd wedi cau ei hun i ffwrdd oddi wrtho – a doedd ganddo fo ddim syniad pam.

Canlyniad fy niffyg diddordeb yn ein perthynas, a'r ymddygiad ynysig, oedd iddo ofyn y cwestiwn torcalonnus: 'Liv, wyt ti eisiau ysgariad?'

Aeth ymlaen i holi a oeddwn i'n drist a phell am nad oeddwn i eisiau bod efo fo mwyach. A finnau'n ymateb, wrth gwrs nad oeddwn i eisiau ysgariad, wrth gwrs 'mod i'n dal eisiau bod efo fo. Ond, efo fy llaw ar fy nghalon, ar y pryd roedd y salwch wedi cymryd drosodd i'r fath raddau a'i ddyfroedd hyll wedi treiddio i bob rhan o 'mywyd fel nad oeddwn i'n teimlo unrhyw emosiwn o gwbl pan ofynnodd y cwestiwn a ddylai fod wedi fy mrifo i'r byw. Pe bai wedi cerdded allan yn y fan a'r lle, mi oeddwn i wedi fy fferru i'r fath raddau fel na fyddwn i wedi teimlo unrhyw beth o gwbl.

Mae'r rhain yn deimladau eithaf cryf a hyll, yn enwedig pan dwi'n sôn am fy ngharìad – a'r dyn wnaeth helpu i 'nhynnu i o'r tywyllwch efo'i addewidion cadarn y bydden ni'n dod allan o'r uffern roedden ni ynddi hi.

Fis yn ddiweddarach, mi ges i ddiagnosis o PND. Heb y diagnosis hwnnw, fyddai ein priodas ni ddim wedi goroesi. Mi fyddwn i wedi troelli a suddo ymhellach i'r salwch, ac mi fyddai fy ymddygiad wedi cadarnhau ei ofn mwyaf, nad oeddwn i eisiau bod efo fo mwyach. Mae'n wyrth bod unrhyw berthynas yn goroesi brwydr efo salwch meddwl, ac ar ôl mynd drwy hynny fel cwpl, rydyn ni'n dallt sut mae'n dinistrio yn hytrach na chryfhau perthynas pobl â'i gilydd.

Weithiau dydy cariad, teulu a hanes cyffredin ddim yn ddigon. Dydy'r berthynas gryfaf a hapusaf ddim bob tro'n goroesi'r difrod creulon ac anfaddeuol y mae'n ei achosi.

Mae salwch meddwl yn rhwygo calon ac enaid partneriaeth. Mae'n chwalu'r deyrnas fach, yr hafan ddiogel rydych chi'n ei chreu efo'ch gilydd, gan adael llwybr o ddinistr yn ei sgil. Ar ôl dioddef y dinistr hwn, mae'n bryd trio codi dinas newydd o obaith efo'ch gilydd, un sy'n gallu cynnig hafan ddiogel i chi a'ch teulu. Yn anffodus, mae hynny'n amhosib i rai. Dydyn nhw ddim yn cyrraedd y lan yr ochr draw. Mae'n amhosib troi'r cloc yn ôl; does dim byd ar ôl i'w ailadeiladu, dim awydd i drio eto. Does dim mynd yn ôl, dim mynd ymlaen, dim diweddglo hapus.

Fel pob stori serch, rydyn ni wedi cael ein siâr o hapusrwydd, heriau, tor calon a thywyllwch i'w goresgyn. Doedd pethau fel hyn, yn ein tyb ni, ddim i fod i ddigwydd i gwpl fel ni. Roedden ni i fod yn ddigon cryf, yn ddigon positif, yn ddigon hapus i'n bywydau gael eu hamddiffyn rhag cael eu difetha gan salwch a'n sgubodd dros glogwyn ein perthynas ac i borth uffern.

Serch hynny, mi wnaeth o ddigwydd i ni; doedden ni ddim yn saff. A pham ddylen ni fod yn saff? Wyt ti'n gwybod un peth dwi wedi'i ddysgu? Does 'na neb yn saff. Dwi'n falch ac ar adegau yn rhyfeddu at y pethau rydyn ni wedi'u goresgyn, y dyfnderoedd rydyn ni wedi llwyddo i lusgo ein hunain ohonyn nhw. A dwi'n edrych yn ôl mewn anghrediniaeth ar y dycnwch di-ildio a'r penderfyniad pur oedd ei angen i ni aros efo'n gilydd drwy'r cyfan.

Ond rydyn ni'n dal i fod efo'n gilydd. Ychydig yn wannach mewn rhai ffyrdd, ychydig yn gignoeth mewn mannau, y gagendor yn dal yn rhy lydan i'w groesi. Rydyn ni'n byw efo'r gwirionedd anodd ond gonest nad ydyn ni fel cwpl fel y dur (fel roedden ni'n tybio ar un adeg wrth sefyll yng ngerddi hardd *château* yng ngŵydd ein perthnasau a'n ffrindiau). Ond mewn sawl ffordd, rydyn ni'n gryfach nag y gwnaethon ni erioed feddwl fyddai'n bosib.

Dydyn ni ddim cweit wedi dod o hyd i'n hapus byth mwy. Mae yna glwyfau sy'n dal i wella ac atgofion sydd angen bod yn bellach yn y gorffennol nag y maen nhw ar hyn o bryd. Ond rywsut rydyn ni'n ôl ar ein llwybr. Ac rydyn ni'n gwybod, heb i ni orfod eu crybwyll, beth ydy'r pethau sydd wedi ein clymu ni efo'n gilydd. Y corneli tywyll rydyn ni wedi ymweld â nhw. Yr ellyllon rydyn ni wedi'u hwynebu a'u trechu. Ac rydyn ni'n gwybod, pan aeth pethau'n fwy tywyll nag y gwydden ni oedd yn bosib, ein bod ni wedi bod yno i'n gilydd – er gwell, er gwaeth.

I fi, mae hynny'n gwneud ein stori serch ni'n stori a hanner. Dyna lle wyt ti'n dod o hyd i ramant go iawn, rhamant onest a heriol. I fi, mae yna lawer mwy i ramant na chinio yng ngolau cannwyll. I fi, rhamant yw'r dycnwch pur a'r penderfyniad oedd eu hangen i oroesi, i barhau i oroesi ac i fynd ymlaen â rhan nesaf ein taith, wedi ein clwyfo, ond gyda'n gilydd.

Y PWYNT TYNGEDFENNOL – CAEL DIAGNOSIS

Mae bod yn sâl efo PND yn dy ddinoethi di o unrhyw ymdeimlad o reolaeth – dros dy fywyd, dros dy feddwl, dros dy emosiynau. Y diffyg rheolaeth yma sy'n gallu dy yrru di'n ddyfnach i'r salwch heb wybod oes yna unrhyw ffordd yn ôl. Mi wnaeth y diffyg rheolaeth yma ddinistrio cnewyllyn pwy oeddwn i. O ganlyniad, mi wnes i ddal fy ngafael yn dynn ar y mymryn o reolaeth y teimlwn oedd yn dal gen i: y rheolaeth yna dros sioe ddyddiol *Mae 'Na Dipyn o Siâp ar Mam*. Os gallwn i reoli argraffiadau pobol eraill ohona i fel mam newydd, os gallwn i reoli'r argraff fy mod i'n dod i ben yn iawn ac yn ymdopi'n dda, yna doedd dim ots oeddwn i'n colli fy mhwyll y tu ôl i ddrysau caeedig.

Ond mi wnes i ddod i ddallt y gwir – anochel ac amhosib i'w osgoi – na fydd y 'rheolaeth' yma'n para am byth. Fel rhaglen deledu wael, chafodd *Mae 'Na Dipyn o Siâp ar Mam* ddim ail gyfres; doedd neb eisiau gweld mwy. Peth byrhoedlog ydy rheolaeth fel hyn, ti'n gweld – ac, fel y gwelais i, gall dy fradychu di go iawn! Ar ôl sawl mis o drio cadw trefn ar y sioe a rhoi'r argraff fod pob dim yn iawn, mi gododd rheolaeth ei bac ac mi wnes innau ddioddef chwalfa lwyr.

Beth oedd y pwynt tyngedfennol, dwi'n dy glywed di'n gofyn? Beth wnaeth i reolaeth ei bachu hi o'na? Clytiau. Ia, clytiau, a'r ffaith ein bod ni becyn o glytiau maint 4 yn brin.

Gad i fi esbonio 'Nappygate'.

Roedd gen i ddroriau a chypyrddau yn llawn i'r ymylon o glytiau, y cyfan wedi'u trefnu yn ôl maint ac wedi'u cyfrifo hyd at y newid olaf a'r amser pan fyddai hi angen symud i fyny i'r maint nesaf. (Helô, OCD, dwi mor falch dy fod ti wedi gallu ymuno â'r parti!) Roedd droriau'r cwpwrdd dillad yn llawn o glytiau 'angen yn fuan', i gyd yn ôl maint, a'r droriau 'gwisgo rŵan' yn llawn clytiau o'r maint cywir iddi ar y pryd. (Roedd yr un rota ar waith efo dillad a theganau hefyd; mi fyddwn i wedi gwneud llyfrgellydd gwych!)

Mi fyddwn i'n edrych yn y droriau bob dydd ac yn rhedeg fy llaw dros yr amrywiaeth daclus o glytiau wedi'u pacio a'u trefnu, pecynnau o gadachau gwlyb, mwslin, jariau niferus o Vicks a photeli Calpol 'rhag ofn', festiau wedi'u plygu'n daclus a'u trefnu, dillad *babygro*, dillad a sanau cyfatebol – ac yn cael ymdeimlad o foddhad a chyflawniad. Ymdeimlad fy mod i, er gwaethaf teimladau negyddol fy meddwl, yn fam dda go iawn. Y droriau yma, efo'u lefel eithafol o drefn, oedd y prawf. Os oeddwn i'n cael diwrnod gwael iawn, dim ond edrych yn y droriau oedd ei angen i brofi fy mod i'n fam dda, yn fam ofalgar tuag at fy hogan fach. Fy mod i'n ei haeddu hi.

Ond ar ddiwrnod Nappygate, mi wnes i agor droriau'r cwpwrdd dillad a gweld nad oedden nhw'n llawn clytiau fel y dylen nhw fod. Roedd rhes gyfan o glytiau maint 4 ar goll. (Mae'n debyg y dylwn i ychwanegu mai clytiau maint 2 oedd hi'n eu gwisgo ar y pryd a'i bod hi'n fach am ei hoed, ac na fyddai angen clytiau maint 4 arni am fisoedd lawer.)

Mi wnes i edrych yn sydyn yn y prif gwpwrdd dillad am becynnau wrth gefn at eto – ond doedd 'na ddim yno. Mi ges i fy llenwi gan banig na welais i erioed mo'i debyg, wrth i'r owns olaf o resymeg a synnwyr cyffredin ddiflannu, gan fy nhynnu at ymyl dibyn serth y salwch; dim rheolaeth, dim cyfyngiadau, dim dod yn ôl o hyn. Yn hytrach, roeddwn i dros fy mhen a 'nghlustiau yn y dyfnderoedd tywyll. Roeddwn i wedi cyrraedd pen fy nhennyn.

Mi ddaeth fy ngŵr i mewn i lofft Éva a 'ngweld i'n gafael yn ein babi bach, mewn sterics. Roedd fy mwgwd 'Dwi'n ymdopi' wedi gwneud mwy na llithro; roedd o'n gorwedd yn chwilfriw ar lawr y llofft, a doedd dim ffordd o esgusodi'r llanast yr oedd wedi bod yn ei guddio.

Mi ddaeth popeth i'r wyneb yn un llif, ac mi wnes i ddweud wrtho fo:

'Alla i ddim gwneud hyn.'

'Dwi'n meddwl 'mod i'n mynd yn wallgo.'

'Alla i ddim ymdopi mwyach.'

'Dwi'n cael chwalfa.'

'Mae angen help arna i.'

'Plis, helpa fi.'

Wrth yngan y geiriau, wrth ollwng fy ngafael ar yr holl ofnau, roeddwn i'n teimlo fel pe bawn i wedi cael fy rhyddhau. O'r diwedd roeddwn i'n caniatáu i fi fy hun ildio i'r hyn oedd yn digwydd i fi yn ei holl ogoniant hyll. Roedd yn frawychus – ond yn gymaint o ryddhad yr un pryd – cyfaddef o'r diwedd fy mod i'n sâl. Fy mod i mewn trafferth. Fy mod i wir angen help.

Dwi'n edrych yn ôl rŵan ac yn meddwl am hwn fel y cam cyntaf, yr eiliad gyntaf o afael yn yr awenau yng nghanol yr anhrefn. Roedd torri i lawr a chyfaddef wrth fy ngŵr fy mod i'n sâl wedi rhoi'r mymryn lleiaf o reolaeth i fi, ond rheolaeth er hynny ar y jygarnot gwyllt oedd yn mynd â fi oddi ar y ffordd, i lefydd nad oeddwn i eisiau gwybod amdanyn nhw, heb sôn am ymweld â nhw.

Efo fy ngŵr yn gefn i fi, mi wnes i apwyntiad i weld y doctor drannoeth.

Mae'n debyg mai dyma un o'r camau anoddaf fu'n rhaid i mi ei gymryd i wella eto. Gan nad oeddwn i'n gwybod rhyw lawer am y salwch a'r hyn oedd yn digwydd i fi, roeddwn i wedi fy llethu gan yr ofn y byddai cyfaddef i weithiwr meddygol proffesiynol fy mod i'n sâl yn golygu y byddwn i'n cael fy labelu fel mam anaddas ac y byddai fy mhlentyn yn cael ei gymryd oddi arna i. Mewn gwirionedd, roedd y sgwrs efo fy noctor yn un syml ac yn ddigon di-fflach. Mi wnes i esbonio sut oedd pethau a chrio; mi gadarnhaodd yntau ei fod yn meddwl bod gen i iselder ôl-enedigol. Rhoddodd gwrs o dabledi gwrth-iselder i mi a'm cynghori pa fath o gwnsela oedd ar gael. Roedd eisiau monitro fy nghynnydd, felly mi wnaethon ni drefnu apwyntiad arall ymhen pythefnos – ac i ffwrdd â fi 'nôl adre, yn teimlo'r fath ryddhad. Rhyddhad fy mod i'n brwydro yn erbyn salwch a oedd bellach ag enw, rhyddhad nad oedd unrhyw sôn nac awgrym fy mod i'n fam anaddas nac unrhyw siawns y byddai fy mabi yn cael ei gymryd oddi arna i.

Wedi dweud hynny, wrth edrych yn ôl ar brofiad mor ofnadwy, dwi'n gallu gweld y byddwn i wedi gallu gwella'n gynt pe bai'r dull o'i drin wedi bod yn fwy crwn a sylweddol. Pe bawn i wedi cael taflen yn sôn am y salwch, yr arwyddion, yr opsiynau ar gyfer ei drin, ble i gael help yn lleol, ble i gael cymorth i fy ngŵr oedd bellach yn ofalwr i fi – dim ond un daflen, ac mi fydden ni wedi gallu paratoi i fod yn uned gryfach, yn fwy parod i wynebu'r frwydr oedd bellach o'n blaenau ni.

Ond roeddwn i wedi cymryd y cam cyntaf hollbwysig. Roeddwn i wedi cyfaddef fy mod i'n sâl. Ac wrth wneud hynny, roeddwn i wedi perchnogi'r salwch yn hytrach na bod y salwch yn fy mherchnogi i. Y cyfan oedd angen i fi ei wneud rŵan oedd dechrau cymryd y tabledi a dechrau cicio'i din.

PENNOD 6

CANLLAW 'POB MAM' I ISELDER ÔL-ENEDIGOL

Iawn, waeth i ni fwrw iddi'n syth.

Mae PND yn HEN GYTHRAUL O BETH.

Mi wnawn ni eistedd a gadael i'r geiriau yna suddo i mewn am eiliad ...

Mae PND yn HEN GYTHRAUL O BETH.

Mae'n dod i mewn i'n byd ni'n slei bach, heb wahoddiad, yn ystod cyfnod mwyaf anghyfleus ein bywydau (sef y funud ar ôl i berson bach adael dy gorff). Dydy o'n malio taten pa mor flinedig ydyn ni, pa fath o enedigaeth oedd hi, y ffaith ein bod ni'n trio gofalu am ein babi bach newydd orau fedrwn ni, neu pa mor hyfryd, hwyliog ac optimistaidd ydyn ni fel arfer. O na, yr unig beth y mae'r salwch hwn yn malio amdano ydy dod o hyd i ffordd i mewn, bwrw gwreiddiau a gwneud popeth o fewn ei allu i gawlio unrhyw gynlluniau a syniadau oedd gennym ni am sut beth fyddai bod yn fam.

Ac i wneud y stori ryfedd yma'n fwy rhyfedd fyth, mae'r diffyg ymwybyddiaeth o'r salwch a'i symptomau – a'r stigma ynghlwm wrth salwch meddwl mamau – yn golygu nad ydyn ni (y ni na'n partneriaid) yn barod i ddelio efo ymwelydd mor greulon a dideimlad sy'n rhoi pin yn swigen yr hyn ddylai fod – a'r hyn sy'n cael ei werthu i ni fel hynny – yn un o gyfnodau gorau a mwyaf gwerthfawr ein bywydau.

Iawn, rydyn ni wedi clywed am opsiynau bwydo, cynlluniau geni ac amserlenni cysgu nes eu bod nhw'n dod allan o'n clustiau. Rydyn ni'n hollol hyderus yn ein dealltwriaeth o'r bygis, y seddi car a'r gwelyau babi diweddaraf. Iesgob, rydyn ni hyd yn oed yn gwybod sut i dynhau a chryfhau llawr y pelfis. Ond dydy iselder ôl-enedigol – neu hyd yn oed yr angen i famau roi sylw i'w hiechyd meddwl cyn ac ar ôl yr enedigaeth – ddim hyd yn oed yn cael gwahoddiad i'r parti beichiogrwydd.

Dwi yma i fynnu ei bod hi'n hen bryd i hynny newid, ei bod hi'n hen bryd i ni gael gwared ar y distawrwydd niweidiol sy'n gysylltiedig â'r salwch hwn. Yn hytrach, fel mam sydd wedi cael profiad o salwch meddwl, mae angen i ni siarad yn agored am y pethau allweddol fyddwn i wedi hoffi bod yn ymwybodol ohonyn nhw wrth wynebu bod yn fam am y tro cyntaf. Y pethau fyddwn i wedi hoffi gallu eu darllen yn rhywle yn ystod fy nyddiau mwyaf isel a thywyll, i helpu i fynd i'r afael â'r ofnau ac i gynnig sicrwydd nad y fi oedd yr unig un oedd yn mynd drwy hyn.

- *Nid dy fai di ydy hyn*

Dwi'n gwybod bod popeth yn teimlo fel dy fai di ar hyn o bryd. Dwi'n gwybod dy fod ti'n teimlo i ti wneud rhywbeth i achosi'r salwch neu wneud rhywbeth i'w haeddu. Mi wyt ti'n teimlo'n gwbl ddi-werth. Yn teimlo'n ddibwys. Yn teimlo nad wyt ti'n ddigon. Ond os mai dim ond un peth gei di allan o ddarllen y llyfr yma, gwna'n siŵr mai dyma ydy o: dwyt ti ddim wedi gwneud unrhyw beth i haeddu hyn. Dwyt ti ddim wedi gwneud dim byd i'w achosi. Nid dy fai di ydy hyn.

- *Dwyt ti DDIM yn fam wael*

Ydw, dwi'n gwybod dy fod ti'n gwbl grediniol dy fod ti'n fam wael. Dwi'n gwybod dy fod ti'n cwestiynu pob meddwl, pob teimlad, pob edrychiad a phenderfyniad rwyt ti'n eu gwneud. Dwi'n gwybod dy fod ti'n teimlo fel pe bai dy fabi bach yn haeddu gwell. Ei fod o neu hi yn haeddu rhywun all ei garu a gofalu amdano'n iawn. Rhywun sy'n gwybod mwy, rhywun sy'n fwy cymwys, rhywun sy'n, wel – yn well. Gwranda, a *gwranda'n astud*!

DWYT TI DDIM YN FAM WAEL!

Bywyd sydd wedi gwneud tro gwael efo ti. Ar ben dod â pherson bach i'r byd a delio â phopeth sy'n cael ei daflu atat ti yn sgil y dasg enfawr honno, mi wyt ti hefyd wedi gorfod ymdopi efo salwch creulon a difeddwl. Salwch all neb ond ti ei weld, salwch sy'n dy rwygo di'n ddarnau y tu mewn ac yn dy adael yn teimlo ar goll, yn ynysig, yn fregus ac wedi dy barlysu gan ofn. Mae'n bwrw gwreiddiau, yn sibrwd anwiredd wrth dy galon, yn dy lenwi â dychryn ac yn cryfhau'r celwydd dy fod ti'n 'fam anaddas'.

Dwi wedi bod yno. Mae dy frwydr yn gyfarwydd i fi. Ond yr hyn nad oeddwn i'n ei wybod yn ystod y dyddiau tywyllaf oedd mai'r salwch oedd yn dweud y pethau hyn wrtha i. Ac yn dweud celwydd efo'r fath rym a dyfalbarhad nes 'mod i'n coelio mewn dim o dro mai fy meddyliau gwenwynig a'm credoau dinistriol i fy hun oedden nhw.

Dwi yma i dy atgoffa di bod dy salwch yn dweud celwydd wrthyt ti. Yn dy dwyllo di. Dwi'n gwybod ei bod hi bron yn amhosib anwybyddu llais taer y salwch. Ond pan fydd y llais hwnnw'n mynd yn rhy uchel, yn rhy ymwthiol, yn rhy hawdd i'w gredu, pan fyddi di'n dechrau credu mai dy lais di ydy o, mae angen i ti droi'n ôl at y llyfr hwn, darllen y geiriau yma a gwrando ar fy llais i'n dweud hyn:

MI WYT TI'N FAM DDA!

• *Dydy dy fabi bach di ddim yn meddwl dy fod ti'n ffugio neu'n twyllo*

Ar ôl i fi gael fy merch hynaf, er mai dim ond ychydig wythnosau oed oedd hi; er nad oedd hi'n galiu siarad eto; er gwaethaf ei newydd-deb a'i hadnabyddiaeth gyfyngedig o'r byd newydd hwn yr oedd hi ynddo bellach – un o'r credoau a'r ofnau mwyaf oedd gen i oedd mai'r unig beth oedd hi'n ei wybod oedd fy mod i'n ffug. Yn fam ffug. Dim ond mater o amser oedd hi cyn i bawb arall ddod i wybod hynny, ei hachub hi a'i rhoi hi ym mreichiau'r fam roedd hi'n ei haeddu.

Mi oeddwn i'n gwylio fy hogan fach i'n fy ngwylio i, yn dilyn pob symudiad a sŵn. Yn edrych arna i efo'i llygaid mawr glas, fel pe bai hi'n edrych y tu hwnt i gragen allanol 'dwi'n ymdopi' y fam ffug, a'r wên wag oedd wedi twyllo gweddill y byd (gan gynnwys ei thad). A'r edrychiad oedd yn golygu: 'Dwi ddim yn llyncu hyn. Dwyt ti ddim yn fy nhwyllo i! Ble mae fy mam go iawn? Sut wnes i lanio gyda'r iâr glwc yma yn lle hynny?'

Roeddwn i'n grediniol bod fy mabi bach i'n gwybod fy mod i'n ffugio, yn twyllo, yn fam wael. Roeddwn i eisiau sgrechian, 'Pam nad oes unrhyw un arall yn gallu gweld y gwir? Mae angen i rywun ei hachub hi a'i rhoi i fam mae hi'n ei haeddu.'

Mae lefel yr ansicrwydd, y gorbryder a'r hunan-gasineb sy'n dod yn sgil y salwch yr un mor frawychus ag y mae'n andwyol. Canlyniad hynny ydy'n bod ni'n credu mai'r person rydyn ni'n ei garu fwyaf, y person rydyn ni fwyaf o'i eisiau yn y byd, y person bach rydyn ni wedi bod yn breuddwydio am gael ei gyfarfod ers cyn cof, y person rydyn ni eisiau ei ddal, ei garu a'i fagu yw'r union berson sydd ddim o'n heisiau ni, yr un person sy'n haeddu gwell na'r hyn y gallwn ni ei gynnig.

Dim ond wrth edrych yn ôl dwi'n sylweddoli pa mor anghywir oeddwn i. Dim ond rŵan dwi'n sylweddoli, heb orchudd tywyll PND yn cymylu fy ngolwg, mai trio dweud rhywbeth hollol wahanol oedd hi.

Wrth gofio sut roedd hi'n edrych arna i, dwi'n sylweddoli mai trio rhoi sicrwydd i fi oedd hi, yn hytrach na chwestiynu. Ei bod hi'n trio dweud:

'Dwi'n gweld dy boen di. Dwi'n dallt. Paid â phoeni, mi fydd popeth yn iawn cyn belled â'n bod ni efo'n gilydd. Dwi'n dy garu di, Mam. Ti ydy fy myd i.'

Dwi'n gwybod hyn rŵan oherwydd 'mod i'n iach unwaith eto. Dwi'n gwybod hyn rŵan oherwydd nad ydw i'n cario teithiwr tywyll sy'n fy mhledu efo celwyddau cas a sbeitlyd, yn trio fy nhroi yn erbyn fi fy hun. Iesgob, mae gwneud i ti dy hun gredu bod dy fabi bach yn dy garu di, ei fod o dy eisiau di fel ei fam, yn frwydr blydi ffyrnig. Credu nad ydy o'n meddwl dy fod ti'n ffug. Nad ydy o eisiau unrhyw un arall heblaw amdanat ti. Y cyfan mae o ei eisiau ydy ti, ei fam anhygoel. A dyna'i diwedd hi. Ond dyna'r gwir.

Felly'r tro nesaf y byddi di'n sylwi ar dy fabi bach yn edrych i fyw dy lygaid a thithau'n dechrau clywed sŵn cyfarwydd yr ansicrwydd a'r amheuon yn cynyddu, cofia mai dyma mae o'n trio'i ddweud:

'Dwi'n dy garu di, Mam. Ti ydy fy myd i.'

• *Gweld y gelyn*

Pan fyddwn ni'n dioddef o salwch meddwl sy'n ein rheoli ni fel mamau ac yn dal ei afael arnom â'r fath nerth, yr ofn a'r gred ei fod bellach wedi ein perchnogi yw rhai o'r pethau gwaethaf. Dydy'r awenau ddim yn ein dwylo ni bellach, ac nid ni sy'n penderfynu ar drywydd ein bywyd a'n meddyliau.

Yn ystod cyfnod cynnar fy salwch roeddwn i'n teimlo'n gyfan gwbl ar goll, heb wybod pam roeddwn i'n teimlo felly. Teimlwn nad oedd gen i unrhyw reolaeth dros ei ddylanwad ar fy mywyd, ac nad oedd gen i'r nerth i fynd i'r afael ag o. Ond dyna pryd y gwnaeth rhywbeth glicio'r tu mewn i fi. Mi ddechreuais i ystyried fy salwch fel rhywbeth yr oedd yn rhaid i fi frwydro yn ei erbyn. Mi roddodd hynny ryw ffurf gorfforol i'r salwch, gan fy ngalluogi i feddwl amdano fel person. Rhywun oedd wedi gwthio'i ffordd i mewn i fy mywyd, rhywun oedd angen i fi frwydro yn ei erbyn er mwyn ailafael yn fy mywyd, yn fy meddwl. Mi wnes i weld y gelyn, ac mi wnaeth hynny roi'r nerth i fi baratoi ar gyfer y frwydr feunyddiol. Bellach, roedd gen i dân yn fy mol i herio'r salwch ac i wneud popeth o fewn fy ngallu i'w oresgyn.

• *Does DIM cywilydd mewn cymryd tabledi gwrth-iselder!*

'Dim ond pilsen ydy hi. Tase gen ti gur pen, mi fyddet ti'n cymryd tabled i'w wella. Mae hyn yr un fath yn union!'

'Nac ydy, dydy o ddim blydi 'run fath,' sgrechiais yn ôl ar fy ngŵr, oedd yn trio fy argyhoeddi i beidio â theimlo cywilydd am orfod cymryd gwrthiselyddion. 'Rho gur pen i fi unrhyw ddydd yn lle meddwl ar chwâl.'

Iesgob, roeddwn i'n casáu'r ffaith, ac yn casáu fy hun, fod pethau wedi mynd mor ddrwg nes 'mod i bellach yn fam newydd oedd yn gorfod llyncu tabledi er mwyn gallu ymdopi. Sut ddiawl wnaeth hyn ddigwydd i fi? Roeddwn i mor flin! Roeddwn i'n hapus, i fod. Roeddwn i'n iach, i fod. Roeddwn i'n caru fy mywyd, i fod, ond dyma fi ar fin trosglwyddo'r cyfrifoldeb am yr holl bethau hynny i bilsen fach ar fy nhafod oedd yn aros i gael ei llyncu.

Oeddwn i'n sefyll ar frig rhyw lethr llithrig at bob dim gwallgof? Fyddwn i'n mynd yn gaeth iddyn nhw? Fyddwn i'n cael fy anfon i uned seiciatryddol cyn i fi droi? Yn cael fy nghaethiwo mewn stafell ddiogel efo electrodau ar fy mhen heb syniad lle'r oedd fy mabi neu fy nheulu newydd?

Roedd hi'n frawychus trio rhesymu efo fy meddwl afresymol fod fy ngŵr yn iawn, mai dim ond pilsen oedd hi a bod angen i fi ei llyncu hi er mwyn teimlo'n well.

Pen draw pethau oedd imi sgrechian arna i fy hun drosodd a throsodd: 'Llynca'r ffycin bilsen! Llynca'r ffycin bilsen! LLYNCA'R FFYCIN BILSEN! *LLYNCA HI!*'

Felly mi wnes i.

Mi lyncais i'r ffycin bilsen, a chario mlaen i'w llyncu nhw nes iddyn nhw ddechrau gwneud i fi deimlo'n well. Diolch i'r tabledi, mi welais i'r cyfle cyntaf am ffordd allan. Y tabledi helpodd fi i greu cornel fach glir ynghanol yr holl lanast yn fy meddwl, lle gallwn i eistedd, pwyso a mesur y sefyllfa a llunio cynllun i ddechrau cael gwared ar weddill y sbwriel. Y tabledi roddodd seibiant i fi o'r salwch, fel y gallwn gael trefn ar fy meddyliau a'm storfeydd egni i daro'n ôl a dangos i'r salwch be' ydy be'. Y tabledi gynigiodd y llygedyn cyntaf o obaith y gallwn i deimlo'n iawn unwaith eto.

Felly, os wyt ti yn yr un cwch llawn cywilydd â fi, cofia hyn:

I'r diawl â'r cywilydd. I'r diawl â theimlo dy fod ti wedi methu. I'r diawl â bod yn sâl. Llynca'r ffycin bilsen!

• *Mae angen help arnat ti*

Fydd y salwch yma ddim yn diflannu heb unrhyw gymorth na chefnogaeth. Mi fydd faint o help a chefnogaeth fydd eu hangen arnat i oresgyn PND yn dibynnu ar ba mor sâl mae'n gwneud i ti deimlo. Ond boed y symptomau'n rhai ysgafn neu'n rhai difrifol, mi fyddi di angen help efo dy frwydr bersonol.

Dwi wedi trafod fy mhrofiadau i o PND a seicosis ôl-esgor efo llawer o ferched. A dweud y gwir, dwi wedi cyrraedd y pwynt bellach lle dwi'n ddigon cyfforddus i rannu'r wybodaeth mewn sgyrsiau efo mamau yn y parc neu ar ddêt chwarae i'r plant. Dwi wedi cael fy synnu faint o famau sydd wedyn wedi ymateb drwy sôn yn agored am eu profiadau eu hunain. Mae nifer ohonyn nhw wedi dweud: 'Dwi'n siŵr i fi gael rhywbeth tebyg ar ôl cael fy mhlant, ond wnes i erioed fynd am help, felly dwi ddim yn siŵr ai PND oedd o ai peidio. Roedd rhywbeth yn bendant o'i le; a bod yn onest, dwi'n dal i gael trafferth hyd heddiw.' Mae'n dorcalonnus clywed am famau eraill yn dioddef – ac yn waeth fyth clywed am fam sydd wedi dioddef heb gymorth.

Mae mynd i'r afael â'r salwch hwn, beth bynnag fo'i ffurf, yn hanfodol. Os nad ydy'r problemau'n cael y sylw a'r driniaeth iawn, mi allan nhw gael effeithiau negyddol parhaol, sydd efo ni ymhell ar ôl i ni eni babi ac ar ôl i'n plantos bach dyfu. A phwy sydd eisiau hynny? Dwi'n gwybod nad ydw i eisiau cario baich iselder gyda mi weddill fy mywyd. Dydw i ddim eisiau i'w effeithiau dreiddio i agweddau eraill ar fy mywyd.

Ar y pryd, eisiau adfer fy rheolaeth oeddwn i. Roeddwn i eisiau cyfle i fod yn holliach eto a chael llonydd i fwynhau bod yn fam. Cael help oedd y cam cyntaf tuag at sicrhau hynny.

• *Dod o hyd i'r llwybr gorau i ti*

Mi ges i sawl math o help. Y cyfuniad llwyddiannus oedd cefnogaeth gadarn a chyson gan fy ngŵr, cwrs o dabledi gwrth-iselder, cwnsela a gadael i ffrindiau a pherthnasau wybod fy mod i'n dioddef. Mi ddechreuais i rannu fy mhrofiadau hefyd drwy ysgrifennu erthyglau am fy salwch, a'u cyhoeddi ar fy nhudalen Facebook, mewn blog ac ar wefannau eraill. Mi ddaeth fy ysgrifennu yn fath o therapi i fi; roedd yn gadael i fi roi llais i'm salwch a rhannu fy mhrofiadau personol o fyw efo salwch meddwl fel mam.

Ar ôl i fi gyhoeddi fy erthyglau cynnar, mi ges i negeseuon gan famau eraill oedd yn wynebu'r un peth, a dwi'n dal i fod mewn cysylltiad â rhai ohonyn nhw hyd heddiw. Drwy allu ysgrifennu am fy mhrofiadau, ac yna derbyn negeseuon gan famau eraill oedd yn cael, neu wedi cael, yr un profiadau, mi wnes i sylweddoli nad oeddwn i ar fy mhen fy hun, a'i fod yn bwnc a ddylai gael mwy o sylw. Mae'r llwybr allan o'r salwch yn wahanol i bawb – ond unwaith rwyt ti'n cymryd dy gam cyntaf, mi fyddi di'n gallu dechrau edrych ymlaen a sylweddoli bod yna ffordd allan.

Yn ystod yr adegau tywyllaf, roedd angen llawer iawn o ddyfalbarhad i aros ar y llwybr hwnnw. Ond, yn araf bach a bob yn dipyn, mi wnes i gyrraedd lle ydw i heddiw – yn iach ac yn adennill fy hawl i fwynhau bod yn fam.

PENNOD 7

MAM AM Y TRO CYNTAF

Yn ogystal â brwydro yn erbyn nifer o 'brofiadau cyntaf' yn sgil bod yn fam oedd yn dioddef efo'i hiechyd meddwl, roeddwn i hefyd yn fam am y tro cyntaf. Roeddwn i'n mynd drwy'r holl brofiadau cyntaf arferol – y profiadau gwallgof, doniol a blinedig hynny sy'n gyffredin i bob mam newydd.

Wrth ddod yn fam, rydyn ni'n cael ein taflu i fyd annelwig o brofiadau cyntaf sy'n gwneud i ni deimlo'n rymus ac yn hen law ar bethau ar y dyddiau da – ac ychydig yn ddryslyd ac allan ohoni ar y dyddiau sydd ddim cystal. Bryd hynny, bydd prinder cwsg a newydd-deb bod yn fam yn gwneud i bopeth deimlo'n waith caled, a ninnau ddim yn hollol siŵr beth ydy'r gwaith hyd yn oed.

Felly, gyfaill annwyl, dwi yma i siarad am y profiadau cyntaf yna sy'n rhan o fod yn fam. Ac i rannu ychydig o berlau bach na wyddwn i amdanyn nhw pan wnes i ddod yn fam am y tro cyntaf.

CAEL FY NGWEITHIO – 'DWI'N CACHU FY HUN WRTH FEDDWL AM GACHU'

Pan fyddi di'n dechrau meddwl dy fod ti wedi cyflawni dy siâr o gampau dychrynllyd drwy ddod â pherson bach i'r byd yn cicio a sgrechian, mi fyddi di'n wynebu tasg sydd mor ofnadwy fel y byddi di'n ysu am fod yn ôl yn yr ystafell esgor. Roedd gwthio babi allan o dy gorff yn ddigon dychrynllyd. Ond rŵan mae gofyn i ti wthio rhywbeth arall allan o dy gorff, dy gachiad cyntaf ar ôl cael y babi.

Dydy'r gair 'brawychus' ddim yn dod yn agos at gyfleu'r ofn sy'n llethu dy gorff lluddedig a phoenus wrth i'r fydwraig holi (ac ar y pwynt yma, mae hi'n edrych yn debycach i fwystfil mileinig sy'n mynnu ei dogn o gachu): 'Wyt ti wedi gwneud pw eto?'

Argoledig, ydy hi o ddifri?

Dwi newydd gael fy rhwygo'n ddarnau a chael fy mhwytho'n ôl yn un darn, a rŵan dwi'n gorfod gwasgu cachiad allan? Beth taswn i'n dweud ei fod yn teimlo fel pe bai rhywun wedi pwytho pob twll ar gau ar ddamwain? Neu'r teimlad y bydd y pwysau yn fy hollti i o'r tu blaen i'r tu ôl, nes 'mod i'n gorfod treulio gweddill fy nyddiau'n mynd i'r tŷ bach mewn bag plastig ynghlwm wrth fy stumog? Does 'na ddim peryg o gwbl y bydda i'n rhoi fy hun drwy hynny, waeth faint o angen cael fy ngweithio sydd arna i. Yn wahanol i'r babi, mae'r cachu yn mynd i orfod aros lle mae o. Dwi'n ailafael yn yr awenau.

Ar ôl disgwyl mor hir i adfer y rheolaeth honno, dim ond deg munud sy'n mynd heibio cyn i 'ddeddf y diawl' godi: yr eiliad wyt ti'n dechrau meddwl am beidio â chael rhywbeth, dacw fo'r rhywbeth hwnnw'n dod dros y bryn, ac unrhyw reolaeth yn diflannu drwy'r ffenest neu i lawr y toiled. A'r cyfan yn digwydd i sŵn beichio crio wrth i ti roi gwybod i dy bartner: 'Alla i ddim, mae gen i ormod o ofn, mi fydd o'n brifo cymaint.'

Ydy wir, ferched, mae'r cyfnod cyn esgor yn fêl i gyd o'i gymharu â hyn! Pam nad ydyn ni'n rhybuddio darpar famau diniwed ein bod ni'n mynd o boeni am gachu ein hunain wrth eni'r babi i ddifaru na wnaethon ni, a ninnau am ohirio'r broses o basio'r un peth arall hwnnw allan o'n cyrff cyn hired ag y gallwn ni. Pan fyddwn ni'n meddwl am y boen a'r ofn o gael babi bach, mae ein hymennydd yn cyrraedd diwedd y daith yn yr ystafell esgor, heb ystyried beth sy'n digwydd wedi i'r babi bach hwnnw gyrraedd y byd. Felly, pan fydd yr eiliadau ôl-fabi yma'n digwydd i ti, mi fyddi di'n teimlo'n hollol amharod ac wedi dy dwyllo'n llwyr.

Does gen i ddim gormod o ofn i siarad am gachu. Mae'n rhan o drefn arferol bywyd, ac ambell ddiwrnod (y dyddiau gwaethaf un) mae wedi dod yn rhan o fy ngwisg ddyddiol – staen annelwig ar lawes, stribyn od ar ochr fy jîns, ac yn waeth fyth, mân frycheuyn ar fy ngwefus uchaf. Felly, dyma'r gwir plaen i ti: mae cachu – a'i ffrindiau gorau, chŵd a baw trwyn – yn mynd i fod yn rhan fawr o dy fywyd di, gan ddechrau efo'r cyfarfyddiad mwyaf ohonyn nhw i gyd, y cachiad cyntaf ar ôl i ti eni'r babi.

Ond paid â phoeni, yn wahanol i'r rhan fwyaf o brofiadau geni, dydy realiti cachu ar ôl geni babi ddim hanner cynddrwg â meddwl am ei wneud. Er teimlo'r angen i daro neu lindagu'r fydwraig wrth iddi dy annog i wthio cymaint ag y medri di, y gwir amdani ydy mai hi sy'n iawn. Mi alli di, a dydy o ddim yn brifo cymaint ag wyt ti'n ei ofni. Mae'n debyg mai'r unig beth wnei di ei deimlo ydy mymryn o embaras wrth feddwl dy fod ti wedi crio wrth feddwl am gael cachiad!

Oes 'na ymyl arian, dwi'n dy glywed di'n gofyn? Atgoffa dy hun y byddi di o leia'n gallu cydymdeimlo efo dy blentyn trallodus pan fydd yn gorfod gwneud yr un peth wrth ddysgu sut i ddefnyddio'r poti. Dim ond ei fod o neu hi yn cael ei ffilmio o flaen cynulleidfa gefnogol (yn anffodus iddyn nhw), ac yn eistedd ar ddarn o blastig lliwgar. Rywsut, mae dy brofiad di'n teimlo'n llawer llai creulon mwya' sydyn.

GADAEL YR YSBYTY AM Y TRO CYNTAF

Rheda am dy fywyd, cyn iddyn 'nhw' newid eu meddyliau.

Mi wyt ti wedi llwyddo. Mi wyt ti wedi eu twyllo nhw, neu'n hytrach eu 'perswadio' nhw i adael i ti adael yr ysbyty, y parth diogel a chlyd lle roeddet ti'n saff rhag byd mawr dychrynllyd magu plant. Maen nhw wir yn meddwl dy fod ti'n ddigon aeddfed i ofalu am fabi.

'Mae o wedi gweithio! Maen nhw'n meddwl ein bod ni'n ddigon cyfrifol i fynd â hi adre!'

Dyna oedd fy ngeiriau anghrediniol cyntaf wrth fy ngŵr ar ôl cael gwybod ein bod ni'n cael gadael yr ysbyty efo'n babi bach.

'Maen nhw'n ein coelio ni, maen nhw'n meddwl ein bod ni'n ddigon aeddfed i ofalu amdani.'

Roedden ni'n cael mynd â hi adre. Roedden nhw'n gadael i ni fynd â hi adre. Oedd y ffyliaid wedi colli pob synnwyr?!?

Mae gadael swigen yr ysbyty, waeth pa mor hir neu fyr fu'r arhosiad, yn teimlo ychydig fel torri'r gyfraith. Mi wyt ti'n gadael yr adeilad efo eitem werthfawr, yn gobeithio i Dduw na wnei di ollwng y babi o flaen neb, ac yn disgwyl clywed larwm yn canu unrhyw funud wrth i staff yr ysbyty sylweddoli dy fod ti'n gadael efo'r babi a'u bod nhw wedi gwneud camgymeriad dybryd.

Er mai ti biau'r babi, ac er dy fod ti'n caru'r peth bach efo dy holl galon, dwyt ti ddim yn gallu dallt pam maen nhw wedi bod yn ddigon gwirion i adael iti fynd am adre heb rywun i oruchwylio. Roedden nhw i fod i ffonio ein rhieni neu ein bòs i gael geirda, does bosib?

Ond dydy'r larwm ddim yn canu, a does 'na ddim swyddog diogelwch yn camu allan i dy rwystro di. Yn hytrach, allan â chi eich tri drwy'r drws tro, efo'r bwndel gwerthfawr wedi'i lapio mewn tair het, menig rhy fawr a thua dwsin o flancedi (er ei bod hi'n ganol Mehefin a'r tymheredd yn 25 °C), a thithau a'r tad yn gwenu fel dwy giât ar gyffuriau. Gwên sy'n troi'n wep orffwyll wrth i chi'ch dau sylweddoli, efo pob cam oddi wrth gysur mynwesol y gweithwyr iechyd proffesiynol, fod y cyfrifoldeb ar eich ysgwyddau chi rŵan. Pob penderfyniad. Pob eiliad. Bob dydd. Am byth.

Wyt ti'n cael cathod bach eto? Dwi'n gwybod fy mod i!

Wrth i daith y bywyd bach newydd fflachio o flaen dy lygaid, mae'r panig yn cynyddu hefyd, ac mi wyt ti'n teimlo dy draed yn troi'n ôl i gyfeiriad drysau'r ysbyty.

Ond paid â phoeni ... Wir-yr! Ti'n gallu gneud hyn!

Anadla'n ddwfn, dal ati i roi un droed o flaen y llall, a gwna'n siŵr dy fod ti'n cofio'r foment fawr. Mewn ychydig fisoedd, mi fyddi di'n gallu edrych yn ôl ar y rhieni newydd yma, efo'u dwy wên fawr, frawychus, â golwg debycach i Bambi ar lyn wedi rhewi arnyn nhw, ac yn eu cymharu nhw efo'r rhieni profiadol ac anhygoel ydyn nhw bellach.

'BETH WNAWN NI EFO FO PAN GYRHAEDDWN NI ADRE?'

Adre'n saff? Tic! Dal i anadlu? Tic! Wedi newid clwt? Tic! Dal i anadlu? Tic! Wedi bwydo? Tic! Dal i anadlu? Tic!

Iawn, beth ddiawl ydyn ni'n ei wneud nesaf?

Mae 'na rywbeth yn digwydd wrth i chi yrru adre o'r ysbyty efo'ch babi bach newydd yn y car. Wrth i'r ysbyty ddiflannu'n araf yn y drych, mae'r un peth yn digwydd i unrhyw beth wyt ti wedi'i ddysgu am sut i gadw'r person bach newydd yn fyw ac yn hapus. Efallai i ti wrando'n astud, a theimlo dy fod ti'n ffynhonnell pob gwybodaeth am y babi newydd wrth i ti adael, ond yr eiliad rwyt ti'n clywed clic sedd y babi, mae 'na glic arall yn dilyn. Y clic hwnnw ydy sŵn dy ymennydd yn gwyro i un ochr, ac unrhyw wybodaeth am fabis rwyt ti wedi'i dysgu yn llifo allan o dy glust cyn diferu ar y palmant. Yn anffodus, mi wyt ti a dy bartner yn rhy brysur yn dadlau ydy strapiau sedd y babi'n ddigon tyn i sylweddoli hynny. Yn lle hynny, mae'r daith gyntaf adre yn mynd heibio dan gwmwl heulog o optimistiaeth, tra bod dy ymennydd di'n dal ar y palmant yn sgrechian:

'Arhoswch, y ffyliaidl! Mi fyddwch chi fy angen i!!!'

Mae'n bwysig peidio â mynd i banig. Mae hyn i gyd yn rhan o fympwy rhiant newydd, ac yn fuan iawn mi fyddi di'n sylweddoli bod ymateb mympwyol yn un o ofynion allweddol y gwaith. Erbyn hyn, mi wyt ti hyd yn oed yn gallu prynu crysau chwys cŵl sy'n cyhoeddi hynny'n falch. (Helô mawr i grysau chwys anhygoel Selfish Mother.)

Pan fyddi di'n cyrraedd adre o'r diwedd (ar gyflymder o 10 mya), mi wnei di sylweddoli hyn yn sydyn: er dy fod ti wedi byw yn y tŷ ers miliwn o flynyddoedd ac wedi creu triliwn o atgofion hapus o fewn ei bedair wal, pan fyddi di'n cerdded i mewn efo dy berson bach newydd, mi wyt ti'n gweld y lle am y tro cyntaf. Mae'r ategolion hardd a hollbwysig bellach yn peryglu bywyd dy fabi, ac mae'r mat moethus lliw hufen o Fongolia, nad oedd neb yn cael sefyll arno cyn i'r babi gael ei eni, bellach yn edrych fel mat chwarae perffaith.

Dwi'n cofio cyrraedd adre am y tro cyntaf efo'n babi bach hynaf a'i rhoi ar ynys y gegin yn ei sedd car. Roedd hi'n cysgu'n dawel, heb ofal yn y byd, tra oeddwn i a'r gŵr yn rhedeg o gwmpas fel ieir ar daranau yn trio meddwl lle i roi'r fasged Moses, y mat newid ac oedden ni'n mynd i'w deffro hi er mwyn iddi hi gael gweld ei chartref newydd.

Deffro babi oedd yn cysgu'n drwm? Lle ddiawl oedd ein pennau ni? A dyna ddechrau'r gemau ... dyma ni'n ei deffro hi, ond mi fu'n rhaid torri'r daith o gwmpas y tŷ yn ei blas oherwydd erbyn hyn roedd hi'n sgrechian am laeth ac yn meddwl pam ddiawl nad oedd hi'n dal yn cysgu'n drwm. Yn ystod y dyddiau cyntaf hynny yn y tŷ efo'n person bach newydd, roedd popeth yn teimlo mor newydd. Mi fyddwn i'n cael fy hun yn crwydro o gwmpas ei llofft, yn edrych ar yr holl ddillad yn y droriau a'r holl offer babi, ffrwyth llafur misoedd o gasglu, a meddwl, 'Waw, maen nhw'n fwy na phethau rŵan. Mae ganddyn nhw bwrpas go iawn, ac yn mynd i gael eu defnyddio gan ein hogan fach ni'. Dyna beth oedd sylweddoliad gwallgof, swreal a hyfryd – fod yr holl bethau cyffrous i'w ticio oddi ar ryw restr cyn i'r babi gyrraedd bellach yn bethau fyddai'n rhan o drefn ein bywyd newydd.

Dwi'n addo i ti, rho wythnos iddi ac mi fydd popeth yn teimlo'n normal. Mi fyddi di'n newid pen-ôl budr dy fabi bach ar y soffa, mi fydd basged Moses yn byw'n barhaol ym mha ystafell bynnag wyt ti ynddi ar y pryd a fyddi di byth – byth – yn meddwl ei bod hi'n syniad da deffro babi sy'n cysgu. Byth!

Y TRO CYNTAF I DDIEITHRYN HOLI AM LES DY FFW-FFW

Pan wnest ti ddychmygu dy hun yn cyhoeddi genedigaeth dy blentyn, wnaeth o erioed groesi dy feddwl di mai'r cwestiwn ar wefusau pobol, ar ôl holi am yr enw a'r pwysau, oedd gofyn am dy ffw-ffw a faint o bwythau fu'n rhaid i ti eu dioddef? Naddo? Od, yndê – na fi.

Ddau blentyn bach yn ddiweddarach, dwi'n dal yn methu dallt (a) pam fyddai unrhyw un eisiau gwybod hyn am eu ffw-ffw eu hunain, heb sôn am ffw-ffw neb arall; a (b) sut mae unrhyw un yn ddigon dewr i ofyn am gyflwr ffw-ffw rhywun arall yn y lle cyntaf?

Dwi'n chwilfrydig ynghylch beth mae pobol yn ei wneud efo'r wybodaeth pan maen nhw wedi ei chlywed gan fam sydd ddim yn disgwyl cwestiwn o'r fath ac sydd mewn sioc ar ôl trafod ei ffw-ffw efo cyd-weithwraig. Oes yna chwiw newydd am ffw-ffws a phwythau ar y cyfryngau cymdeithasol nad ydw i'n ymwybodol ohono? Neu ydyn ni i gyd yn cael ein cynnwys mewn cyfeiriadur o weiniau sy'n debycach i glytwaith na ffw-ffw?

Dwi'n cofio'r tro cyntaf i gyflwr fy ngwain ar ôl geni'r babi godi fel testun sgwrs. Roedd ar ôl geni fy mabi cyntaf a finnau'n trio'i chael hi i fwydo. Ffrind i ffrind gweddol bell wnaeth holi, 'Wel, sut mae hi'n bwydo? O, ac yn bwysicach fyth, faint o bwythau gest ti?'

Bang! Dim cyboli. Dim malu awyr. Yn syth at y pwynt.

Bron na allwn i deimlo fy ngwain druan yn gwingo wrth i fi ateb, 'Yyyy, dwi'm yn siŵr, dwi'm wir yn gwybod'. Hyd heddiw, dwi'n dal ddim yn gwybod. A dweud y gwir, dwi'n eithaf hapus nad ydw i'n gwybod. Ar ôl genedigaeth fy merch hynaf, roeddwn i allan ohoni i'r fath raddau fel y bydden nhw wedi gallu pwytho trwnc eliffant yn sownd yna a fyddwn i ddim wedi malio taten.

Dyna'r tro cyntaf i fi gael fy holi am les fy rhannau preifat, ond yn sicr nid dyna'r tro olaf. Doedd dim ots chwaith ble'r oeddwn i na phwy oedd yn gofyn. Roeddwn i'n cael yr argraff 'mod i a chyflwr fy ngwain yn destun sgwrs digon teg ymhlith pob math o bobol, yn amrywio o gydnabod gor-gyfeillgar i ddieithriaid llwyr, a phawb yn trafod fy ngwain a'i chyffiniau fel pe baen nhw'n sgwrsio am y tywydd. 'Www, yn tydi hi'n ddiwrnod braf? Dwi mor falch fod yr haul allan. Sut mae dy ffw-ffw di?'

Dwi eisiau dweud un peth: Sorri, ond dydy'r ffaith 'mod i wedi gwthio person bach allan ohoni ddim yn golygu 'mod i bellach eisiau trafod sut mae fy ngwain yn edrych neu'n teimlo efo unrhyw un, heb sôn am ferch cymydog Anti Mary, nad ydw i wedi ei gweld ers pan oeddwn i'n bedair oed ac yn eistedd mewn llond bwced o ddŵr oer yn yr ardd yn ystod rhyw haf poethach na'i gilydd. Dydw i ddim eisiau bod yn rhan o'r *Ffeiliau Ffw-ffws*. Dwi'n dallt bod angen i ni golli pob ymdeimlad o swildod a phreifatrwydd wrth eni babi, a dwi'n derbyn hynny. Ond dydw i ddim yn ei dderbyn pan dwi yn fy nillad yn y siop leol yn prynu peint o laeth. (Yn amlwg, dydy sôn am fy ffw-ffw ar ddu a gwyn ddim yn cyfri. Dwyt ti ddim yn mynd i ddweud wrth neb, wyt ti?)

Y TRO CYNTAF I TI ADAEL DY FABI BACH

Fel rhwygo plastar sydd wedi bod ar dy groen am ddiwrnod yn rhy hir, mae gadael dy fabi efo rhywun arall am y tro cyntaf yn frawychus ac yn achosi chwys oer wrth i ti feddwl a wyt ti'n mynd i allu llwyddo i'w wneud. Yna, mi wyt ti'n teimlo'n wirion oherwydd mi ddylet ti fod yn ddiolchgar o gael seibiant, wedyn yn teimlo'n euog oherwydd dy fod ti'n ddiolchgar am gael hoe oddi wrth dy fabi bach. A dyna chwyrligwgan euogrwydd yn dechrau troi. Dewch yn llu, dewch yn llu! Tocynnau, os gwelwch yn dda!

Os wyt ti'n gadael dy fabi bach am ddeg munud neu am ddeg awr, am ddeg diwrnod, deg mis neu ddeg mlynedd, mae'r teimladau o euogrwydd a gorbryder yn amlwg wrth i ti frwydro efo dy feddwl rhesymegol ar un llaw ac emosiynau dan ddylanwad steroidau ar y llall. Mae un yn dweud na fydd dim byd drwg yn digwydd ac y bydd cael hoe yn gwneud lles i ti, a'r llall yn dy gyhuddo di o droi dy gefn ar dy fabi bach diniwed ac ymddwyn yn hollol hunanol. Hyd yn oed os wyt ti'n gadael y babi efo nain a taid cariadus yn hytrach nag mewn basged siopa ar ochr y ffordd, yr un yw'r canlyniad.

Dwi'n cofio'r tro cyntaf i fi a'r gŵr adael Éva i fynd allan am bryd o fwyd efo'n gilydd. Roedd hi'n rhai misoedd oed ar y pryd. Roedd fy rhieni'n ymweld â ni, a finnau wedi magu'r plwc i'w gadael hi ac argyhoeddi fy hun nad oeddwn i'n fam wael am wneud hynny. Roedden ni wedi cadw bwrdd mewn bwyty hyfryd bellter cerdded o'r tŷ, a finnau wedi cael cawod a gwisgo rhywbeth amgenach na'r legins mamolaeth a'r siwmper oedd wedi dod yn 'iwnifform' i fi. Roeddwn i'n teimlo'n dda. Roeddwn i'n mynd i fwynhau fy noson efo fy ngŵr. Ond efo pob cam ymhellach o'r tŷ, roeddwn i'n teimlo cwlwm yn tynhau yn fy stumog. Mi wnes i ddechrau teimlo'n orbryderus, a doeddwn i ddim yn gallu dod dros effaith gorfforol ei gadael hi. Ond roeddwn i hefyd yn gwybod bod cael amser i ddim ond Jamie a fi yn bwysig, ac y byddai'r cyfleoedd hynny'n brin gan ein bod ni'n byw yn Ffrainc. Felly, roedd angen i ni fanteisio ar hynny pan fyddai cyfle'n codi.

Mi wnes i lwyddo i fynd drwy'r pryd bwyd efo dim ond ambell alwad ffôn a neges destun adre – a chael gwybod ei bod hi'n cysgu a bod popeth yn iawn (yn amlwg). Erbyn i ni gyrraedd adre ryw ddwy awr yn ddiweddarach, roedd hi'n dal i gysgu a phob dim yn dal yn iawn (yn amlwg). Ond gydol y pryd bwyd, doeddwn i ddim yn gallu cael gwared ar y teimlad y dylwn i fod adre'n gofalu amdani yn hytrach nag allan yn mwynhau pryd o fwyd (a finnau wedi edrych ymlaen ato), ac mi wnes i ddechrau teimlo'n euog.

Mae'n wallgof, yn tydi: dyheu am amser i ti dy hun, ond pan fyddi di'n llwyddo i'w gael o, mi wyt ti'n cosbi dy hun ac yn hiraethu am gael bod yn ôl efo dy berson bach. Felly, paid â bod yn rhy galed efo ti dy hun. P'un wyt ti'n teimlo'n hyderus i'w gadael ai peidio, mae'n bwysig cofio dy fod tithau'n bwysig hefyd. Dy fod 'ti' yno cyn i'r babi gyrraedd, ac weithiau – yng nghanol hwyl, hynt a helynt bod yn fam – bod angen i ti deimlo fel 'ti' eto. Gall ychydig o amser i ti dy hun dy helpu i gofio hynny.

DIFFYG CWSG – CWSG, BE' YDY HWNNW, 'DWCH?

Mi wnes i brofi dwy elfen hyfryd arall o fod yn fam newydd, sef y ddwy ffaith ofidus yma:

1. Fyddwn i byth yn cysgu eto. Byth;

a phan fyddwn i'n llwyddo i gysgu yn y diwedd,

2. Y byddai euogrwydd mam yn gwneud yn siŵr bod y cwsg hwnnw'n fwy o banig na heddwch.

Beth am i ni ddechrau efo'r busnes cwsg yma, iawn?

Dwi'n caru fy nghwsg. Dwi'n caru fy ngwely. Cyn i fi ddod yn fam, mi oedd codi am ddeg o'r gloch y bore (ar benwythnos) yn golygu codi'n gynnar. Mae 'na adegau (pan oeddwn i'n fyfyriwr yn bennaf) pan dwi wedi treulio dyddiau cyfan, gan gynnwys prydau bwyd, yng nghysur fy ngwely gogoneddus, cynnes ac uffernol o gyfforddus. Felly, doedd yr holl fusnes colli cwsg yma, rhywbeth mae'n rhaid i ni i gyd ei ddioddef ar ôl dod yn fam, ddim yn mynd i lawr yn rhy dda. A dweud y gwir, mi wnaeth fy nhroi i'n anghenfil efo obsesiwn cwsg, yn dyheu am hanner cyfle i gau fy llygaid am ychydig. (Doeddwn i ddim yn berson dymunol – gofynnwch i'r gŵr.) Roedd ein babi bach cyntaf yn eithaf da efo'r busnes cysgu yma: mi fyddai'n mynd i lawr am gwsg bach yn ddidrafferth, a phan ddaethon ni adre gyntaf, byddai'n deffro bob pedair awr i gael ei bwydo. Ond doedd yr ail fabi ddim yn gymaint o ffan o gael nap, gorffwys na chysgu yn gyffredinol – ac mi wnaeth hynny fy ngyrru i'n agos at wallgofrwydd. Ar ôl wythnos gyfan ohoni'n deffro bob awr, nos a dydd, i fwydo, heb fynd i gysgu yn unrhyw le ond arna i (gan beri i'r ferch hynaf ddeunaw mis oed dreulio'r diwrnod cyfan yn sgrechian arna i), mae'n deg dweud 'mod i ar y dibyn ... ar ddibyn bod eisiau cysgu yn rhywle, hyd yn oed os oedd hynny'n golygu cropian i fyny fy nhwll tin fy hun i gael hoe fach. Mi roeddwn i mewn cyflwr cynddrwg nes 'mod i'n teimlo bod yn rhaid imi ysgrifennu am y profiad a rhannu fy uffern efo pob mam arall sy'n mynd drwy'r un peth.

Rhywbeth tebyg i hyn wnes i ei ysgrifennu:

Dwi *MOR* flinedig nes 'mod i eisiau cropian i fyny fy nhwll tin fy hun am nap

Dwi mor flinedig nes 'mod i eisiau cropian i fyny fy nhwll tin fy hun am nap. Na, ddim y lle cyntaf fyddai neb yn ei ddewis fel lle i enaid gael llonydd. Ond dwi angen rhywle tywyll heb lot o bobol o gwmpas ac, yn bwysicach na dim, dwi angen rhywle na fyddai neb (hynny ydy, fy mabis bach i) byth yn meddwl edrych yno.

Ferched, ga' i gyflwyno fy nhwll tin? Yr un lle dwi'n sicr o fod yn saff rhag sgrechiadau a gofynion plentyn bach, wylofain babi newydd-anedig llwglyd (does bosib ei bod hi'n dal yn llwglyd a hithau ar fy mron i 24/7), y pentwr cynyddol o ddillad budr a'r ffenestri sy'n gacen drwchus o olion bysedd bach, nad ydw i'n gallu gweld drwyddyn nhw heb sôn am grynhoi'r egni i'w glanhau nhw.

Wneith rhywun, unrhyw un, plis ddweud wrtha i lle mae pen draw'r blinder yma sy'n difa meddyliau synhwyrol ac yn sugno eneidiau?! Pryd fydd 'na wahaniaeth rhwng nos a dydd? Pryd fydda i'n rhoi'r gorau i ddweud faint o'r gloch ydy hi yn ôl pa mor debyg ydy fy mronnau i ddau ben bach yn gwisgo hetiau bach brown?? A phryd, o pryd, fydd fy nhin i'n stopio edrych fel lle da i wthio fy mhen iddo fo?!

Dwi eisiau (na, i'r diawl â hynny), dwi ANGEN gwybod bod 'na ddiwedd i'r artaith yma. Fod fy mywyd, sydd ar hyn o bryd yn nosweithiau diddiwedd a dyddiau niwlog, ar ryw bwynt yn dechrau ymdebygu i'r hyn oedd o o'r blaen. Bywyd lle nad ydy pedwar o'r gloch y bore yn golygu codi'n hwyr. Mewn gwirionedd, bywyd lle caiff pedwar o'r gloch y bore fynd i'r diawl, oni bai ei fod yn cyd-daro efo fi'n dawnsio fel peth gwyllt ar ôl mwynhau un neu ddau (neu lawer iawn mwy) o goctels drud ond hyfryd o gry'. Dyna'r UNIG ffordd ddylai pedwar o'r gloch y bore fod yn rhan o 'mhrofiad i o gwbl.

O ddifri, esboniwch hyn i fi. Sut ddiawl ydw i fod i allu cadw fy hun, heb sôn am berson bach, yn fyw ac yn ddiogel, os nad oes gen i ddigon o egni i gofio fy enw fy hun, heb sôn am pryd wnes i fwydo ddiwethaf neu beth wnes i efo'r clwt dau o'r gloch y bore? Dwi'n siŵr y bydd parsel drewllyd canol nos yn dod i'r fei rywbryd ... yn dynn ar sodlau ysfa ofnadwy i chwydu wrth i fi gael llond trwyn annisgwyl o'r arogl unigryw sydd wedi cael ei berffeithio gan yr un fach.

Mae bywyd mam babi newydd-anedig, a waeth i ni wynebu hynny, mam unrhyw leidr cwsg sy'n cael ei adnabod yn fwy cyffredin dan yr enw 'ein hepil', yn ymestyn o'i blaen mewn un caddug niwlog o fwydo, clytiau budr, bronnau chwyddedig, sterileiddio a chamu 'nôl ac ymlaen yn y cyntedd, i gyd wrth drio brwydro yn erbyn yr ysfa i lofruddio partner sydd yn y gwely'n chwyrnu'n braf. O, mor lwcus ydy o nad oes gen ti ddigon o egni i wasgu'r gobennydd dros ei wyneb cysgu hunanfodlon. (Nac oes, does 'na ddim byd tebyg i ddicter di-gwsg mam newydd am ddau o'r gloch y bore.)

Mae diffyg cwsg, a dyheu am bedair awr o gwsg di-dor, yn llyncu pob munud o'n horiau ni yn effro, sydd i bob pwrpas yn golygu ein bod ni'n cael ei lyncu ganddo 24/7. Rydyn ni'n postio negeseuon amdano ar Facebook, yn ei drafod ar sawl fforwm, yn casáu'r rhai sy'n llwyddo i'w gael ac yn pledio ar unrhyw un sy'n barod i wrando am gyngor doeth ynglŷn â sut i gael y plantos i gysgu am fwy na dwy blydi awr ar y tro.

O, am drysor amserlen pedair awr. Am lawenydd gallu cysgu tan chwech y bore. Y pleser pur (ydw i'n mynd i feiddio dweud hyn, rhag ofn na fydd o byth yn digwydd?) – y pleser pur o allu mynd i'r gwely gan wybod na fydd yn rhaid codi ohono fo am saith awr fendigedig. Pryd, o pryd, fydda i'n cael gwneud hynny?

Mi wna i ddweud wrthach chi. 'Dim ffycin syniad o'r gloch', dyna i chi pryd.

Yn y cyfamser, bobol, mi ydych chi'n gwybod ble allwch chi ddod o hyd i fi ...

CANLLAW 'POB MAM' I EUOGRWYDD MAM

(I'W DDARLLEN PAN FYDD ANGEN I TI ROI CIC FAWR YN NHIN EUOGRWYDD MAM)

Rydyn ni'n treulio naw mis yn trio byw fel angylion organig a bron iawn fel merched gwyryf sydd wedi cael tröedigaeth, yn gwneud popeth o fewn ein gallu i dyfu person bach iach. Yn rhoi coel ar bob eli gwyrthiol, fitamin, dosbarth geni a llyfr welwn ni. Beth sy'n gwneud i ni ddal i gredu, drwy'r holl bartïon di-alcohol, y stêcs wedi'u coginio'n gols a'r wyau efo melynwy concrit anfwytadwy?

Y gred yna ein bod ni'n gwneud popeth o fewn ein gallu i roi'r dechrau gorau mewn bywyd i'n rhai bach. Ac unwaith y byddwn ni wedi cyflawni'r dasg o dyfu a dod â pherson bach iach i'r byd, y bydd y pwysau'n ysgafnach, y byddwn ni'n gallu llongyfarch ein hunain a mwynhau'r babi a'r holl bethau sy'n gwneud i ni deimlo'n normal ac yn rhan o'r gymdeithas ehangach.

Hy! Sôn am dwyllo ein hunain!

Pam nad oes neb yn ein rhybuddio ni mai dim ond y darn o fynydd iâ euogrwydd mam sydd yn y golwg ydy bod yn feichiog? Y byddwn ni, ar ôl dod yn fam, yn swp o nerfau, yn teimlo'n euog am bopeth rydyn ni'n ei feddwl, yn ei deimlo, yn ei ddweud, yn ei wneud, ddim yn ei wneud, yn ei feddwl a'i wneud, y pethau nad ydyn ni'n llwyddo i'w gwneud, yn breuddwydio am eu gwneud, yn teimlo ddylen ni fod yn eu meddwl, yn eu teimlo, yn eu dweud, yn eu gwneud ... ? Mae'n blydi lladdfa.

Ferched, croeso i fod yn fam. Yr unig gyflwr lle mae un cyffyrddiad efo cadach mwslin yn gallu dy droi di o fod yn teimlo ar ben dy ddigon i deimlo fel lwmpyn o gachu. Mae hi'n frwydr gyson rhwng yr hen ni a'r fam newydd, nad ydyn ni'n ei hadnabod yn iawn ac nad ydyn ni'n gyfarwydd â hi. Ond dyma hi, yn bowld i gyd, yn gwthio'i hun i'n hymwybyddiaeth ac yn gwneud i ni deimlo'n euog ac yn ofidus am y pethau mwyaf chwerthinllyd, pethau na fyddai'r hen ni wedi meddwl ddwywaith amdanyn nhw.

Rydyn ni i gyd wedi bod yna, ac mae'n rhan o brofiad beunyddiol y rhan fwyaf o famau.

Dychmyga dy fod ti'n cael un o'r dyddiau gorau ers i ti esgor. Mi wyt ti'n deffro ar ôl tair awr o gwsg di-dor (dyna ydy noson o gwsg i ti erbyn hyn), mae'r un bach yn bwydo pryd mae o i fod i fwydo, ac mi wyt ti wedi llwyddo i gael cawod – ia, cawod – a'r cyfan cyn hanner dydd. Mi wyt ti'n teimlo'n blydi anhygoel. Wedi dallt y busnes bod yn fam yma. Wedyn bang! Mae euogrwydd mam yn taro'n ddirybudd, yn rhoi ergyd i ti ar dy foch, yn dy daflu di oddi ar dy echel ac yn gwneud i ti deimlo fel mam ofnadwy.

Mae'r gloch yn canu, a'r ornest yn dechrau.

Yn un gornel mae'r hen ti, sy'n dy siarsio di i gallio: dim ond dymi/potel/clwt budr/gwydraid o win/noson allan/llaeth powdr ydy o (mae'r rhestr yma'n bell o fod yn gyflawn). Does gen ti ddim byd i deimlo'n euog yn ei gylch. Mi wyt ti'n gwneud gwaith gwych. Yn y gornel arall mae euogrwydd mam, sy'n cnoi dy berfedd di, yn bloeddio nad da lle gellir gwell, sy'n dad-wneud unrhyw waith da blaenorol a dy adael di'n gwegian, yn llanast euog wrth i ti drio tawelu babi sgrechllyd gan deimlo fel y fam waethaf yn y byd ac yn cwestiynu pam ddiawl wnest ti erioed feddwl dy fod ti'n mynd i lwyddo i wneud hyn?

Mae hyn i gyd yn digwydd cyn i ti hyd oed fentro ystyried y pryderon nad wyt ti'n treulio digon o amser efo unrhyw blant eraill sydd gen ti. Neu ystyried nad wyt ti wedi cael rhyw neu hyd yn oed sgwrs am rywbeth heblaw babis efo dy bartner ers dydd Sul y pys. O wybod bod pob rhan o'r corff i'r gogledd o dy fotwm bol yn debycach i *Planet of the Apes* na *Pretty Woman*.

Rydyn ni i gyd yn euog o'r cyhuddiad.

Bob dydd, mae mamau'n wynebu dwy frwydr. Un frwydr i gyrraedd amser gwely efo pawb yn fyw ac yn iach a'r llall yn frwydr ddiddiwedd efo ni ein hunain a'r euogrwydd sy'n gallu bod mor llethol ar adegau nes ein bod ni'n rhoi'r ffidil yn y to ac yn dweud i'r diawl â hi. A'r euogrwydd sy'n cario'r dydd. Dwi'n mynd i gosbi fy hun. Dwi'n mynd i fod yn gaethwas, ac euogrwydd mam ydy fy meistr. Dwi'n ildio.

Paid â gadael iddo fo dy drechu di; mi wyt ti wedi dallt y busnes bod yn fam yma. Sut ydw i'n gwybod hynny? Dwi yno efo ti. Mi rydw i, fel pob mam newydd arall, yn delio efo babis, fy iawn bwyll ac euogrwydd di-baid bob dydd. Wyt ti'n gwybod beth wnaeth i fi gamu'n ôl a dod at fy nghoed? Fy mhlant bach i. Ar ôl i'r ail ferch gael ei geni, dwi'n cofio bwrw 'mol wrth y gŵr nad oeddwn i'n fam ddigon da, pan welais i rywbeth a hoeliodd fy sylw ac atal y dagrau fel diffodd tap. Rhywbeth mor bwerus nes iddo ddisodli unrhyw euogrwydd roeddwn i'n ei deimlo a gwneud i mi ddechrau chwerthin fel peth gwirion, chwerthin o ryddhad.

Pan oeddwn i ar ganol datgan wrth y gŵr 'mod i'n fam gachu (yn sgil y ffaith nad oeddwn i'n gallu tynnu digon o laeth o'r fron iddo fo allu bwydo er mwyn i fi gael cysgu) ac yntau'n trio fy nghysuro nad oedd hynny'n wir, am y milfed tro y bore hwnnw, mi sylwais i ar rywbeth a wnaeth bob dim yn iawn. Fy mabi bach i, yn cysgu efo gwên laethog, braf ar ei hwyneb.

Oedd hi'n meddwl fy mod i'n fam wael? Oedd hi'n meddwl ei bod hi wedi cael mam ddiffygiol ac eisiau fy ngadael? Digon teg, mae'n bosib ei bod hi eisiau llai o wylofain a rhincian dannedd, ond doedd hi ddim yn malio'r un botwm corn am unrhyw beth arall.

Ti'n gweld, er gwaetha'r dyddiau sy'n teimlo fel uffern i ni, er gwaetha'r teimladau euog, dydy ein babis bach ni ddim yn malio'r un ffeuen. Maen nhw'n berffaith fodlon efo'r person blinedig a straenllyd yma sy'n gofalu amdanyn nhw ddydd a nos er gwaetha'r oglau sy'n dod o'u clytiau nhw. Iddyn nhw, allwn ni ddim gwneud unrhyw beth o'i le. Felly, mae angen i ni ddechrau edrych arnom ein hunain drwy eu llygaid nhw. Rydyn ni'n blydi arwyr sydd wedi tyfu pob darn o'u cyrff nhw ar ein pennau ein hunain, a rŵan yn eu cadw nhw'n fyw bob dydd. Oni bai amdanon ni, fydden nhw ddim yma – sy'n golygu ein bod ni, famau, yn aruthrol, er gwaetha'r hyn sydd gan yr euogrwydd yna i'w ddweud i drio gwneud i ni deimlo'n wael amdanom ein hunain.

Mae hi'n hen bryd i ni famau floeddio'n un côr: 'Hei, euogrwydd mam, dos i ganu cyn i'r fi hollol flinedig roi cic i ti yn dy din afiach a sbeitlyd i ganol y pentwr yna o glytiau budr, yr un dwi heb ei glirio eto nac yn teimlo'r un iot o euogrwydd am y peth!'

Amen, ferched!

PENNOD 8

AR ÔL PARTI DATHLU'R BRYCH – Y WAIN NA PHYLA AMSER?

Iawn, mae hi'n hen bryd i ni roi'r wain ar ôl geni o dan y chwyddwydr. Ddim yn llythrennol, yn amlwg – does dim angen i ni fod mor fanwl â hynny. Ond mae angen i'r wain ar ôl geni gael sylw haeddiannol, ac i ninnau fod yn ddigon dewr i gyfaddef pa mor blydi gwyrthiol ydy'r wain yn llwyddo i wthio person bach allan i'r byd, a gwella ar ôl gwneud hynny.

Beth am edrych ar fy un i gynta?

Amdani ...

Iawn, ar ôl geni fy mabi bach cyntaf, dwi'n gallu cofio meddwl, 'Dwi eisiau bod yn sloth.'

Ia, sloth.

Y creaduriaid bach rhyfedd yna sy'n byw yn yr Amazon (dwi'n meddwl) efo'r wyneb doniol a'r llygaid gwallgo.

Roeddwn i wedi penderfynu. A na, doeddwn i ddim yn poeni eu bod nhw'n hyll ac yn uffernol o flewog. Dyna oeddwn i eisiau bod, gan eu bod nhw'n symud yn arafach na malwen ar ei gwely angau.

Yr union gyflymder oedd yn addas i fi ar ôl gwthio person bach allan drwy fy ngwain. Taswn i'n symud mymryn yn gyflymach, roeddwn i'n teimlo y byddai fy ngwain ôl-esgor i, druan, yn ffrwydro'n belen o dân ac yn diflannu mewn pwff o fwg.

Wyt, mi wyt ti'n dallt, yn dallt yn well na neb os wyt ti wedi gwthio person bach allan o dy wain a'i bod hi bellach yn uffernol o boenus.

Os oedd dy wain di'n rhywbeth tebyg i f'un ar ôl cael fy mabi cyntaf, roeddwn i'n pendilio rhwng gofyn am ysgariad oddi wrth fy hanner isaf a dysgu cerdded o gwmpas y lle ar fy nwylo. Y symudiad lleiaf i'r de o'r botwm bol, ac mi fyddwn i'n cael trafferth anadlu a siarad – yn benysgafn oherwydd y boen ac yn sgrechian o 'nghrombil.

Pob herc, pob cam, bob tro roeddwn i'n eistedd i lawr, bob tro roeddwn i'n codi ar fy nhraed, pob amser bwydo, pob tro fyddwn i'n estyn fy llaw i nôl rhywbeth, roedd pob cyhyr yn sgrechian – oni bai fy mod i'n symud fel fy ffrind bach blewog, y sloth! A dydw i ddim yn sôn am sloth ifanc hyblyg sy'n gallu croesi metr o gangen mewn llai na chwe awr. Dwi'n sôn am hen daid o beth, sy'n symud yn arafach na malwen gloff.

Ti'n dallt? *Arafach na malwen gloff*, dyna'r cyflymder dwi'n sôn amdano fo.

Wir yr, dydw i *ERIOED* wedi teimlo poen debyg. Ac yn waeth fyth, doeddwn i ddim yn barod hyd yn oed i ystyried y byddwn i'n teimlo'r fath boen ar ôl rhoi genedigaeth.

Lle oedd fy meddwl i? A pham ddiawl nad oeddwn i hyd yn oed wedi meddwl am boen ar ôl geni babi ac ar ôl ymestyn fy ngwain i ddeg gwaith ei maint arferol?

Dwi'n beio'r holl gyhoeddusrwydd y mae geni plentyn yn ei gael. O ddifri, mae angen i ni ddechrau rhannu'r sylw sy'n cael ei roi i eni babis efo'n gweiniau druan fel ein bod ni i gyd yn barod am y posibilrwydd na fydd y boen ddirdynnol o reidrwydd yn dod i ben unwaith mae'r geni drosodd.

'Ooo, ond codi bwganod fyddai gwneud peth felly. Dychryn darpar famau druan. Does dim angen iddyn nhw glywed am y pethau drwg sy'n gallu digwydd. Mae angen iddyn nhw ddal i edrych ar yr ochr olau. Does dim angen iddyn nhw wybod y gwir!'

Dwi yma i ddweud: CACHU RWTSH.

Roeddwn i'n un o'r mamau newydd hynny oedd yn teimlo'n bositif am fod yn feichiog, geni plentyn a dod yn fam. Roeddwn i wedi paratoi ar gyfer popeth hyd at y geni ac wedi gwrando ar y geiriau mae pob merch feichiog wedi eu clywed o leiaf filiwn o weithiau cyn yr enedigaeth, a'u credu nhw hefyd: 'Wel, wrth gwrs, mae'n gallu bod yn boenus, ond unwaith fydd y babi yn dy freichiau, mi fydd hynny i gyd yn mynd yn angof.'

CACHU RWTSH! CACHU RWTSH!! CACHU RWTSH LLWYR!!!

Dwi ddim yn mynd i falu awyr efo ti. Os wyt ti'n mynd drwy brofiad geni sy'n creu trawma ac yn dy sigo di i'r byw, os ydy'r enedigaeth yn achosi cymaint o niwed i dy rannau isaf nes bod y cyfnod adfer yn un hir a phoenus, y peth gorau fedri di ei wneud ydy paratoi am hynny.

Mae dysgu y medri di deimlo'r fath boen ar ôl y geni, a sylweddoli bod gwella ar ôl cael babi yn golygu mwy na llyncu Ibuprofen neu ddwy, socian mewn bath halen a gwneud ymarferion llawr y pelfis i gywiro'r niwed i'r wain, yn brofiad ofnadwy, a ddylai'r un fam orfod wynebu hynny heb baratoi.

Fel sawl agwedd ar fod yn fam, dwi'n sylweddoli nad ydy hi'n bosib 'dallt' yn iawn nes i ti fyw'r profiad. Ond mi fyddai chydig o rybudd wedi bod yn ddefnyddiol. A dweud y gwir, mi fyddai wedi bod yn achubiaeth. Mi fyddai dallt ymlaen llaw y byddwn i'n teimlo'r awydd i dorri hanner isaf fy nghorff i ffwrdd/byw ar badiau mislif llawn iâ/archebu lle mewn uned adfer gweiniau wedi gwneud bywyd fel mam newydd yn gymaint haws.

Mi fyddwn i'n gwybod sut i wneud fy mywyd a fy ngwain mor gyfforddus â phosib. Mi fyddwn i'n gwybod sut i greu pad mislif llawn iâ. Mi fyddwn i hefyd yn gwybod eu bod nhw ar gael ar-lein, felly mi fyddai gen i lond bocs ohonyn nhw yn y rhewgell – rhag ofn. Yn lle hynny, mi ges i fy ngyrru adre, efo'r cyngor i roi ciwbiau iâ mewn gwlanen a llyncu tabledi lleddfu poen!

Dwi'n cofio llusgo fy nhraed ar hyd y lle – roedd cerdded fel hwyaden yn rhy uchelgeisiol hyd yn oed – yn gwingo mewn poen ac yn chwysu oherwydd yr ymdrech wrth i fi drio 'dal ati fel arfer' ar ôl geni fy merch hynaf. Roeddwn i'n meddwl bod y boen yn normal. Bod pob mam arall yn mynd drwy'r un peth, ac mai fi oedd yr unig un oedd yn methu ei ddioddef. Yr unig un oedd yn ymddwyn, os gwnei di faddau'r ymadrodd, fel babi mam. Roeddwn i wedi argyhoeddi fy hun bod y boen roeddwn i'n ei theimlo yn rhan naturiol o'r cyfnod ar ôl geni. Roeddwn i eisiau crio (ac yn aml yn crio) ar ôl unrhyw herc neu symudiad sydyn, felly, yn amlwg, doeddwn i ddim mor wydn â mamau eraill.

CACHU RWTSH!

Yr hyn na wnes i sylweddoli, oherwydd nad oedd neb wedi dweud wrtha i – doedd y pwnc ddim yn codi yn y llyfrau a'r cylchgronau geni a'r blogiau magu plant – oedd bod adferiad pob mam ar ôl geni plentyn yn wahanol, yn union fel y mae profiad geni pob mam yn wahanol. Mae rhai merched yn cael profiad geni ac adferiad cwbl anhygoel, yn teimlo'n gorfforol iach yn weddol fuan ar ôl yr enedigaeth (mi alla i dystio i hynny, gan mai dyna'r profiad ges i ar ôl geni fy ail hogan fach). Mae rhai merched yn cael profiad ofnadwy ac adferiad poenus sy'n drawmatig ac yn peri iddyn nhw fod eisiau osgoi'r profiad eto (mi alla i dystio i hynny hefyd, gan mai dyna'r profiad ges i ar ôl geni'r hynaf).

Pe bawn i wedi gwybod hyn i gyd – pe bai rhywun wedi crybwyll yr holl ganlyniadau posib, y da, y drwg a'r hynod drawmatig – mi fyddwn i'n fwy parod ar gyfer fy adferiad.

Yn hytrach na thrio bwrw drwyddi fel arfer, wrth ymlafnio i gael fy mabi cynamserol i fwydo a chydio ar y fron yn gywir; yn hytrach na gorfodi fy hun i ddiodde'r boen wrth estyn i fwydo'r babi yn ystod y bwydo nos; yn hytrach na stwffio fy hun i'r jîns mamolaeth a mynd allan am dro efo'r babi newydd (achos dyna mae pob mam newydd i fod i'w wneud, yndê?), mi fyddwn i wedi gofalu amdanaf fy hun yn iawn. Mi fyddwn i wedi gofyn am fwy o help. Mi fyddwn i wedi ymlacio mwy a gwneud yn siŵr nad oedd pobol yn disgwyl neu'n gofyn gormod. Fyddwn i ddim wedi gorfodi fy hun i diodde'n dawel a dal ati fel roedd pob mam arall i'w gweld yn ei wneud. Mi fyddwn i wedi sôn wrth fy ngŵr faint o boen oeddwn i ynddi, er mae'n siŵr bod ganddo ryw glem achos 'mod i wedi rhannu popeth arall roeddwn i wedi'i ddysgu o'r llyfrau. Mi fyddwn i wedi bod yn garedig efo fi fy hun. Mi fyddwn i wedi dangos mwy o barch i fy nghorff anhygoel a 'ngwain arwrol wrth iddyn nhw fynd drwy'r broses o adfer.

Mi fyddwn i wedi bod yn barod. O ganlyniad, mi fyddwn i wedi cael gwell adferiad. O ran bod yn fam, yr hyn dwi wedi'i ddysgu hyd yma ydy bod paratoi ar gyfer y gwaethaf a gobeithio am y gorau yn gweithio i'r dim.

Mae mor bwysig dweud y gwir plaen am ein profiadau, waeth pa mor frawychus ydyn nhw. Os nad ydyn ni'n gwneud hynny, gall y gwir fod yn fwy dychrynllyd fyth – a phwy sydd angen hynny ar ôl dod yn fam?

Mae'n arbennig o bwysig rhannu'r gwir am ganlyniadau ac effeithiau rhoi genedigaeth. Bob blwyddyn, mae miloedd o ferched yn dioddef trawma geni. Maen nhw gartre, yn gofalu am berson bach newydd-anedig, yn teimlo'n ynysig ac yn diodde'n dawel wrth wella ar ôl y geni.

Dyna wahaniaeth fyddai cael cynllun ar ôl geni yn ei wneud i famau newydd (yn union fel cynllun geni), a dyna lesol fyddai gallu ymgynghori â'r cynllun hwnnw i'w hadferiad a'u hansawdd bywyd. Cynllun yn manylu ar y canlyniadau posib a'r ffordd orau o ofalu am ein meddyliau a'n cyrff er mwyn hwyluso adferiad corfforol a meddyliol ar ôl geni. Oni fyddai'r broses gyfan yn llawer haws, yn llawer mwy caredig pe bai hynny'n cael ei ystyried yn normal? Yn lle hynny, mae miliynau o ferched ym mhob cwr o'r byd yn gofyn yr un cwestiwn: 'Pam na ddywedodd neb wrtha i?'

Er ein mwyn ein hunain, y wain ar ôl geni a'n lles corfforol a meddyliol, mae angen i ni baratoi ein hunain ar gyfer agweddau da, drwg a hyll bod yn fam – ac mi ddylai gofal ar ôl geni fod ar frig yr agenda.

Gwefusau gwae – na, ddim y rhai ar dy wyneb
(Cerdd o wrogaeth i wain ddolurus a chwyddedig)

Er parch at weiniau ôl-esgor a'u perchnogion ledled y byd, dyma gerdd fach i godi gwên yn wyneb yr arswyd o feddwl am weld ein gwain ôl-esgor am y tro cyntaf. (Gyda llaw, mi ges i fy ngolwg gyntaf ar fy ngwain ôl-esgor mewn drych a roddwyd i fi gan fy mydwraig Ffrengig o flaen fy ngŵr, 48 awr ar ôl gwthio person bach allan ohoni.)

Rhwng fy nghluniau, drych didostur
Roddodd i fi sioc annifyr.

Mi oeddwn wedi disgwyl, wel'di,
Na fyddai'r ardd o safon Chelsea.

Ond ffycin hel, mae hyn yn wallgo.
Sut ga' i secs eto, heb sôn am biso?

Ia, profiad gwaetha'r holl brofiadau –
Astudio'th ffw-ffw gefn dydd golau.

Mi fyddai'n gysur, meddai'r fydwraig –
Ond dychryn wnes wrth weld ceg penwaig.

Fuodd hi 'rioed mor ddel â hynny,
Ond mae gwaed a phwythau'n ei gwaethygu.

Does neb yn sôn am yr holl chwyddo
Sy'n bosib wrth i fabi basio.

Beichiogwn eto'n y dyfodol,
Os daw hi 'nôl i'w stad flaenorol.

Sna'm dewis ond gori ar reu yn dawel,
A gweddïo na fydd fy narnau'n dymchwel.

CYNEFINO EFO BOD YN FAM

Mae ysgrifennu'r is-bennawd yma wedi gwneud i fi chwerthin yn uchel, achos dim ond rŵan, bum mlynedd ers imi ddod yn fam, ac ers hynny'n fam i ddwy ferch fach, dwi'n teimlo fy mod i'n cynefino efo bod yn fam ac yn dechrau magu hyder. Ond yn ystod dyddiau cynnar bod yn fam, roeddwn i bron torri 'mol eisiau cynefino'n syth bin. Roeddwn i eisiau teimlo'n gwbl hyderus yn yr hyn roeddwn i'n ei wneud, a hynny ar unwaith. Hen dro na fyddai rhywun wedi dweud wrtha i nad oeddwn i fod i wybod beth oeddwn i'n ei wneud, ac mai'r unig gynefino oedd ei angen oedd i fi ddod i arfer efo gwisgo dillad nos drwy'r dydd a mwynhau cacen siocled i frecwast heb boeni, cyn belled â fy mod i a'r babi yn hapus ac yn iach.

Os ydw i'n onest, wnaeth pethau ddim dechrau setlo tan ar ôl i'r cam newydd-anedig basio (pan wyt ti'n cael yr argraff fod popeth yn newid bob awr, yn bennaf am eu bod nhw). Roedden ni wedi sefydlu trefn erbyn hynny, ac roedd gen i well syniad (o ryw fath) beth roeddwn i'n ei wneud.

Yn ystod y cyfnod hwn, roedd cyflwr fy iechyd meddwl yn ffactor pwysig. Roedd trio dod i delerau efo bod yn fam newydd a rheoli fy iechyd meddwl yr un pryd yn waith caled. Dim ond ar ôl cymryd gwrth-iselyddion wnes i ddechrau teimlo 'mod i'n gallu delio efo'r ddau beth.

Roedd y tabledi'n clirio'r niwl roeddwn i wedi bod yn ymbalfalu drwyddo ac yn ysgafnhau baich trwm yr iselder. Mi wnaethon nhw fy ngalluogi i weld yn glir ein bod ni'n cael bargen wael o ran y ddelwedd o fod yn fam sy'n cael ei hyrwyddo tra ydyn ni'n feichiog. Dyma'r tro cyntaf i fi oedi a chwestiynu'r holl lyfrau, y blogiau a'r cylchgronau a holi ble oedd yr hanesion go iawn am fod yn fam? Y rhai oedd yn dweud profiad mor anhygoel oedd o, ond hefyd yn cyfeirio at ba mor flinedig a llethol y gall fod. Pam nad oedd yr un o'r cyfryngau hyn wedi cynnwys unrhyw wybodaeth am iechyd meddwl y fam a sut i gadw'n gryf yn feddyliol?

Dyma'r cwestiynau wnaeth fy sbarduno i weithredu. Tra oedd Éva yn cysgu, mi wnes i ddechrau cofnodi fy mhrofiadau o fod yn fam a'm hiechyd meddwl. Mi wnes i rannu fy erthyglau efo'r gŵr i ddechrau, a fo wnaeth fy mherswadio i'w rhannu nhw efo ffrindiau oedd hefyd yn famau. Mi wnaethon nhw eu mwynhau yn arw, ac mewn dim o dro, roedd y grŵp darllen wedi tyfu yn ddeugain o famau – ffrindiau a mamau fy ffrindiau oedd yn famau – i gyd yn darllen fy erthyglau ac yn anfon adborth ac yn rhannu eu profiadau hwythau. Mi drodd y grŵp darllen yn flog a grŵp Facebook cyfrinachol o'r enw 'The Baby Bible'. Roedd y blog a'r grŵp

Facebook yn ymgorffori'r ethos o gefnogi pob mam – heb feirniadu. Roedden nhw'n cynnig lle diogel a chefnogaeth i famau gael trafod pob agwedd ar fod yn fam. Aeth y gair ar led, ac mi ddatblygodd yn sydyn o ddeugain mam yn cynnig adborth ar fy ysgrifennu i dros bedair mil o famau'n rhannu cyngor a chymorth heb feirniadu. Roedd sylweddoli faint o famau oedd eisiau clywed profiadau gonest mamau yn agoriad llygad go iawn, ac mi wnes i ddallt nad fi oedd yr unig un oedd angen hyn.

Am y tro cyntaf ers imi fod yn fam, roeddwn i'n teimlo fy mod i'n dychwelyd i ryw fath o drefn. Roeddwn i'n cynnal fy iechyd meddwl efo gwrthiselyddion, wedi ailafael mewn ioga, ac roedd gen i grŵp agos o ffrindiau oedd wedi dod yn famau tua'r un pryd. Roeddwn i'n ysgrifennu bob cyfle gawn i, ac roedd hynny'n fy ngalluogi i fynegi'r heriau roeddwn i wedi'u hwynebu. Roedd cael y gefnogaeth a'r rhwydwaith o famau ar grŵp The Baby Bible yn fendith. Fydda i byth yn gallu diolch digon i'r mamau anhygoel yn y grŵp yma sydd wedi cynnig cymaint o gariad, cefnogaeth a chwerthin i fi dros y blynyddoedd diwethaf ac sy'n dal i wneud hynny hyd heddiw. Dwi'n eich ystyried chi i gyd yn ffrindiau ac yn gobeithio y cawn ni gyfarfod dros wydraid o win pefriog ryw ddiwrnod.

PENNOD 9

TRA BO TRI

Roedd Éva tua deg mis oed pan wnaethon ni ddechrau trafod cael ail blentyn.

Roeddwn i wastad eisiau cael plant yn agos at ei gilydd o ran oedran, a doeddwn i ddim eisiau ei gadael hi'n rhy hir cyn trio am ail un – a finnau'n gweld fy nhridegau hwyr ar y gorwel. Ond roedd angen pwyso a mesur y pryderon – y rhai arferol ynghlwm wrth drio eto yn ogystal â rhai mamau efo hanes o heriau iechyd meddwl. Mi fues i a Jamie yn trafod yn ddwys oedd hi'n ddiogel cael plentyn arall. Pryd ddylen ni ddechrau trio? Pa mor hir oedd angen i ni aros? Ac a fyddai fy salwch yn taro eto? Wrth edrych yn ôl rŵan, mae'n frawychus cydnabod bod ein diffyg ymwybyddiaeth o'r salwch yn golygu nad oedden ni wedi sylweddoli bod y salwch yn dal yna. Er fy mod i'n teimlo'n well nag oeddwn i ers cael Éva, doeddwn i'n dal ddim wedi dod drosto'n iawn.

Doedd dim posib cael gafael ar gyngor am gael ail fabi ar ôl dioddef efo PND. Doedd dim grwpiau cymorth a doedden ni ddim yn gallu siarad efo neb, gan nad oedden ni'n adnabod neb oedd wedi bod drwy'r un profiad. Dwi'n cofio sôn wrth y doctor am ein pryderon, a chael gwybod y dylai beichiogi eto fod yn 'iawn'. Doedd y ffaith 'mod i wedi dioddef efo PND y tro cyntaf ddim yn golygu y byddai'r un peth yn digwydd eto. (Ar y pwynt yma, doeddwn i ddim wedi cael diagnosis o seicosis ôl-esgor – mi gei di glywed mwy am hynny yn nes ymlaen). Yr unig gyngor ges i oedd dechrau dod oddi ar y tabledi gwrth-iselder cyn i ni ddechrau trio. Felly dyna wnes i.

Mi ddechreuon ni drio am fabi rhif dau yn gibddall o ddiniwed y byddai popeth yn iawn, gyda ffydd ym marn y doctor – y byddai babi arall yn debygol o helpu i gael trefn ar fy hormonau. Fis yn ddiweddarach, roeddwn i'n feichiog. Roedd Éva yn un mis ar ddeg oed, roeddwn i wedi rhoi'r gorau i'r tabledi, ac yn ôl y prawf beichiogrwydd a maint fy mronnau (enfawr), roedden ni'n cael babi arall. Roedden ni'n dau wrth ein bodd ein bod ni wedi llwyddo mor sydyn, ac wedi ein cyffroi'n lân am fod pethau'n dechrau edrych yn well ar ôl uffern y misoedd blaenorol. Fel teulu, roedden ni'n ôl ar y trywydd iawn, yn gwireddu ein breuddwyd o gael babi arall, brawd neu chwaer i Éva.

FY AIL FEICHIOGRWYDD – WNES I ERIOED DDISGWYL TEIMLO FEL HYN YN DISGWYL

Wrth edrych yn ôl, a bellach yn rhydd o salwch meddwl (sy'n helpu), dydw i ddim yn gallu credu 'mod i'n synnu 'mod i'n teimlo fel roeddwn i wrth ddisgwyl ein hail fabi. Roeddwn i wedi brwydro yn erbyn dau salwch meddwl am un mis ar ddeg (er nad oeddwn i wedi cael diagnosis o un ohonyn nhw), ac wedi bod yn cymryd cwrs o dabledi gwrth-iselder. Er bod y doctor wedi dweud y dylai popeth fod yn iawn, heddiw, efo meddwl sydd bellach yn iach a rhesymegol, dydw i ddim yn gallu dallt yn iawn pam na wnes i ei gwestiynu. Dwi'n gwybod pa mor chwerthinllyd – a pheryglus – mae hyn yn swnio wrth i ti ddarllen y geiriau yma. Dwi'n gwybod dy fod ti'n meddwl, 'Beth ddiawl oedd ar eu pennau nhw? Wrth gwrs ei bod hi'n rhy fuan! Pam nad oedden nhw'n gallu gweld hynny? A pham wnaeth y doctor ddweud bod popeth yn iawn?'

Dwi'n gwybod dy fod ti'n gofyn hynny, achos dwi'n gofyn yr un pethau. Ti'n gwybod be? Does gen i ddim ateb i'w gynnig. Dim un o gwbl. Coelia di fi, dwi'n eistedd yma rŵan yn ysgwyd fy mhen ac yn crafu am ateb. Ond y cyfan sydd gen i ydy'r gwirionedd 'mod i eisiau babi arall ac nad oeddwn i eisiau i'r salwch ddwyn hynny oddi arna i; roedd o eisoes wedi cymryd gormod. Roeddwn i'n sâl a doedd gen i na'r gŵr grebwyll go iawn o'r hyn roedden ni'n ei wynebu, o beth oedd y salwch. Mi wnaethon ni roi ein ffydd yn y doctor a meddwl y byddai popeth yn iawn. Ar ben y ffaith fod y feddyginiaeth wedi gwneud i fi deimlo'n iawn eto, roedden ni'n dau yn meddwl 'mod i wedi dod drwy'r salwch a'n bod ni'n barod i fwrw mlaen efo gweddill ein bywydau. Roedden ni'n anghywir. Mor anghywir.

BOD YN FEICHIOG A PND – 'PLIS, PAID Â GWNEUD I FI FYND DRWY HYN ETO'

Dyma wnes i ofyn – na, pledio ar fy ngŵr i addo i fi. Dwi'n cofio'r foment efo cymaint o eglurder a phoen nes bod gweld y geiriau ar ddu a gwyn yn mynd â fi'n syth yn ôl: pum mis yn feichiog, yn sâl ac yn gaeth i'r gwely ac yn cael fy mwyta'n fyw gan euogrwydd am na fedrwn i ofalu am fy mhlentyn cyntaf yn iawn.

O'r dechrau'n deg, roedd yr ail feichiogrwydd yn un anodd. Mi wnes i feichiogi pan oeddwn i'n teimlo'n dda ac yn argyhoeddedig fy mod i wedi goresgyn yr iselder ôl-enedigol. Doedd gen i ddim syniad mai newydd ddechrau oedd fy mrwydr i – a bod pethau ar fin gwaethygu cryn dipyn cyn y dôi haul ar fryn.

Ti'n gweld, er imi drio gwadu'r peth yn ystod y misoedd cynnar, a beio'r diffyg egni, y blinder a'r hwyliau isel ar salwch bore a thrafferthion y deuddeg wythnos gyntaf, doedd dim gwadu bellach nad oedd y salwch roeddwn i'n argyhoeddedig 'mod i wedi'i oresgyn yn ei ôl. Cyn beichiogi am yr eildro, roeddwn wedi cysuro fy hun y byddwn o leiaf yn barod pe bawn i'n mynd yn sâl eto'r tro yma. Yn anffodus, nid felly y bu.

A pham ddylai hynny fod wedi digwydd? Mae'n gwestiwn digon teg. Fe fyddai unrhyw un efo owns o synnwyr cyffredin wedi sylweddoli bod salwch meddwl yn fwy tueddol o ddigwydd eto ar ôl ei brofi unwaith – yn enwedig ar ôl gadael cwta 11 mis i addasu i fod yn fam, cydnabod bod gen i salwch meddwl a thrio'i oresgyn. Ond wnaeth hynny ddim hyd yn oed groesi fy meddwl i ar y pryd. Wnes i erioed feddwl: Hei, beth am oedi, mi wyt ti wedi bod drwy'r felin. O na, ar ôl popeth roeddwn i wedi'i ddioddef yn fy mrwydr yn erbyn PND, yr holl bethau roedd o wedi'u dwyn oddi arna i a sut oedd o wedi fy nal i'n ôl, roeddwn i'n benderfynol nad oedd o'n mynd i ddwyn fy mreuddwyd o gael mwy o blant hefyd – waeth beth fyddai'r gost, i fi neu i fy iechyd. Erbyn hyn, dwi'n sylweddoli bod hyn yn anhygoel o naïf, heb sôn am blydi peryglus.

Fodd bynnag, dyma'r sefyllfa roeddwn i ynddi, a dyna'r cardiau oedd yn fy llaw. Yr unig ddewis oedd dal ati a gobeithio y byddwn i'n cyrraedd y lan efo babi iach a meddwl iach. Ond yr eiliad honno, pan oeddwn i (unwaith eto) yn colli gafael ar fy iechyd meddwl ac yn gafael yn dynn yn fy ngŵr, doeddwn i ddim hyd yn oed yn gallu dechrau dychmygu sut fyddwn i'n ymdopi yn ystod y misoedd nesaf heb i rywbeth ofnadwy ddigwydd i fi.

Roeddwn i wedi dechrau dioddef yn gorfforol ac yn feddyliol yn weddol gynnar yn ystod fy meichiogrwydd. Ond pan ges i wybod 'mod i'n cael cyfangiadau ar ôl 16 wythnos a bod fy mhwysedd gwaed i mor isel fel na chawn i yrru mwyach, mi wyddwn i fod 'na ddyddiau anodd i ddod.

Roeddwn i'n torri 'nghalon am nad oeddwn i'n gallu bodloni anghenion Éva, fy merch fach egnïol. Bob tro y byddai'n gofyn i fi ei chodi a'i chario o gwmpas, mi fyddai tynhau cyfarwydd y cyfangiadau'n ailddechrau a minnau â dim dewis ond ei gollwng hi. Mi fyddai'n edrych arna i'n ddigalon, wedi siomi am nad oedd ei mam yn gafael ynddi hi. Gan fod Éva wedi cyrraedd yn gynnar, roeddwn i'n gwybod bod 'na siawns go dda y byddai'r babi bach newydd yn dilyn ôl ei throed. Dyna ddechrau misoedd o deimlo'n euog am esgeuluso fy merch fach ac am fod yn fam wael, ar ben panig affwysol y byddwn i'n gyfrifol am esgor yn gynnar os nad oeddwn i'n gorffwys yn ôl y gofyn. Roedd y baich deublyg yn rhy drwm i'w ddioddef ar adegau.

Roeddwn i wedi mwynhau pob eiliad o fod yn feichiog am y tro cyntaf (unwaith roeddwn i wedi pasio'r cyfnod salwch bore). Roeddwn i wedi bod yn egnïol, yn effro ac yn fwy bodlon fy myd nag erioed o'r blaen. Roeddwn i wir yn ffynnu ac yn mwynhau cynllunio dyfodol ein teulu bach.

Ond roedd bod yn feichiog yr ail waith yn hollol wahanol. Roeddwn i mor swrth nes bod codi o'r gwely yn drech na fi – neu hyd yn oed aros yn effro ambell ddiwrnod. Yn lle'r teimlad o foddhad heddychlon oedd gen i yn ystod fy meichiogrwydd cyntaf, roedd yna banig a gorbryder llethol. Ar ben hynny, yn aml iawn roedd fy hwyliau mor isel a gwantan nes gwneud i fi deimlo 'mod i'n cerdded drwy fwd heb gyrraedd unrhyw le. Mi wnes i droi'n ynysig, yn rhy ofnus i adael y tŷ, ac roedd meddwl am gymdeithasu efo ffrindiau yn gwneud i mi fod eisiau hel fy mhac a dianc o'r wlad. Roeddwn i'n casáu fy hun i'r fath raddau nes i fi ddweud wrth fy ngŵr am fy ngadael i sawl tro, gan ychwanegu na fyddwn i'n ei feio o pe bai'n gwneud hynny. Heddiw, wrth edrych yn ôl ar y cyfnod hwnnw, chwe mis yn feichiog ac yn llawn babi ac anobaith, dydw i ddim hyd yn oed yn adnabod y ferch oeddwn i bellach.

Drwy gydol fy meichiogrwydd, fy ofn mwyaf oedd: Beth os mai dyma pwy ydw i rŵan? Beth os ydy'r salwch wedi gafael i'r fath raddau nes mai dyma pwy fydda i, a'r salwch yn gryfach nag erioed, unwaith fydd y babi'n cyrraedd? Sut ar y ddaear ydw i'n mynd i allu gofalu am blentyn bach a babi newydd os ydw i'n sâl?

Roeddwn i'n teimlo'n hyll y tu mewn a'r tu allan, wedi fy nryllio gan hunan-amheuaeth, gorbryder a dicter. Os nad oeddwn i'n cael help, mi wyddwn y byddai'n amhosib i fi gario mlaen. Dyma pryd y gwnes i benderfynu dewis cwnsela am y tro cyntaf. Roedd angen i fi gael trefn ar fy meddwl er mwyn y gŵr, fy hogan fach a'r babi newydd oedd ar fin cyrraedd y byd.

Mi wnaeth therapi siarad fy helpu i'n fawr. Roedd yn cynnig lle diogel i fi ddadlwytho'r meddyliau mwyaf gwallgof a thywyll, heb gael fy meirniadu. Roedd yn gadael i fi leisio'r holl feddyliau a theimladau oedd yn berwi yn fy meddwl, ac yn fy nghadw i'n effro am oriau bwy'i gilydd. Roedd y panig yng ngwaelod fy stumog a'r don gyson o euogrwydd, pryderon a hunan-amheuaeth yn fy mhen yn ei gwneud hi'n amhosib imi gysgu. Mi wnes i feddwl na fyddwn i byth yn gallu cysgu eto.

Pan gerddais i allan o'r sesiwn gyntaf, roeddwn yn teimlo fymryn yn ysgafnach, fymryn yn fwy rhydd, efo chydig mwy o reolaeth ar bethau.

Mi ges i flas o'r addewid na fyddwn i'n teimlo fel hyn am byth, fod yna ffordd allan – waeth pa mor hir fyddai'n ei gymryd i gyrraedd y pen draw hwnnw.

Mi sylwodd fy ngŵr hefyd ar y gwahaniaeth ynof fi – ac ynddon ni – ar ôl i fi fynychu'r sesiynau. Roeddwn i'n mynd ddwywaith yr wythnos i ddechrau, yna unwaith erbyn diwedd y beichiogrwydd, ond efo'r opsiwn i fynd yn amlach os oeddwn i'n cael wythnos arbennig o wael.

Doedd cwnsela ddim yn ateb hawdd. Roedd yn debyg i gael cydymaith, rhywun oedd yn gwybod am fy ofnau tywyllaf, fy mhryderon mwyaf eithafol ond ddim yn fy meirniadu, ond yn hytrach yn fy helpu i weithio drwyddyn nhw, yn rhannu'r baich nes 'mod i'n ddigon cryf eto. Mi wnes i feithrin sgiliau a thechnegau ymdopi dwi'n dal i droi atyn nhw heddiw. Mi roddodd hwb i fy hyder yn fy ngallu fy hun ac mi helpodd i dawelu'r cywilydd roeddwn i'n ei deimlo am fod yn sâl.

Pe bai rhywrai wedi dweud wrtha i, cyn cael plant a chyn dioddef efo salwch meddwl, ei bod hi'n bosib teimlo fel hyn pan oeddwn i'n feichiog, fyddwn i ddim wedi'u credu nhw. Cyn i fi ddod yn fam, roedd bod yn feichiog yn golygu hapusrwydd a bodlonrwydd gogoneddus wrth i fi dyfu'n ogoneddus o fawr. Roedd yn golygu bod yn hapus efo traed chwyddedig a bol chwyddedig. Roedd yn golygu bod â phwrpas. Roedd yn golygu bod yn ddiolchgar i'r bydysawd am y fraint o gael creu a chario bywyd. Roeddwn i'n teimlo'r holl bethau hyn pan oeddwn i'n feichiog am y tro cyntaf, felly mi wnaeth y sioc o deimlo'r fath dywyllwch yn ystod un o gyfnodau hapusaf fy mywyd fy ysgwyd i'r byw. Ar fy nyddiau tywyllaf, roeddwn i'n poeni y byddai'r tywyllwch yn cael ei basio ymlaen ac yn niweidio'r bywyd bach oedd yn tyfu y tu mewn i fi.

Roedd yn amser ofnadwy i fi a fy nheulu bach. Yn gaeth ar ynys o salwch meddwl heb unrhyw ffordd o ddianc. Mae'r cyfnod hwnnw'n dal yn niwlog. Caddug niwlog wedi'i orchuddio efo clogyn tywyll, sy'n dal i wneud i fi deimlo'n swp sâl pan fydd anferthedd yr hyn aethon ni drwyddo yn fy nharo.

Efallai fod y diolch i gyfuniad o sesiynau cwnsela a'r ymchwydd o hormonau yn nhri mis ola'r beichiogrwydd, ond mi wnaeth rhywbeth yn fy meddwl godi. Mi symudodd y clogyn tywyll oedd wedi gorwedd drosta i am y saith mis cynt, gan adael i chydig o oleuni bendigedig ddod i mewn. Mi wnes i sylwi 'mod i'n gallu anadlu'n haws, bod yna lai o banig yn cyfyngu ar f'anadlu i, ac nad oeddwn i'n meddwl 'Sut ydw i'n mynd i fynd drwy heddiw?' bob tro wrth ddeffro.

Roedd y rhyddhad yn sgil y seibiant hwn o'r salwch yn rhyfeddol. Roedd gen i ofn ymddiried ynddo fo, ond er gwaetha'r anghysur corfforol a phoen y cyfangiadau, roeddwn i'n teimlo'n feddyliol dda am y tro cyntaf ers imi feichiogi.

Roedd fy naïfrwydd am nerth y salwch hwn wedi diflannu, ac roeddwn i wedi bod drwy ormod i gredu bod y salwch wedi fy ngadael am byth. Ond roedd y ffenest hon o heulwen yn cynnig gobaith ei bod hi'n bosib teimlo'n dda eto yng nghanol anhrefn a dinistr y salwch.

Felly, os wyt ti'n feichiog ar hyn o bryd a'r profiad yn unrhyw beth ond gwych, dwi'n gobeithio y bydd clywed am fy mhrofiadau i'n rhoi cryfder a sicrwydd i ti nad wyt ti ar dy ben dy hun. Mae yna famau a darpar famau eraill sy'n wynebu'r un profiadau yn union. Yn bwysicaf oll, dwi'n gobeithio y bydd clywed am fy mhrofiadau yn rhoi gobaith i ti. Gobaith, er gwaetha'r frwydr i ddod, fod yna ffordd ymlaen i ti fod yn well unwaith eto a mwynhau bod yn fam – rhywbeth rwyt ti'n ei haeddu!

GENI AM YR EILDRO – 'MI FYDDWN I'N GWNEUD HYN ETO FORY!'

O'i gymharu â'r tro cyntaf, roedd geni'r eildro yn teimlo fel rhywbeth wedi'i sgriptio gan Mary Poppins. Mi alla i ddweud, efo fy llaw ar fy nghalon, 'mod i wedi mwynhau'r profiad. Ia, dwi'n gwybod 'mod i'n arfer syllu mewn rhyfeddod dryslyd ar famau oedd yn dweud hyn wrtha i. Ar ôl geni'r hynaf, doeddwn i ddim yn meddwl ei bod yn bosib dweud unrhyw beth cadarnhaol am eni babi, a bod unrhyw un oedd yn dweud eu bod nhw wedi cael profiad da yn rhan o ryw gynllwyn creulon.

Ond fel mae'n digwydd, roeddwn i'n anghywir. Ddeunaw mis ar ôl fy mhrofiad dirdynnol cyntaf o eni babi, roeddwn i'n ôl yn yr ystafell esgor yn cael profiad hollol wahanol. Diolch byth! Yn dilyn profiad truenus y geni a'r iselder ôl-enedigol arswydus wnaeth fy nilyn i allan o'r ystafell esgor, dwi'n gwybod y byddai profiad tebyg wedi bod yn ddigon amdana i. Fyddwn i ddim wedi gallu dod yn ôl o ymyl dibyn yr anobaith hwnnw am yr eildro. Doedd fy meddwl i ddim wedi gwella'n iawn; doedd o ddim yn ddigon cryf i gadw'r ellyllon hynny draw eto.

Mi fydda i felly'n fythol ddiolchgar am y profiad cadarnhaol o eni fy ail fabi bach. Mi fu'r cynhesrwydd cadarnhaol ges i gan y profiad yn gysur pan ddechreuodd pethau fynd yn anodd. Ond fel pob stori am roi genedigaeth, roedd 'na dro yn y gynffon o hyd: roedd yr esgor ei hun yn eithaf di-lol, ond mi gafwyd hen ddigon o ddrama yn ystod y cyfnod cyn y geni ac ar ôl hynny.

Mi ddechreuodd y cyfan ar ddiwrnod hirfelyn tesog ym mis Gorffennaf. Wedi wythnosau o fod yn gaeth i'r tŷ eto, diolch i'r cyfangiadau ar ôl dim ond 16 wythnos, roeddwn i'n mynd o 'nghof ac yn torri 'mol eisiau mynd allan. Roeddwn i'n feichiog ers 34 wythnos erbyn hyn, ac eisoes wedi cael ambell sioc tua'r pwynt 32 wythnos (canu cloch?). Hefyd, roeddwn wedi cael fy siarsio i beidio â cherdded yn rhy bell, i beidio â chodi Éva – ac i orffwys cymaint ag y gallwn i (sydd ddim yn ofnadwy o hawdd pan mae 'na blentyn 18 mis oed yn rhedeg o gwmpas i bob man!). Roeddwn i wedi cael llond bol, yn boeth, bron marw eisiau hufen iâ a golygfa wahanol i bedair wal blaen ein cartref.

Felly, mi wnes i argyhoeddi'r gŵr y byddai'n syniad gwych i ni i gyd fynd allan o'r tŷ i gael hufen iâ. Gan ei fod o'n meddwl y dylwn i fod yn gorffwys, mi oedd 'na dipyn o waith dwyn perswâd arno fo, ond mi gytunodd, ar yr amod na fyddwn i'n cerdded fawr ddim ac yn dweud wrtho yr eiliad y byddwn i'n teimlo'n flinedig. Felly, i mewn â phawb i'r car ac i ffwrdd â ni. Ar ôl dim ond tri munud, doedd pethau ddim yn teimlo'n iawn; roeddwn i'n teimlo'r tynhau cyfarwydd ar draws fy mwmp a phoenau yn fy stumog. Damia, roeddwn i'n gwybod beth oedd yn digwydd.

Mi sylwodd fy ngŵr 'mod i wedi mynd yn dawel (dwi'n tueddu i wneud hynny pan dwi'n ystyried digwyddiadau pellgyrhaeddol neu pan dwi ar fin wynebu poen annioddefol) a gofynnodd beth oedd yn bod. Mi wnes i drio swnio'n ddidaro, gan esbonio 'mod i mewn rhywfaint o anghysur, ond wnaeth hynny ddim tycio. Dyma fo'n troi'r car oddi ar y briffordd ac yn ein gyrru ni'n syth i'r ysbyty. Y tro hwn, taith fer oedd hi; roedden ni wedi symud i fyw wrth droed y mynydd rai misoedd ynghynt. Erbyn i ni barcio, fodd bynnag, a chael Éva allan o'r car a'i heglu hi am y ward famolaeth, roedd y poenau tyn wedi troi'n boenau llym, a finnau'n ei chael hi'n anodd siarad.

Mi gawson ni'n tri, a'r bwmp, ein hebrwng i'r ward mamolaeth er mwyn i fi gael fy monitro, tra oedd Jamie yn ffonio ein ffrindiau gorau i ddod i nôl Éva. Roedd y nyrsys wedi cadarnhau mai cyfangiadau esgor oedden nhw, a bod y babi ar ei ffordd. Roedd ein dau fabi bach ni ar frys i gyrraedd y byd yma, a fyddai faint bynnag yr oedd mam yn gorffwys ddim yn amharu ar hynny. Unwaith eto, ar ôl 34 wythnos union, roedd ein hail fabi bach ar fin camu i'r llwyfan.

Er gwaetha'r ffaith fod gen i chwe wythnos i fynd, ac er nad oeddwn i wedi cael y pigiad steroid y tro hwn, mi wnaeth y doctoriaid ein sicrhau ei bod hi'n berffaith ddiogel i fi roi genedigaeth ar y pwynt hwn, ac mi wnaeth y tîm o fydwragedd a doctoriaid gymryd gofal mawr ohona i.

Roedd y tîm gofal iechyd yn gwybod popeth am hanes fy iechyd meddwl ar ôl dod yn fam, a bod fy mhrofiad cyntaf o eni plentyn wedi chwarae rhan allweddol yn fy salwch. Mi wnaethon nhw fy sicrhau i ar bob cam y bydden nhw'n gofalu amdana i hyd eithaf eu gallu, ac y byddwn yn cael y profiad geni gorau a thawelaf posib – a dim byd tebyg i fy mhrofiad cyntaf.

Roedd hyd yn oed yr anaesthetegydd yn gyfarwydd efo fy hanes personol i, ac mi siaradodd Saesneg efo fi (i helpu fy ymennydd dryslyd efo'i Ffrangeg Birmingham). Mi ddywedodd ei fod yn gwybod popeth am fy mhrofiad cyntaf efo'r epidwral yn methu, a'm sicrhau na fyddai hynny'n digwydd o dan ei ofal o. Mi wnes i hyd yn oed gael yr epidwral pan oeddwn i ddim ond wedi ymledu dri chentimetr oherwydd bod y bydwragedd yn ymwybodol pa mor gyflym y gwnes i roi genedigaeth y tro cyntaf, a'u bod nhw eisiau i fi fod mor barod ac mor dawel â phosib.

Dwi wir ddim yn meddwl y gallwn i fod wedi dychmygu profiad

mwy tawel a rhyfeddol – geiriau na allwn i fod wedi dychmygu fyddai'n gweddu i roi genedigaeth.

Roedd y geni'n hollol ddidrafferth, ac aeth popeth fel wats. Tua saith gwaith fu'n rhaid i fi wthio cyn iddi hi gyrraedd. Er gwaetha'r esgor hawdd a digyffro, roedd hi'n cael trafferth anadlu ar ei phen ei hun pan gyrhaeddodd hi, felly ar ôl cusan sydyn ar ei gwefusau, mi gafodd ei hanfon at y tîm o arbenigwyr, efo fy ngŵr yn gweiddi o'r ystafell ochr i roi gwybod i fi beth oedd yn digwydd.

Diolch i'r epidwral a natur ddymunol yr holl brofiad, y cyfan oeddwn i eisiau ei wneud oedd codi oddi ar y gwely a bod efo hi. A dweud y gwir, mi wnes i ddweud hynny wrth y fydwraig. Ar ôl fy mhrofiad cyntaf, roeddwn i wedi teimlo mewn sioc, yn emosiynol ddiffrwyth ac mewn poen arteithiol. Y tro hwn, roeddwn i'n teimlo'n gryf, yn gorfforol iach ac yn torri 'mol eisiau codi oddi ar y blydi gwely a mynd at fy mabi.

Yn anffodus, roedd hi wedi cael ei rhuthro i fyny i'r uned babanod newydd-anedig. Roedd hi wedi mynd efo'r gŵr a'r doctoriaid, a finnau'n aros am ganiatâd gan y bydwragedd i ymuno efo nhw.

CAEL BABI CYNAMSEROL

Mae peidio â chael dy fabi lle mae dy fabi i fod (efo ti) ar gyfer yr eiliadau amhrisiadwy cyntaf yn hollol dorcalonnus (fel y bydd unrhyw fam sydd wedi bod drwy'r un peth yn ei wybod). Roedd yn deimlad swreal iawn fod y person bach yma oedd wedi bod yn rhan ohona i, yn rhannu pob eiliad efo fi dros y misoedd diwethaf, bellach yn y byd ond ddim efo fi. Ddim fi oedd yn ei hamddiffyn hi ac yn gofalu amdani.

Mi oeddwn i'n glaf poen-yn-y-tin mewn dim o dro. Diwedd y gân oedd i fi ddweud wrth y bydwragedd, yn fy Ffrangeg gorau, os oedden nhw wedi gwneud popeth oedd angen iddyn nhw ei wneud, yna doedd 'na ddim peryg y byddwn i'n gorffwys am y ddwy awr safonol ar ôl geni, 'mod i'n mynd i godi o'r gwely esgor yma a mynd i weld fy mabi. Dwi'n cofio estyn fy nghoesau dros erchwyn y gwely a thrio sefyll, er nad oedd effaith yr epidwral wedi pylu eto. Roeddwn i mor benderfynol o fynd ati, hyd yn oed os oedd o'n golygu cerdded ar goesau diffrwyth. Dwi'n credu bod hyn wedi dangos iddyn nhw nad oeddwn i'n mynd i wrando ar 'na', felly dyma nhw'n fy rhoi i mewn cadair olwyn i 'ngwthio i i'r uned babanod newydd-anedig.

Roedd yn dorcalonnus gweld babi bach newydd sbon yn gaeth yn ei chrud cynnal plastig, wedi'i hamgylchynu gan beiriannau brawychus yr olwg, a brawychus eu sŵn. Roedd gwifrau lu ynghlwm wrth ei brest, ei breichiau a'i phen bach, ac roedd ganddi rywbeth tebyg i fwgwd enfawr dros ei hwyneb bach tlws i'w helpu i anadlu. Roeddwn i'n teimlo'n ddiymadferth ac wedi torri 'nghalon mai dyma sut oedd hi'n gorfod treulio oriau cyntaf ei bywyd newydd, wedi'i hamgylchynu gan beiriannau yn hytrach nag ym mreichiau ei mam yn cael ei chofleidio, ei chusanu a'i chysuro.

Roedd hi tua chwech o'r gloch y bore erbyn hyn, a'r nyrsys yn dweud bod yn rhaid i fi fynd er mwyn gorffwys, ac y byddwn i'n cael dod yn syth yn ôl ati pan fyddwn i wedi deffro. Dyma wnaeth fy ngwthio i dros ymyl y dibyn: ac mi ddechreuais ailadrodd drwy fy nagrau nad oeddwn i'n mynd i'w gadael hi, nad oeddwn i'n mynd i unman. Roeddwn i wedi bod yn effro am 36 awr, newydd roi genedigaeth, a'r cyfan oeddwn i eisiau ei wneud oedd gafael yn fy mabi a gofalu amdani. Allwn i byth ei gadael hi. Beth pe bai rhywbeth yn digwydd? Beth pe bai hi fy angen i? Doedd bosib ei bod hi'n gwybod nad oeddwn i wedi bod efo hi hyd hynny, a'i bod hi eisoes yn meddwl ble roeddwn i.

Roedd y staff a'r gŵr yn anhygoel efo fi, yn dweud bod angen i fi orffwys er mwyn bod yn ddigon cryf iddi hi, ac yn trio fy sicrhau y byddwn i'n ei gweld hi'n syth ar ôl i fi orffwys. Fe wnes i ddal fy ngafael ar hynny – mai gorffwys oedd y peth gorau y gallwn i ei wneud drosti hi. Na allwn i fod yno ar ei chyfer hi os nad oeddwn i'n iach. Bod gwir angen i fi orffwys er mwyn gofalu am fy lles corfforol a meddyliol. O brofiad, roeddwn i'n gwybod pa mor bwysig oedd hynny. Roedd angen i fi fod yn gryf ac yn gall er ei mwyn hi. Felly, yn dal dan deimlad ac yn beichio crio, mi ges fy ngwthio'n ôl i fy ystafell i swatio yn y gwely.

Tair awr yn ddiweddarach, roeddwn i'n effro ac yn benderfynol o fynd i weld fy hogan fach mor gyflym ag y byddai olwynion fy nghadair yn troi.

Wrth weld fy merch fach eto am y tro cyntaf, mi wnes i deimlo cymysgedd rhyfedd o emosiynau: cariad, ofn, gorbryder a *Waw. ai fi biau'r person bach yna yng nghanol yr holl diwbiau a'r peiriannau synau gwirion? Ydy hi'n gwybod mai fi ydy ei mam hi? Ydy hi'n gwybod, er gwaetha'r holl geriach meddygol yna sy'n ein cadw ni ar wahân, ei bod hi'n rhan ohona i? Ydy hi'n gwybod mai llais ei mam mae hi'n ei glywed rhwng pwffian rheolaidd y peiriant anadlu, llais ei mam sy'n addo'r byd, y lleuad a'r sêr iddi? Ydy hi'n gwybod nad ydy hi ar ei phen ei hun? Fy mod i yma efo hi ac nad ydw i'n mynd i unman?*

Dyna oedd un o'r pethau anoddaf i fi orfod delio ag o: ei gweld hi'n iawn am y tro cyntaf a meddwl tybed oedd hi'n gwybod nad oedd hi ar ei phen ei hun. Roedd yn loes calon i fi na fedrwn i dreulio'r oriau hynny'n gwneud yr hyn yr oedd y mamau eraill a'u babanod newydd-anedig yn ei wneud – bwydo, cofleidio ac anadlu ei gilydd; dod i adnabod a theimlo pob symudiad bach, pob sŵn lleiaf, pob anadl bach. Mi wnes i afael yn ei llaw fach ac ewyllysio'i bod yn dallt mai llaw ei mam oedd yn gafael ynddi'n betrusgar drwy'r twll yn y crud cynnal, a'i bod hi'n anfon pob math o deimladau drwy flaenau ei bysedd ynghyd ag addewid. Sef y bydden ni, cyn gynted ag y byddai hi'n ddigon da ac yn rhydd o'r tiwbiau, yn gwneud yn iawn am yr eiliadau coll hyn ddeg gwaith drosodd.

Pan fydd fabi cynamserol allan o dy afael, ac yn sownd i gant a mil o wahanol beiriannau, mae'r ffaith fod dy fabi ar wahân i ti yn mynd yn groes i bob greddf yn dy gorff. Dy fod yn methu gafael yn dy fabi, ei gusanu o'i gorun i'w sawdl a gwneud yr holl bethau fyddet ti'n eu gwneud o dan amgylchiadau arferol.

Mi wyt ti'n teimlo'n ddiymadferth ac ar wahân wrth iti hofran o gwmpas y crud cynnal, yn trio sawru pob eiliad, pob edrychiad ar wyneb dy fabi – a gorfod gofyn ydy hi'n iawn i ti afael yn ei law. Pan mae dy fabi wedi bod ar y ddaear am 24 awr yn barod a thithau'n dal heb fedru ei fagu, mae'n dorcalonnus gofyn pryd gei di afael ynddo fo neu ynddi hi am y tro cyntaf. Mae'r cyfan mor rhyfedd a rhwystredig, mor lletchwith ar adegau, wrth i ti edrych yn hiraethus ar y nyrsys, gan ofyn pryd fydd pethau'n digwydd, pryd alli di gael dy fabi efo ti a gofalu amdano dy hun. Mae dy ben yn dweud bod angen cadw'r babi lle gall dyfu i fod yn gryf ac yn iach, wrth reswm, ond mae dy galon yn ysu am ei gael efo ti, yn ôl lle mae dy fabi i fod.

Mi allai'r profiad yma, methu cael fy mabi bach efo fi o'r dechrau, fod wedi fy ngwthio dros y dibyn ac yn ôl i grafangau'r salwch. Mi allai fod wedi sbarduno ail frwydr, ond rywsut wnaeth o ddim. Er gwaetha'r gorbryder a methu ei chael hi efo fi drwy'r amser, roeddwn i'n teimlo'n hynod ddigynnwrf, yn gryf ac o dan reolaeth. Roeddwn i'n teimlo'n rymus ac yn ddigon egnïol i gadw mor iach a chryf â phosib ar gyfer y bywyd bach newydd hwn. Mi wnes i sicrhau fy mod i'n treulio cymaint o amser ag y gallwn i wrth ymyl ei chrud cynnal, yn dal ei llaw, yn mwytho'i phen a'i bysedd bach – er mwyn iddi hi ddallt nad oedd unrhyw beth yn ein gwahanu ni.

Mi wnes i holi'r fydwraig am eu hamserlen fel y gallwn fod yno bob tro roedd hi'n cael ei bwydo, i'w glanhau hi a newid ei chlwt. Ddydd a nos, mi fyddwn yn gosod larwm bob dwy i dair awr, i dynnu cymaint o laeth ag y gallwn i ar ei chyfer hi. Roedd hyn i gyd yn fy helpu i gadw'n gall. Er na allwn i wneud cymaint o'r pethau bob dydd cystal ag roeddwn i eisiau, roeddwn i'n gwybod fy mod i'n gwneud unrhyw beth arall allwn i iddi.

Diolch byth, dim ond am rai dyddiau roedden ni ar wahân, a phan glywais i'r fydwraig yn yngan y geiriau roeddwn i wedi dyheu am eu clywed ers iddi gael ei geni – ei bod hi'n cael dod ata i – roeddwn i'n crio o lawenydd, yn ei chofleidio a'i chusanu drosodd a throsodd, yn hapus fy myd 'mod i'n ei chael hi i fi fy hun o'r diwedd!

Mi wnaethon ni aros yn yr ysbyty am ryw bythefnos, a hynny mewn ystafell *ensuite* i ni ein hunain (diolch i system gofal iechyd Ffrainc). Blydi anhygoel, a dweud y gwir, ac mi fydda i'n fythol ddiolchgar am yr amser gawson ni'n dwy yno. Roedd y bydwragedd wrth law o hyd i helpu efo bwydo ar y fron a thynnu llaeth. Ar y dechrau, roedd hi'n cael fy llaeth i drwy diwb o'i thrwyn bach i'w bol bach. Mi wnaethon nhw wedyn gynnal sesiynau un-i-un i fy helpu i fynd i'r afael â bwydo ar y fron. Doedd yna byth unrhyw bwysau i fwydo ar y fron neu i roi'r gorau iddi a bwydo o botel; gwneud beth oedd orau i fi ac iddi hi oedd y cwbl oedd yn bwysig.

Dwi'n credu mai un o'r pethau a'm helpodd i goncro unrhyw fwganod neu euogrwydd am fethu ei chael hi efo fi ar y dechrau oedd yr amser wnaethon ni ei dreulio efo'n gilydd, dim ond ni'n dwy, yn ystod y pythefnos hwnnw yn yr ysbyty. Ar ôl i un o'r bydwragedd ddangos sut mae rhwymyn corff yn creu gwregys perffaith i gario babi cynamserol o gwmpas yn ddiogel, gan gynnig cyfle i roi croen wrth groen, mi wnes i hynny efo Isla-Mai bob cyfle posib. Roedd hi'n nythu'n ddiogel yn y rhwymyn efo'i phen allan dros dop fy nghrys-T. Mi ddaeth ein taith nosweithiol o gwmpas yr uned babanod newydd-anedig yn olygfa gyfarwydd i'r bydwragedd. Roedden ni efo'n gilydd 24/7 ac roedd hi yn fy mreichiau, yn cysgu wrth fy ymyl, neu'n ddiogel ar fy mrest, wedi'i dal yn ei lle gan fy nhedyn cario babi ffwrdd-â-hi.

Dyma un o gyfnodau hapusaf fy mywyd, ac erbyn heddiw, dwi'n sylweddoli pam. Am fy mod i'n teimlo'n dda ac yn hapus i fod yn fam. Roeddwn i'n teimlo'r holl emosiynau roeddwn i wedi clywed oedd yn digwydd i fam newydd. Yn profi'r hyn ddylwn i fod wedi ei brofi'r tro cyntaf. Roeddwn i'n fwy siriol fy ysbryd, yn hapus ac yn hyderus fel mam. Does gen i mo'r geiriau i fynegi pa mor ddiolchgar oeddwn i. Dwi'n cofio dweud wrth fy ngŵr pa mor wych a pha mor hapus oeddwn i'n teimlo. Mi edrychodd yntau arna i yn llawn rhyddhad torcalonnus gan ofyn: 'Go iawn?' Dydw i ddim yn meddwl ei fod o'n gallu dallt y peth chwaith. Roedd ei wraig, ei ffrind gorau, yn ei hôl – ac, fel fi, roedd arno ofn coelio'r peth.

Dwi'n cofio cyffroi cymaint wrth feddwl am bobol yn dod i'n gweld ni yn yr ysbyty. Roeddwn i ar dân eisiau ei dangos hi a dathlu'r ffaith ei bod yn dod yn ei blaen mor dda. Roedd pethau fel y dylen nhw fod pan fyddi di'n cael babi. O'r diwedd, roeddwn i'n cael y profiad roeddwn i wedi clywed amdano gan famau eraill, ac roeddwn i'n gobeithio'n fwy na'r byd i gyd mai dyma fyddai'r normal newydd i fi. Fy ffordd newydd o fyw. Yn gobeithio bod fy meddwl wedi cael ei drwsio – ac na fyddai'r hyn oedd yn cadw'r cyfan yn ei le yn methu. Pan ofynnwyd i fi am fy mhrofiad geni y tro hwn, yn hytrach nag ateb: 'Byth eto', mi wnes i ddweud: 'Mi fyddwn i'n gwneud hyn eto fory nesa.'

PENNOD 10

GOFALU AM DDAU BERSON BACH

YMDOPI EFO DWY O DAN DDWY

Un o'r pethau mwyaf trafferthus o fod yn fam newydd i ddwy o dan ddwy oedd faint o gynllunio oedd ei angen i wneud unrhyw beth neu i fynd i unrhyw le. Hyd yn oed os oedd 'unrhyw beth' yn golygu bod un ohonon ni'n gwisgo ac 'yn mynd i unrhyw le' yn golygu eistedd yn yr ardd. WIR. YR. Pan oeddwn i'n baglu drwy'r dyddiau cynnar, mi fyddwn i'n edrych ar y cloc a gweld ei bod hi'n chwech y bore, a ni'n tair yn eistedd o flaen CBeebies, mewn dillad nos yn blastar o uwd. Y funud nesa, mi fyddai'n dri o'r gloch y prynhawn a ninnau wedi hanner gwisgo, yn blastar o uwd o hyd ac yn dal i wylio CBeebies, er nad oedd gen i syniad lle ddiawl aeth yr amser – heb lwyddo i adael y soffa, heb sôn am adael y tŷ.

Mae'n amhosib gwadu nad ydy magu babi a phlentyn bach 18 mis oed yn chwalu dy ben di ar adegau, a dy fod ti'n pendilio o deimlo wedi dy lethu gan gariad a balchder at y ddau berson bach hyfryd yma i deimlo wedi dy lethu a dim mwy. Yn edrych ar y domen enfawr o gyfrifoldebau mam sydd bellach ar dy blât, plât sydd eisoes yn orlawn i'w ymylon.

Gyda hynny mewn cof, dwi eisiau cynnig ambell air o gyngor ar oroesi a chadw dy bwyll, pethau dwi wedi baglu ar eu traws wrth fynd drwy'r gors o ddiffyg cwsg, cadw fy hun yn gall a diddanu'r plantos.

Felly, dyma nhw, awgrymiadau un fam sydd wedi ymlâdd ar gyfer ymdopi efo dau berson bach:

• *Trefn efo T fawr*

Er bod hyn yn swnio'n ddiflas – ac yn uffernol o nawddoglyd – os oes unrhyw obaith bod mam a dau blentyn yn mynd i fwynhau'r diwrnod, dwi wedi gweld bod trefn sy'n ymylu ar fod yn drefn filwrol yn hanfodol! Cwbl, cwbl hanfodol! Felly, beth bynnag sydd angen i ti ei wneud i sicrhau dy fod ti'n gallu eu codi nhw a'u cael nhw allan drwy'r drws drannoeth, gwna hynny! Pacio'u cinio, pacio'r car, pacio gemau ar gyfer y parc, pacio teganau ar gyfer oedi posib dros baned o goffi, cysgu yn dy ddillad. Fel ddudis i, BETH BYNNAG sydd ei angen, gwna fo fel mai'r cyfan sy'n rhaid i ti boeni amdano wrth godi drannoeth ydy goroesi gwallgofrwydd amser brecwast. Yna, mi fyddi di allan ar y ffordd am ddiwrnod llawn o hwyl plant bach fydd yn dy flino di a'r ddwy fach yn rhacs.

• *Paid â chael dy dwyllo*

Os wyt ti wedi cael dy dwyllo gan y pwt uchod i feddwl 'mod i'n fam orwych sy'n byw ei bywyd gan gadw at drefn haearnaidd – meddylia eto! Dwi'n dda i ddim am gael trefn ar bethau, er bod 'na ambell ddiwrnod yn y flwyddyn pan dwi'n llwyddo i lusgo fy nghorpws blêr a dau berson bach gwyllt allan o'r tŷ am ddiwrnod sy'n llawn gwerth blwyddyn o weithgareddau mam orwych. A da o beth ydy hynny, achos mae'n gwneud iawn am y 363 diwrnod arall pan dwi heb orffen gwisgo cyn gorfod rhedeg ar ôl penolau noeth o gwmpas y tŷ, yn sgrechian: 'Tynna dy fys allan o dy ben-ôl a gwisga dy sgidia!' neu 'Os nad wyt ti'n gadael i fi roi'r clwt 'ma amdanat ti, mi fydda i'n ffonio Peppa'. Mae'n frwydr flinderus ar bob lefel ac mae unrhyw un sy'n dweud yn wahanol naill ai'n palu celwyddau neu mae ganddyn nhw fwtler a thîm o nanis.

Felly, paid â chystwyo dy hun yn ormodol! Os ydy o'n ormod o waith i'w cael nhw allan o'r tŷ, yna stwffio hynny. Galwa fo'n ddiwrnod dillad nos, ac estyn am y llyfrau lliwio, dewis ffilm a mwynha gacen. Dwi wedi treulio cymaint o ddyddiau yn fy nagrau, yn dwrdio fy hun ac yn sgrechian 'mod i'n fam wael am nad ydy'r plantos bach wedi bod yn y parc ers wythnos, neu heb fod yn gwneud rocedi allan o roliau papur tŷ bach yn y grŵp crefft lleol.

BYDD YN GAREDIG WRTHOT TI DY HUN!

Y cyfan sydd ei angen ar dy blantos bach ydy dy gael di yno hefo nhw, yn eu cofleidio, gyda chacen os oes modd yn y byd. Felly, paid ag anelu'n rhy uchel – mae'n well ymlacio yng nghwmni eich gilydd na gwthio pawb dros ymyl y dibyn.

• ***Byrbrydau, byrbrydau, byrbrydau! Glywest ti? BYRBRYDAU!***

Paid BYTH, BYTH â gadael y tŷ, y gegin, y lolfa heb gyflenwad digonol wrth law. BYTH. Mi wnes i'r camgymeriad dybryd unwaith o beidio â phacio byrbryd o unrhyw fath, ac mi fu i bron imi golli 'nghoes. Mi weli di fod ambell berson bach yn barod i frathu am y rheswm lleia. Lle bynnag dwi'n mynd erbyn hyn, bydd gen i becyn o fisgedi bysedd siocled – er mwyn lleihau'r peryg y bydda i'n colli un o fy mysedd fy hun.

• ***Cadw'r diawliaid bach yn eu lle***

Cludwr babi, bygi dwbl, cadeiriau uchel, seddi car, tâp gaffer, bocs cardbord. Beth bynnag sy'n gallu cadw'r ddau dan reolaeth, yn ddiogel a rhag lladd eu hunain na'i gilydd – gwna'n siŵr fod gen ti ddigon ohono fo. Oedd, mi oedd unrhyw beth oedd yn fy ngalluogi i fynd o gwmpas y tŷ/parc/archfarchnad a bwrw mlaen efo bywyd bob dydd efo o leiaf un llaw rydd a heb boeni eu bod nhw'n rhedeg yn wyllt, yn brifo'u hunain neu'n mynd ar goll yn hollbwysig pan oeddwn i'n fam i ddwy o dan ddwy.

• *Mynd allan o'r tŷ*

Beth bynnag sydd angen i ti ei wneud, faint bynnag ydy hi o'r gloch, mae angen mynd â nhw allan o'r tŷ. I rywle agored lle mae plantos bach egnïol yn gallu rhedeg yn rhydd, ac aros yna mor hir ag y galli di – ac ychydig bach mwy eto. Mae'n syniad pacio cinio neu swper, a'u bwydo nhw yno, cyn troi am adre (gan ganu/sgwrsio/sgrechian 'SBIWCH, Sinderela yn hedfan ar gefn uncorn!' – beth bynnag sydd angen i ti ei wneud i'w cadw nhw rhag syrthio i gysgu yn y car), mynd â nhw i mewn i'r tŷ, i'w dillad nos ac i'w gwelyau. Wedyn ymlacio, yn ddelfrydol efo gwydraid o Pinot G wrth law.

• *Rhannu bath*

Unwaith y bydd hi'n ddiogel i wneud hynny, mae'n syniad iddyn nhw rannu bath. Weithiau, mae'n haws meddwl am dorri fy mraich i ffwrdd efo cyllell rydlyd na meddwl am eu rhoi nhw yn y bath. Ond dwi'n ei ystyried yn weithgaredd arall iddyn nhw ei wneud efo'i gilydd, un sy'n llosgi egni ac yn eu gwneud nhw'n hapus. Ac unwaith maen nhw'n ddigon hen, mi alli di eu gwylio o gysur y tŷ bach a mwynhau ychydig o amser personol. Ai fi ydy'r unig un sy'n trefnu amser bath a swigod lle mae cyfran o'r swigod mewn gwydraid o Prosecco? Does bosib?!

• *Prynu'r un pethau iddyn nhw*

Os wyt ti'n prynu rhywbeth iddyn nhw, pryna ddau – yr un fath, yr un lliw, dau beth sy'n UNION YR UN FATH! Dwi'n cofio mynnu unwaith, 'Mi fydd fy mhlant bach i'n unigolion, efo teganau sy'n adlewyrchu eu personoliaeth.' Wedyn dwi'n cofio'r Nadolig diwethaf wrth iddyn nhw drio tagu ei gilydd efo tennyn ci bach electronig yn gweiddi 'FI BIA, FI BIA, FI BIA' a finna'n tyngu, BYTH ETO!

• *Cofia mai cyfnod dros dro ydy o, mae popeth yn dod i ben*

Gwynt, torri dannedd, nosweithiau di-gwsg, peils ar ôl y geni, does dim byd yn para am byth. Cyn i ti droi, bydd yr amser wedi pasio a thithau'n methu cofio pa mor flinedig oedd y cyfan. Digon teg, mi fydd ambell agwedd ar ymdopi efo dau berson bach yn aros yn fyw yn y cof hyd ebargofiant (wna i fyth anghofio'r boen pan wnaeth un o fy rhai i frathu darn o 'nghoes i), ond bydd hyd yn oed hynny'n troi'n stori ddoniol i'w hadrodd wrth ddarpar ŵr neu wraig y fechan yn y dyfodol. Mae yna ymyl arian i gymylau mam flinedig, hyd yn oed. Wn i ddim amdanat ti, ond er gwaetha'r anhrefn, pan dwi'n teimlo'u dwy law fach yn fy nwylo i, neu pan fyddwn ni'n tair wedi nythu'n bentwr o ddwylo budr, swsys glafoeriog a bisgedi siocled, dwi'n anghofio pob dim arall ac mae popeth yn iawn yn y byd unwaith eto (hyd yn oed am ychydig funudau).

Mi Geith y Byd Aros
(Cerdd i'r Ddwy Fach)

Mi geith y byd aros amdana i am funud.
'Sgen i nunlle i fod, dim brys i fi symud,
Dim amserlen i'w dilyn, dim peiriant i'w lenwi,
Dim cyfarfod hollbwysig, dim dillad i'w plygu,
Dim trip, dim dêt chwarae, dim dosbarth i'w gymryd.
Am unwaith, mi geith y byd aros am funud.

Os gall y byd droi, mae'n iawn iddo aros.
Mae rhywbeth pwysicach na bywyd yn agos,
Disgleiriach na'r haul sy'n cynhesu fy ngrudd.
Does dim angen y wawr i oleuo fy nydd.
Does dim brys a dim rhuthr i gwblhau'r gorchwyl –
Am unwaith, 'y mach i, mi geith y byd ddisgwyl.

Mi geith y byd aros amdana i am funud.
Stopio'r holl glociau, troi amser yn gysglyd,
Rhewi y wên fach annisgwyl a ddaw,
Glynu dy fysedd ar gledr fy llaw,
Cofleidiau, cysuron, breuddwydion pob noswyl –
Am unwaith, 'y mach i, mi geith y byd ddisgwyl.

Os gall y byd droi, mae'n iawn iddo aros.
Nes bydd sêr ein bydysawd yn dawel a diddos.
Dwi'n dewis arafu a rhannu y cyfan,
A chofio'r holl bethau wyt ti'n eu gwneud rŵan.
Y chwerthin a'r gwenu'n difyrru a llonni.
Am unwaith, 'y mach i, mi geith y byd oedi.

Mi geith y byd aros amdana i am funud.
Mae ein hamser ni'n werthfawr, yn werthfawr ddychrynllyd.
Anrheg dros dro, dyna wyt ti, 'y mach i.
Mae bywyd yn symud ymlaen – fel'na mae hi.

Rhyw ddydd, wnei di'm syllu i fyw fy llygadau,
Ddim dy gri fydd yn dweud bod fy niwrnod i'n dechrau.
Fydd dim bwydo'n y nos, dim erfyn am gysur,
Dim teganau ar lawr, dim clirio'n ail natur,
Dim croen bach i'w fwytho, dim clymau i'w brwsio.
Mi geith y byd aros, dwi ddim eisiau brysio.

PENNOD 11

SEICOSIS ÔL-ESGOR – PERYGL YR ANHYSBYS

Dwi'n aml yn siarad am fy PND a rŵan, yn amlach na pheidio, dwi'n gallu siarad am fy mhrofiadau heb ddechrau crio. Bellach, dydy hyn ddim yn sbarduno rhai o'r atgofion dwfn ac anochel niweidiol sy'n dal yn ddigon cryf i fynd â 'nghwynt a gwneud i fi deimlo wedi ymlâdd yn emosiynol. Ond mae 'na elfen arall o'r trafferthion iechyd meddwl ges i nad ydy hi mor hawdd cofio amdani. Dydy hi ddim yn hawdd chwaith gallu dod o hyd i'r geiriau i ail-fyw'r elfen honno mewn ffordd sy'n ddealladwy i bobol eraill. Cael geiriau na fydd yn gwneud i berthnasau a ffrindiau deimlo'n euog nad oedd ganddyn nhw unrhyw syniad ei fod yn digwydd i fi, neu eiriau fydd yn gwneud iddyn nhw fy ngweld i mewn goleuni gwahanol oherwydd hynny.

Dwi wastad wedi bod eisiau ysgrifennu am fy seicosis ôl-esgor. Dwi'n teimlo awydd angerddol i rannu fy holl brofiadau iechyd meddwl a bod mor onest â phosib er mwyn rhoi llais i'r salwch a'r rhai sy'n cael profiad ohono. Ond dwi am fod yn onest efo ti: hyd yn oed rŵan, wrth i'r llyfr gael ei olygu'n derfynol a dwy flynedd ar ôl imi ddechrau ysgrifennu, dwi'n cael trafferth dod o hyd i le ar gyfer yr adran hon. Dwi'n cael trafferth meddwl sut fyddi di'n edrych arna i ar ôl ei darllen. Dwi'n poeni y byddi di'n darllen y bennod ac yn fy meirniadu am ddewis cael babi arall, ac am fethu sylweddoli'n iawn beth oedd y salwch neu'r perygl roeddwn i ynddo fo. Dwi'n poeni 'mod i'n agor bocs y byddai'n well iddo gael ei gloi yn dynn a'i storio'n ddwfn yn fy meddwl.

Ond dyna un o broblemau mwyaf a mwyaf peryglus y salwch. Nid yn unig y mae'n salwch nad ydy'r rhan fwyaf o bobol erioed wedi clywed amdano, ond mae hefyd yn tawelu ei ddioddefwyr i'r fath raddau fel ei fod yn galluogi'r salwch i lechu heb gael ei ddarganfod, gan greu cylch dieflig hynod beryglus.

Felly, efo dy help a dy amynedd di, dwi'n mynd i dorri'r cylch dieflig hwn, rhannu fy stori a dinoethi'r ysbrydion drwg oedd yn rhan o fy mywyd bob dydd fel mam ar un adeg.

Dyma fi'n mynd ...

Wna i byth anghofio'r diwrnod pan wnaeth seicosis ôl-esgor wthio'i ffordd i mewn i fy mywyd ...

YSBRYDION DRWG

'Cariad, mae 'na ysbrydion drwg yn hedfan o gwmpas y tŷ yn trio lladd Éva.'

Ddim y math o beth rwyt ti'n disgwyl ei glywed mewn galwad ffôn gan dy wraig pan wyt ti allan yn gwylio'r pêl-droed efo dy ffrindiau. A dweud y gwir, hyd yn oed wrth i'r geiriau ffurfio a neidio oddi ar fy nhafod, roedden nhw'n teimlo mor ddieithr, yn gadael blas mor ffiaidd yn fy ngheg nes 'mod i eisoes eisiau eu cipio nhw o'r awyr a'u tynnu nhw 'nôl cyn iddyn nhw greu unrhyw ddifrod. Ond roedd hi'n rhy hwyr – nid yn unig i stopio'r geiriau rhag dymchwel byd fy ngŵr, ond i dynnu fy meddwl yn ôl o ymyl y dibyn lle'r oedd wedi bod yn edrych, efo'i lygaid ar hanner cau, yn ystod y misoedd diwethaf.

Roedd fy salwch wedi llifo drwy fy ymennydd, wedi gafael yn fy meddyliau, fy synhwyrau a fy ngolwg nes bod y pethau roeddwn i'n eu gweld ac yn eu teimlo yn sicr yn bodoli, er mor rhyfeddol oedd hynny. Roedd ysbrydion drwg yn amgylchynu ein cartref. Roedden nhw am ein gwaed ni. Doeddwn i ddim yn gallu eu hatal nhw. Roeddwn i wedi dychryn drwy dwll fy nhin ac allan.

Dwi'n cofio ymateb syfrdan fy ngŵr, yn methu dirnad y geiriau oedd yn dod o geg ei wraig: 'Sorri, be'? Be' wyt ti'n feddwl?'

A finnau'n ateb, 'Dwi'n gwybod ei fod o'n swnio'n hurt, ond dwi'n addo i ti, mae 'na ysbrydion drwg yn hedfan o gwmpas y tŷ. Dwi'n gallu eu gweld nhw, maen nhw'n dod yn agosach ac maen nhw'n mynd i drio dwyn Éva.'

Gwta awr ynghynt, roedd o wedi rhoi ei hogan fach yn ddiogel yn ei gwely. Yn llawn pryder ac anghrediniaeth bellach, dyma fo'n dweud, 'Dwi'n dod adra!'

'Na, mae'n iawn, mi fyddwn ni'n iawn cyn belled nad ydyn nhw'n gallu dod i mewn i'r tŷ.'

Ddeg munud yn ddiweddarach, mi ddaeth fy ngŵr adref a 'ngweld i ar fy ngliniau yn y gegin, yn gafael yn dynn mewn cwpwrdd, wedi fy llorio gan ofn a dryswch, tra oedd ein babi'n cysgu'n drwm yn ei llofft.

Dyma'r pwl seicotig cyntaf. Ac er mor ddychrynllyd a dryslyd oedd y profiad, roedd fy ngŵr a finnau'n meddwl bod y cyfan yn rhan o'r PND, cyflwr roeddwn i eisoes yn cael triniaeth ar ei gyfer. Felly, doedd hyn yn ddim byd mwy na symptom arall, dim byd oedd yn gofyn am help ychwanegol. Wedi'r cyfan, roeddwn i eisoes yn derbyn triniaeth. Rhan o drefn pethau oedd hyn, ac roeddwn i'n mynd i orfod ymdopi efo'r symptom yma ar ben yr holl symptomau eraill roeddwn i'n brwydro yn eu herbyn ar y pryd. Roeddwn i'n cymryd tabledi gwrth-iselder, ac mi fydden nhw'n gweithio maes o law. Y cyfan oedd angen i fi ei wneud oedd anadlu'n ddwfn a dal ati.

Y digwyddiad yna oedd fy mhrofiad cyntaf o'r salwch, fy rhith-weledigaeth gyntaf, ond yn anffodus nid yr olaf. Mi agorwyd y drws ar dywyllwch newydd, i rywle yn fy meddwl nad oeddwn i erioed wedi mentro iddo o'r blaen.

Mi ddigwyddodd fy mhrofiad hynod fyw nesaf efo rhywbeth mor afreal wythnos yn ddiweddarach. Roedd ellyll gwyrddlas, tair troedfedd, yn syllu dros fy ysgwydd ac yn dangos ei ddannedd wrth i fi lenwi'r peiriant golchi efo festiau, sanau a dillad babi bach. Finnau'n sgrechian yn uchel mewn ofn cyn dechrau chwerthin fel rhywun gwallgof yn gymysg â'r dagrau, pan wnes i sylweddoli yn y pen draw nad oedd o yno go iawn.

Y ddau ddigwyddiad yma oedd fy nghyflwyniad i fyd seicosis ôl-esgor. Yn anffodus, roedd yn westai bygythiol newydd, un a fyddai'n byw efo fi am y tair blynedd nesaf.

Y DIEITHRYN TYWYLL

Y tro cyntaf welais i o, roedd o'n eistedd ar y soffa. Roeddwn i'n rhoi Éva i lawr ar gyfer ei chwsg prynhawn, y gŵr allan yn gweithio a finnau ar fy mhen fy hun yn y tŷ. Wrth i fi gerdded i mewn i'r lolfa i dacluso'r teganau a'r cadachau mwslin oedd wedi cael eu gadael yma ac acw, dyna lle'r oedd o. Yn hollol ddidaro, yn eistedd ar y soffa, yn edrych yn syth arna i. Yn fy ngwylio, yn llenwi fy nghalon a'm stumog efo ofn dybryd ac arswydus – ofn y gallwn ei flasu yn fy ngheg a'i deimlo'n trybowndio drwy fy ngwythiennau. Roedd yna ddyn dieithr yn y tŷ ac roedden ni mewn peryg dychrynllyd. Mi oedd fy mhengliniau'n clecian a 'ngwaed i'n oer. Dyna lle'r oedd o'n eistedd, heb neb arall yn ei weld na'i glywed, yn dweud wrtha i'n blwmp ac yn blaen ei fod o yma rŵan. Ei fod ar fy ôl i a bod fy nyddiau wedi'u rhifo. Mewn geiriau nad oedd neb ond fi yn eu clywed.

A dyna sut ddechreuodd fy nghwerylon dyddiol efo'r creadur wnes i ei fedyddio efo'r enw 'Y Dieithryn Tywyll'. Mi fyddai'n cripian o gwmpas y tŷ y tu ôl i fi. Yn cyrraedd yn ddirybudd ac yn fy nychryn i'r byw bob tro roeddwn i'n ei weld o: yn loetran yn y gegin, yn syllu arna i o ddrws llofft Éva neu'n sefyll y tu ôl i fi wrth i fi ei rhoi hi i gysgu. Wrth ei herio yn fy mhen (dyna sut oedden ni'n arfer sgwrsio), mi fyddwn i'n sgrechian, 'Paid ti â meiddio dod yn agos ati hi! Aros lle wyt ti!' Yna mi fyddai'n sgrialu i ffwrdd ar hyd y pared tu allan i'w llofft, a finnau'n trio anadlu heb i fi hyd yn oed sylweddoli 'mod i wedi bod yn dal fy ngwynt ac yn dal fy ngafael ar realiti, er mwyn y bwndel gwerthfawr yn fy mreichiau. Roedd yn rhaid i fi ei chadw hi'n ddiogel, doed a ddêl. Fy mhrif ddyletswydd ddyddiol oedd ei gadw oddi wrthi, beth bynnag fyddai'r gost neu'r canlyniad i fi fy hun.

Dim ond rŵan, efo rhagor o wybodaeth am y salwch, dwi'n gwybod fy mod i'n dioddef o salwch ychwanegol – un y mae'r Gwasanaeth Iechyd Gwladol yn ei ystyried yn salwch meddwl difrifol sy'n gofyn am gymorth meddygol ar fyrder. A dweud y gwir, mae gwefan y Gwasanaeth Iechyd yn argymell mynd â merch sy'n dioddef pwl seicotig (gweld ellyllon yn hedfan o gwmpas y tŷ, er enghraifft) i'r ysbyty ar unwaith er ei diogelwch ei hun ac er mwyn iddi gael y driniaeth gywir.

Yn lle hynny, mi es i'n ôl i ofalu am fy merch fach. Mae'n ddychryn meddwl y gallai unrhyw un o'r pyliau wnes i eu dioddef fod wedi peryglu fy hogan fach, wedi peri i fi wneud penderfyniad a fyddai wedi golygu nad oeddwn i neu ni'n dwy ar dir y byw mwyach. Felly pam nad ydy mamau a darpar famau'n gwybod mwy am y salwch yma?

Ar ôl sawl mis o'r cyfarfyddiadau hyn, mi ddaeth y Dieithryn Tywyll yn gymeriad parhaus yn hanes fy mywyd. Mae'n od sut mae rhywbeth mor ddychrynllyd yn gallu dod yn bresenoldeb mor normal. Sut mae rhywbeth mor estron yn gallu dod yn rhywbeth mor gyfarwydd. Mi ddaeth y dieithryn tywyll a bygythiol yn elfen mor gynhenid o fywyd pob dydd nes 'mod i'n barod i'w weld wrth i bob diwrnod fynd rhagddo. Ond er hynny, roedd ei weld – waeth pa mor arferol ac yn ôl y disgwyl – yn dal i ennyn dychryn oedd mor bwerus a gwenwynig â'r tro cyntaf y gwnaethon ni gyfarfod.

Roedd o yna o hyd, yn cadw llygad arna i o gyrion fy mywyd, yn sibrwd bygythiadau brawychus a dirdynnol ac yn fy ninistrio i fesul tipyn. Roedd o yna o hyd ar ôl i fi gael y diagnosis o PND, ac mi arhosodd yna am y tymor hir. (Na, ddim rhyw foi 'dêt un noson' oedd hwn. O na, roedd y bastard afiach yma'n hynod ffyddlon.) Roedd o yna wrth fy ochr i gydol blwyddyn gyntaf bywyd Éva, drwy fy ail feichiogrwydd ac am sawl mis ar ôl geni fy ail ferch fach.

Mi aeth o am wyliau unwaith. Roedd 'na gyfnod o ryw bedair wythnos ar ôl geni Isla-Mai pan oeddwn i'n teimlo'n dda – yn well na da, yn dda iawn. Roedd rhywbeth wedi diflannu, y clogyn o dywyllwch ac ofn oedd yn taflu'i gysgod dros bob dydd wedi codi. Ond wnes i ddim meiddio gadael i fi fy hun ddechrau credu y byddai ei absenoldeb yn un parhaol.

(Roeddwn i wedi dod i ddygymod â natur greulon y salwch ac yn gwybod ei fod yn debygol o ddod yn ôl.) Am gyfnod, doeddwn i ddim yn gallu ei weld yn unman – coelia di fi, mi wnes i chwilio a chwalu amdano. Mi wnes i edrych ym mhob twll a chornel, ac ymweld â'i gilfachau arferol, a dal ati nes 'mod i'n berffaith saff nad oedd o yn unman. Am y tro, roedd o wedi mynd, ac o'r diwedd, roeddwn i ar fy mhen fy hun efo fy nheulu bach. Heb ei gwmni, y cwmni nad oeddwn i wedi gofyn amdano.

Mi ddaeth y seibiant pan oeddwn i fwyaf o'i angen. Amseru perffaith. Atgof mai dyma sut allwn i, a sut ddylwn i, fod yn teimlo'r rhan fwyaf o'r amser. Mi ges i gyfle i adfer fy ngobaith a'm nerth, ac atgyfnerthu fy mhenderfyniad i frwydro yn erbyn y salwch pan fyddai'n dychwelyd a'r Dieithryn Tywyll yn ymgartrefu ar fy aelwyd unwaith eto. Y tro yma, mi fyddwn i'n barod i'w wynebu ac ymladd y frwydr nesaf, y frwydr olaf, gobeithio, oedd eto i ddod. Wrth edrych yn ôl rŵan, y cyfan alla i ei wneud ydy cwestiynu pam nad oeddwn i eisoes wedi cael yr wybodaeth am y salwch a sut i'w frwydro a'i oresgyn.

Roedd yr wythnosau hynny o seibiant yn fendigedig. Mi wnes i dreulio pythefnos cyn i fy ail fabi bach gyrraedd yn teimlo'n normal, yn hapusach ac yn fwy sefydlog nag yr oeddwn i wedi'i deimlo gydol fy meichiogrwydd. A dyna pam 'mod i wedi teimlo'n ddigynnwrf adeg ei geni hi, yn sicr y byddwn i'n ymdopi. Dyna oedd y glud wnaeth fy nghadw i rhag disgyn yn ddarnau, gan obeithio a gweddïo ei fod yn lud dibynadwy.

FY AIL FRWYDR EFO IECHYD MEDDWL

A do, mi weithiodd y glud am gyfnod. Mi ddaliodd bopeth yn ei le yn ystod fy nyddiau olaf yn yr ysbyty ar ôl geni fy ail ferch fach. Mi wnaeth o hyd yn oed ddal i weithio gydol y pythefnos cyntaf yn ôl adref, yn gofalu am blentyn bach a babi newydd-anedig ac yn bwydo ar y fron ar alw. Yn anffodus, nid y math gwyrthiol, drud yna o lud sy'n cael ei hysbysebu ar y teledu oedd hwn, ac yn ara' bach, mi ddechreuodd golli ei nerth. O fewn ychydig fisoedd, roeddwn i'n waeth nag erioed o'r blaen, heb ddim byd allai fy nghadw i rhag disgyn yn ddarnau.

Fy ngŵr oedd y cyntaf i sylwi. Doedd o ddim bellach yn gallu anwybyddu neu esgusodi fy nerfusrwydd, fy anniddigrwydd a'm dicter. Mi wnes i droi'n hynod warchodol o'r amser roeddwn i'n ei dreulio efo Isla-Mai, gan fynnu ei bwydo ar fy mhen fy hun, hyd yn oed yn y tŷ pan oedd 'na neb arall ond y gŵr ac Éva yna. Heb imi sylwi hyd yn oed, mi wnes i ddechrau encilio a mynd yn fwyfwy penderfynol o ddal ati i fwydo ar y fron – hyd yn oed ar ôl bod yn effro am dri diwrnod yn olynol, yn bwydo ar yr awr, bob awr. Roeddwn i'n teimlo y byddwn i'n ei siomi pe bawn i'n rhoi'r gorau iddi, ac achos 'mod i wedi clywed bod bwydo ar y fron yn gallu helpu i atal PND, feiddiwn i ddim rhoi'r gorau iddi gan mai fi fyddai ar fai wedyn pe bai'r salwch yn dod yn ei ôl.

Y tro hwn roeddwn i'n benderfynol o beidio â gwneud llanast o bethau, o beidio â mynd yn sâl, o beidio â difetha cyfnod oedd i fod mor hudolus – ac yn benderfynol o fod yn fam well. Roeddwn i'n dal i wadu bod unrhyw beth yn bod. Er yn llwyr gytuno efo'r gŵr nad oeddwn i'n fi fy hun, roeddwn i'n mynnu 'mod i'n iawn, yn ymdopi, ac y byddwn i'n bendant yn dweud os oeddwn i'n meddwl 'mod i angen help. Actores dda, 'ta be'!?!

Ond yn fuan iawn, mi ddaeth y gyfres *Mae Liv yn Twyllo'i Hun, Dydy Hi Ddim yn Iawn* i ben yn ddisymwth: mi ddaeth yr hen westai annifyr yn ôl. Ei weld o'n eistedd yna'n ddigywilydd ar y soffa oedd yr hoelen olaf yn arch fy lles. A minnau'n dechrau mentro meddwl bod ei absenoldeb yn golygu ei fod o wedi mynd am byth yn hytrach na dim ond ar wyliau, dyna lle'r oedd o, ar y soffa, ac yn fy nilyn i o gwmpas y tŷ efo'r fath ddicter bygythiol nes bod ei bresenoldeb yn ddigon i dynnu'r gwynt o'm hwyliau.

Fel unrhyw un ar ôl gwyliau da, mi ddaeth yn ei ôl wedi gorffwyso ac adfywio, yn gryfach nag erioed, i ddarnio fy meddwl a'm nerfau, hogi fy nhafod a'm synhwyrau, a gwneud i fi deimlo wedi fy nhrechu'n llwyr; roedd yn ôl, ac roedd fy ffawd i yn ei ddwylo. Mi wnes i ddechrau derbyn mai dyma oedd fy mywyd i bellach. Dyma pwy oeddwn i rŵan. Credwn fod y fi go iawn yn wir ar goll, wedi'i chladdu'n ddwfn o dan y dinistr a achoswyd gan y salwch hwn, a heb lygedyn o obaith y gwelwn i hi fyth eto. Dyma oedd fy mywyd i rŵan. Doedd gen i ddim i'w roi bellach. Mi wnes i stopio malio. Mi wnes i stopio ymladd. Ildio, a dyna fo.

Roedd yr ildio llwyr yma'n teimlo'n dda am gyfnod. Doedd dim angen ymladd yn ei erbyn bellach. Dim ond ei dderbyn. Dim angen gorfod dal ati i fagu egni i frwydro yn erbyn grym mor bwerus oedd yn fy rheoli. Dim ond dal fy nwylo i fyny a dweud, 'Dim mwy'.

Drwy fy holl frwydrau efo iselder ôl-enedigol a seicosis ôl-esgor, un o'r pethau allweddol dwi'n ei gofio yn fy eiliadau mwy eglur ydy siarad efo'r gŵr a gofyn beth arall oedd gen i i'w roi? Beth arall allwn i ei wneud i ddod drwyddi? Faint ymhellach na'r gwaelod allwn i fynd cyn gallu dechrau dringo yn ôl allan o'r pydew? Pa mor hir eto oedd yn rhaid i fi ddal ati i ymladd? Faint cryfach fyddai'n rhaid i fi fod er mwyn dod o grafangau'r salwch yma oedd yn darnio fy mywyd, fy enaid, fy nheulu bach, o flaen fy llygaid, a finnau, yn gwbl ddiymadferth, yn ei wylio'n digwydd?

Unwaith y gwnes i dderbyn bod y PND a'r seicosis ôl-esgor yn ôl, ac yn ôl go iawn, roeddwn i'n teimlo cymysgedd o ddicter, cywilydd a lludded; roeddwn i wedi ymlâdd yn llwyr. Roeddwn i wedi cael blas, drwy'r seibiant byr o'r salwch, o sut beth oedd bywyd fel mam i fod, beth ddylwn i fod yn ei brofi. Yn waeth fyth, roeddwn i'n gwybod beth oedd wedi cael ei ddwyn oddi arna i, nid yn unig rŵan ond efo fy merch hynaf hefyd. Beth oedd y salwch wedi'i gipio oddi arnom ni. Dwi'n cofio meddwl: rhag ei gywilydd o. Rhag ei gywilydd o'n gwneud hyn i fi eto. Yn bwysicach fyth, rhag ei gywilydd o am ddwyn y profiad oddi ar fy nwy hogan fach i – y profiad o gael mam hapus a meddyliol iach yn creu dim byd ond atgofion cadarnhaol. Rhag ei gywilydd am gipio'r profiad o afael dwylo bach y merched. Rhag ei gywilydd am daflu'r cysgod lleiaf dros eu bywydau bach newydd ac amhrisiadwy. DIGON OEDD DIGON.

Dyma oedd y trobwynt. Y pwynt lle ges i'r ysfa i ymladd yn ôl. Y meddyliau hyn chwalodd fy swigen o dderbyn pethau, a'm sbarduno 'nôl ar y ffordd tuag at wella unwaith eto. Nid yr hen fi oedd hi, ond rhyw gipolwg sydyn o'r fi newydd; mam i ddau o blant oedd yn dioddef efo salwch meddwl, ia, ond mam oedd yn perchnogi'r salwch hwnnw ac yn mynnu ei bod hi wedi cael digon. Roeddwn i'n ddig ond yn benderfynol, ac roeddwn i'n mynd i amddiffyn fy merched rhag y salwch yma a hawlio'r bywyd roedden nhw'n ei haeddu: mam holliach oedd wedi concro'r salwch, ac yn creu atgofion fyddai'n eu gwneud nhw'n falch. Ac un o'r atgofion hynny fyddai mam oedd wedi ymladd a goresgyn brwydr anoddaf ei bywyd – nid unwaith ond ddwywaith. Beth fyddai'n ennyn mwy o falchder ynddyn nhw na hynny?

Roeddwn i wedi bod yma o'r blaen, felly mi wnes i drio fy ngorau i ddefnyddio hyn fel arf yn hytrach na gwendid. Roeddwn i'n gwybod sut oedd y salwch yn effeithio arna i. Roeddwn i'n gwybod beth oedd i ddod, ac fel roedd y gŵr yn ei ddweud yn aml, 'Mi ydyn ni wedi dod drwyddi unwaith, mi allwn ni wneud hyn eto'.

Pan oedd ein merch fach newydd ni'n chwe wythnos oed, mi wnes i ailafael yn y sesiynau cwnsela, ddwywaith yr wythnos. Mi wnes i ddechrau gwneud yr holl bethau oedd wedi helpu'r tro cyntaf, gan gynnwys pethau bach fel agor y ffenestri ac anadlu awyr iach. Roedd gweithred mor syml ag agor y ffenestri ac anadlu'n ddwfn yn fy nhawelu ac yn gadael i fi newid ffocws fy meddwl hynod brysur a gorbryderus. Mi wnes i ddechrau rhedeg am bellteroedd byr, ac roedd hynny'n rhoi cyfle i fi drio cael gwared ar y gorbryder oedd yn fy nharo bob dydd. Ac ar y dyddiau hynny pan oedd popeth yn mynd yn drech na fi, roeddwn i'n gwneud yn siŵr fy mod i'n sôn wrth y gŵr. Mi fyddwn i'n lleisio fy ofnau ac yn gadael i fi fy hun dreulio amser efo'r salwch. Derbyn bod dyddiau felly'n gallu digwydd, y bydden nhw'n pasio, a gobeithio na fyddai pethau cynddrwg drannoeth. Mi oeddwn i'n cael nerth o'r ffaith 'mod i wedi gweld goleuni ym mhen draw'r twnnel unwaith o'r blaen. Waeth pa mor anodd neu ddinistriol oedd pethau ar y pryd, roedd angen i fi gynnal fy ffocws a dal ati i roi un droed flinedig o flaen y llall, gan hyderu y byddwn i'n dod o hyd i ffordd allan o ddrysfa astrus, frawychus ac ystrywgar fy meddwl.

GWELLA ETO – CYRRAEDD YR OCHR DRAW

Weithiau, er mwyn cyflawni newid eithafol, mae angen gweithredu'n eithafol. Mi ddigwyddodd hynny i ni pan oedd Isla-Mai yn ddeuddeg wythnos oed. Fel teulu, roedden ni'n ôl yng nghrafangau'r salwch. Oeddwn, roeddwn i'n mynychu sesiynau cwnsela yn rheolaidd, ond roeddwn i'n teimlo'n fwy ar goll ac yn fwy unig nag erioed o'r blaen.

Roedd fy ngwestai tywyll a bygythiol wedi bod i ffwrdd, ond wedi defnyddio'r amser hwnnw, fel y gwnes innau, i adfywio ac atgyfnerthu. Roedd yn adnabod ei ysglyfaeth y tu chwith allan, wedi ei hastudio am fisoedd, yn gyfarwydd â'r hyn oedd yn ei sbarduno – a phan ddaeth yn ôl, roedd ei grafangau yn gryfach ac yn fwy di-ildio nag erioed.

Ar y pryd, roeddwn i'n teimlo fel cwch hwylio bach ar gefnfor stormus, tywyll, yn cael ei daro a'i bwnio'n ddiddiwedd gan donnau oedd yn mynd yn gryfach ac yn gryfach bob munud. Roedd fy mywyd a fy meddwl yn y cwch bach yma, a finnau'n teimlo 'mod i'n gafael yn dynn yn yr ochrau i'w gadw rhag troi drosodd ac uwchlaw'r dŵr. Ond waeth pa mor dynn y byddwn i'n gafael neu pa mor benderfynol oeddwn i, mi fyddai ton arall o dywyllwch yn torri ar fy mhen, gan fy ngwthio 'nôl i'r cwch oedd ar goll mewn llif tymhestlog, didrugaredd, a bygwth fy nhaflu i'r dyfnderoedd rhewllyd, a fy ngholli am byth.

Geiriau eithaf dramatig, dwi'n gwybod, ond argol, bron na allwn i deimlo fy anobaith! Roedd yn treiddio i bopeth. Roedd fy nyddiau'n gofalu am y merched ac yn rhoi'r argraff 'mod i'n fam normal i ddwy hogan fach yn cael eu difetha gan orbryder llethol, a hwnnw bellach yn gymaint o ran ohona i fel y byddai wedi teimlo'n od i fod hebddo. Roedd ymdeimlad llethol o arswyd ac ofn yn fy rhoi i ar bigau drain i'r fath raddau fel 'mod i'n teimlo ias boenus ar fy nghroen pan fyddai pobol yn fy nghyffwrdd neu ddim ond fy lledgyffwrdd wrth basio. Doeddwn i ddim yn cysgu. Roedd fy mabi newydd-anedig yn chwyrnu'n dawel wrth fy ymyl a finnau'n gorwedd yno, yn effro ac yn llawn trallod, efo ellyllon yn chwyrlïo o gwmpas fy meddwl ac yn ei lenwi efo sgwrsio cyson. Mi fyddwn i'n ysgwyd fy mhen yn wyllt drwy gydol y nos i drio'u tawelu.

Roeddwn i wedi plymio'n ddyfnach i'r salwch mewn cyfnod byrrach o amser, ac roedd trio arfer efo'r amodau newydd yn gwneud i fi deimlo'n ofnus ac yn ddi-rym. Yr ateb i'r digalondid, yr un peth cadarn i afael ynddo a chynnal fy ffocws, oedd meddwl am fy nheulu.

Roedden ni wedi bod yn byw yn Ffrainc ers chwe blynedd, fel cwpl i ddechrau ac yna fel teulu. Roedden ni wedi priodi yno, roedden ni wedi gwneud ffrindiau gwych, wedi cael dau blentyn, a dyma lle'r oedden ni'n brwydro yn erbyn y salwch. Roedden ni wedi bod drwy lawer yn y wlad ogoneddus hon, a roddodd gefnlen syfrdanol a phrydferth i rai o adegau mwyaf mileinig a thywyllaf ein bywydau. Ond yr un peth nad oedd gen i oedd fy nheulu agos wrth law i gynnig cefnogaeth amhrisiadwy a mawr ei hangen, yn ogystal â hanes cyffredin sy'n gwneud bywyd yn gymaint haws.

Ar wahân i'r adegau pan oeddwn i'n sâl, roedden ni wedi bod yn hapus yn Ffrainc. Roedd colli gweld perthnasau agos yn rheolaidd yn cael ei gydbwyso gan fyw a gweithio mewn lle godidog, taith fer ar awyren yn ôl at fy nheulu yn y Deyrnas Unedig. Ond yng nghanol ail bwl y salwch, roedd fy nghefnder a'i ddarpar wraig yn priodi ger Llyn Annecy, yn agos at lle roedden ni'n byw ar y pryd. Roedd yn golygu wythnos yn llawn dathliadau yng nghwmni perthnasau agos. Dyma'r tro cyntaf ers inni symud i Ffrainc i fi gael perthnasau agos dafliad carreg i ffwrdd, ac mi wnaeth effaith hynny aros efo fi ymhell ar ôl i'r holl westeion a'r perthnasau fynd yn ôl adref.

Roedd y bwlch ar eu hôl yn gwneud i fi deimlo mor wag. Er gwaethaf popeth oedd gen i – gŵr anhygoel, dwy hogan fach dlws a chartref mewn lle nefolaidd – roedd 'na rywbeth mawr ar goll yn fy mywyd. Hebddo, doedd gen i ddim syniad sut fyddwn i'n dod o hyd i'r ffordd yn ôl. Am wythnosau ar ôl y briodas, mi fyddwn i'n gyrru efo'r merched i leoliad y briodas a'r gwesty lle'r oedd pawb wedi aros. Mi fyddwn i'n mynd y ffordd hir am adref, yr ochr arall i'r llyn, er mwyn gyrru heibio'r llefydd lle'r oedd fy nheulu wedi bod ac a oedd bellach mor llawn o atgofion am deulu. Roedd y fath hiraeth arna i fel mai'r unig ffordd o wella fy hwyliau ambell ddiwrnod fyddai gyrru heibio i'r llefydd hynny. Yr unig ffordd i gael mymryn o oleuni yn y tywyllwch.

Erbyn hyn, dwi'n sylweddoli mai meddwl sut beth fyddai teimlo'n gartrefol eto oedd yn fy nghymell. I gael help a chefnogaeth yr oedd mawr eu hangen arnom, er ein bod ni'n gwadu hynny'n llwyr. Ond yr oedi wrth wneud cais am basbort babi, a'r gŵr yn fy ngadael i a'r merched i fynd yn ôl i'r Deyrnas Unedig ar gyfer priodas ffrind i mi, wnaeth i mi wynebu, o'r diwedd, beth oedd angen i ni ei wneud i dorri cylch dieflig y salwch a llusgo fy hun yn ôl o ymyl y dibyn.

'Dwi'n credu bod angen i ni symud yn ôl i Loegr' oedd y geiriau annisgwyl glywodd y gŵr pan ddaeth yn ôl o'r briodas.

Roedd yn sgwrs anochel ond yn un anodd a thrist – bron fel pe baen ni'n cyfaddef nad oedden ni'n gallu ymdopi ar ein pen ein hunain. Erbyn hyn, rydyn ni'n dau'n cytuno mai dyma'r peth gorau wnaethon ni erioed i drio fy ngwella i. Ac er mor anodd oedd hi i'r gŵr adael bywyd oedd wedi bod mor gyfarwydd iddo ers 18 mlynedd – gwlad y mae'n ei hystyried yn gartref iddo a ffrindiau mae'n eu hystyried yn deulu – rydyn ni'n dau'n cytuno hefyd y bydden ni'n gwneud yr un peth eto mewn amrantiad oherwydd 'mod i wedi gwella unwaith eto. Felly, chwe wythnos yn ddiweddarach, mi wnaethon ni symud yn ôl i fyw yn agos at fy nheulu. Roeddwn i wastad wedi meddwl bod fy ngŵr yn berson arbennig, ond ar ôl goresgyn y salwch hwn efo fo, ei wylio'n cael trafferth gweld sut oeddwn i, a'i weld yn troi ei gefn ar bopeth roedd o eisiau mewn bywyd er ein mwyn ni fel teulu, dwi'n gwybod ei fod yn ddyn gwirioneddol eithriadol ac na fyddwn i wedi dod drwy'r frwydr yma hebddo fo. Diolch, Jamie, filiwn, triliwn o weithiau, diolch! Diolch am beidio â throi dy gefn arna i. Diolch am beidio â throi dy gefn arnom ni.

A dyna ni, mi wnaethon ni symud yn ôl. Dydw i ddim yn honni mai dyna oedd yr ateb. Fod fy meddwl i wedi cael ei drwsio yr eiliad wnaeth fy nhraed gyffwrdd â daear Lloegr. Fod popeth yn iawn. Wna i ddim trio dy dwyllo di a dweud bod popeth yn fêl i gyd (dydy hynny ddim yn wir wrth i fi roi'r geiriau yma ar bapur) na gwadu'r ffaith bod Jamie yn gweld colli ein hen fywyd, ac yn dal i weld ei golli. Dydw i ddim yn mynd i wadu chwaith, ar ôl i realiti wawrio wrth i'r misoedd fynd heibio, na wnaeth chwerwder ddechrau codi ei ben. Mi ddechreuodd natur afiach yr hyn roedden ni wedi bod drwyddo, yr hyn roedden ni wedi'i golli ac wedi troi ein cefnau arno, gymryd gafael, gan arwain at frwydr newydd sbon i oroesi. Ond roedden ni wedi dod mor bell efo'n gilydd, a doedden ni ddim am roi'r ffidil yn y to wrth y glwyd olaf.

RHYDD O'R DIWEDD

Ddaeth y Dieithryn Tywyll yn ôl i'r Deyrnas Unedig efo ni? Wel, mi alwodd heibio am un neu ddau o ymweliadau brawychus yn ystod y misoedd cyntaf. Ond er iddo drio symud i mewn yn barhaol, dydy o ddim wedi gallu mynd drwy'r dulliau rheoli ffiniau sydd ar waith yn fy meddwl i erbyn hyn.

Mae'n ddoniol (mewn rhyw ffordd od); roedd o'n rhan enfawr o fy salwch ac yn sgil hynny, fy mywyd. Ac yntau'n galw heibio bron bob dydd, roeddwn i wedi meddwl y byddai'r eiliad roedd o'n fy ngadael yn dipyn mwy o beth. Y byddai un sioe fawr i gloi, un ergyd ddinistriol olaf i'w ysglyfaeth wrth iddo ffarwelio â'r cyfnod hwn yn fy mywyd. Ymadawiad teilwng i roi diwedd ar bresenoldeb brawychus yn fy mywyd am dair blynedd, bron. Ond doedd yna ddim byd. Dim ond tawelwch.

Yr un mor dawel ag roedd o wedi sleifio i mewn i fy mywyd yn y lle cyntaf, mi adawodd yr un fath. Llithrodd drwy'r drws pan nad oeddwn i'n edrych, ac er ei fod weithiau'n aros ac yn syllu arna i dros giât yr ardd, dydy o ddim yn mentro i lawr y llwybr. Am fisoedd ar ôl sylweddoli nad oedd o yna mwyach, ac wrth i fi ddechrau dygymod â'r ffaith na fyddai'n dod yn ôl, mi fyddwn i'n sylwi arnaf fy hun yn chwilio amdano fo, yn cerdded i mewn i'r lolfa a disgwyl ei weld ar y soffa. Dwi wedi sylwi arnaf fy hun yn gwneud hyn eto'n ddiweddar, bron fel pe bawn i'n profi ffiniau fy meddwl, yn gadael i fi fy hun ofyn 'Beth os?' Ond dim byd – diolch byth (a dydy ddweud diolch byth ddim yn dod yn agos at gyfleu sut dwi'n teimlo).

Dydw i ddim yn gallu nodi pryd yn union wnaeth y PND adael. Un o'r pethau roeddwn i'n dyheu am gael ei wneud fwyaf pan oeddwn i'n sâl oedd gallu deffro a meddwl: 'O, mae hi'n ddydd Llun' yn hytrach na 'Rargol, be' sydd o mlaen i heddiw a sut dwi'n mynd i ymdopi?' Roeddwn i eisiau deffro a meddwl, 'O, mae'n fore', i'r fath raddau nes 'mod i'n dychmygu y byddai'n dipyn o achlysur pan fyddai hynny'n digwydd. Ffanffer, a pharti. A dweud y gwir, mae'n rhaid ei fod wedi mynd heb i fi hyd yn oed sylweddoli, diolch i gorwynt bywyd mam wrth ddelio efo synau ac anghenion fy merched bach. Am beth blydi bendigedig, yndê? Fy mod i'n rhy brysur, yn rhedeg o gwmpas fel peth gwyllt, yn flinedig, wedi fy hollti'n ddwy, ac angen mwy o oriau a mwy o ddwylo, yn rhy brysur i deimlo'n isel, nes iddo adael heb i fi sylweddoli pryd aeth o yn union.

Ar ôl rhyw fis o foreau arferol gogoneddus o wallgo a phrysur, mi wawriodd arna i fy mod i'n teimlo'n iawn, ei fod wedi mynd. Dwi'n cofio rhedeg at fy ngŵr, yn benysgafn a llawen, yn gweiddi, 'Dwi'n iawn!' Dyma fo'n edrych arna i fel pe bawn i'n gweld pethau (eto), ac wedyn mi laniodd ystyr y neges. 'Dwi'n iawn! Hynny ydy, dwi wir yn TEIMLO'N IAWN, a dwi wedi teimlo fel hyn am sbel go dda heb sylweddoli hynny. Dwi'n credu ei fod o i gyd drosodd.'

Ac yn syth wedyn, dyma fi'n toddi'n un llanast o chwerthin a chrio. Dyma ni'n cofleidio, yn gafael yn dynn yn ein gilydd, yn syllu i lygaid ein gilydd. Doedd dim angen geiriau. Roedden ni'n dau yn gwybod yn union beth oedd y llall yn ei deimlo. Wrth gofio hanes bywyd efo'r salwch, yr holl lefydd tywyll roedden ni wedi teithio iddyn nhw efo'n gilydd, mi fflachiodd y ffieidd-dra a'r loes o'n blaenau a'n tywys ni yn ôl i'r ennyd yma. Dechrau gweddill ein bywydau, y profiadau eto i ddod. Roedden ni'n rhydd.

Mi fydd 'Y Salwch' – a'r hyn es i drwyddo yn bersonol, a'r hyn aethon ni drwyddo fel cwpl ac fel teulu – yn aros efo ni am byth. Yn union fel tystion i ddigwyddiad trasig, dwi a'r gŵr wedi cael ein newid am byth o'i achos o. Allwn ni ddim dad-weld y pethau rydyn ni wedi'u gweld yn sgil y salwch yma. Dydyn ni ddim yr un bobol ag yr oedden ni. Ar adegau, mi wnaethon ni'n dau feddwl mai ein priodas fyddai'r peth olaf i ddioddef o'i achos o. Rydyn ni wedi dinoethi ein heneidiau ac wedi ysgyrnygu ein dannedd ar ein gilydd. Rydyn ni wedi bod ar ein cryfaf a'n gwannaf. Rydyn ni wedi bod ar ein hyllaf, ac yn y pen draw ar ein harddaf.

Weithiau, dwi'n meddwl tybed ble fydden ni a sut olwg fyddai ar ein bywyd pe na bai'r salwch hwn wedi ymweld â fi. Fydden ni'n deulu o dri o blant, neu hyd yn oed bedwar? Fydden ni'n byw yn Ffrainc o hyd? Beth fyddwn i'n ei wneud? Fyddwn i hyd yn oed yn ysgrifennu, gan mai'r salwch sbardunodd fi i ddechrau ysgrifennu yn y lle cyntaf? Fydden ni'n hapusach? Yn fwy bodlon? Yn well ein byd? Neu yn well, hyd yn oed, yn llai lluddedig a chlwyfedig?

Mae'n anodd i fi adael i fi fy hun ddechrau dychmygu'r senarios 'beth os?' yma. A dyma i ti gwestiwn anoddach fyth: fyddwn i'n mynd drwy'r cyfan eto, gan wybod beth dwi'n ei wybod rŵan? O ddifri? Dwi'n teimlo bod y salwch wedi dwyn atgofion bythgofiadwy am fy merched bach oddi arna i. Mi fyddwn i'n rhoi unrhyw beth i allu dychwelyd i'r adegau hynny a'u llenwi i'r ymylon efo'r emosiynau a'r llawenydd a ddylai fod yno'n llawn, heb orfod ymdrechu na meddwl am hynny. Mi fyddwn i'n gwneud unrhyw beth i adfer optimistiaeth ddiniwed a naïf fy mywyd i a'r gŵr cyn i'r salwch ddiffodd ei oleuni.

Ond dwi hefyd wedi dysgu rhai gwersi amhrisiadwy na fyddwn i'n gwneud hebddyn nhw bellach, a dwi'n teimlo'n ddiolchgar amdanyn nhw mewn ffordd od ac anghysurus. Fel cwrs carlam ar oroesi i fi, fy meddwl a'n priodas. Cwrs carlam o ymladd, ysgyrnygu, dwylo'n troi'n ddyrnau, codi i fyny a dal ati dro ar ôl tro, ymladd er mwyn i fy meddwl, fy mhriodas, fy nheulu oroesi. Dwi wedi bod i'r llefydd tywyllaf y mae'n bosib i feddwl rhywun fynd â nhw. Dwi wedi dallt a gweld grym a chymhlethdod fy meddwl, beth y gall ei greu a gwneud i fi gredu. Mae wedi rhwygo'r mwgwd rydyn ni'n ei ddangos i'r byd ac wedi datgelu'r dycnwch a'r penderfyniad dwi'n gallu dod o hyd iddyn nhw pan fydda i mewn twll go iawn.

Mae wedi dangos fy ngwendidau, dyfnderoedd hyllaf fy enaid, fy ofnau mwyaf. Mae wedi dangos ffyrnigrwydd pur a grymus y cariad dwi'n ei deimlo at fy merched bach, a faint dwi'n fodlon ei aberthu er mwyn eu hamddiffyn nhw. Mae wedi fy atgoffa o'n llw priodas – 'er gwell neu er gwaeth' – ac wedi dangos i ni ddioddef y 'gwaeth' yn fwy ffyrnig a phrydferth na'r adegau 'gwell' hyd yn oed. Mae wedi dangos ein bod ni wedi dewis yn ddoeth. Dwi'n oroeswr. Rydyn ni'n oroeswyr. Efallai mai teulu bach ydyn ni, ond rydyn ni'n gryf, ac mi allwn ni fynd drwy unrhyw beth efo'n gilydd.

Am hynny, dwi'n wirioneddol ddiolchgar.

Diolch i bopeth dwi wedi'i brofi, dwi'n falch o fod yn fi. Dwi'n falch o fod yn wraig i Jamie ac yn fam i'n dwy ferch fach anhygoel. Dwi'n falch o'n stori hyd yma ac, yn bwysicach fyth, yn falch nad ydy'n stori ni wedi dod i ben.

NID EICH BAI CHI YDY O – GAIR BACH I'R MERCHED AM FY MRWYDR EFO FY IECHYD MEDDWL

Un o fy ofnau mwyaf dirdynnol a dinistriol, ofn sy'n llythrennol yn sugno'r gwynt o'm hysgyfaint, ydy meddwl am ryw ddiwrnod yn y dyfodol pan fydd fy merched bach yn dysgu am fy mhrofiadau, ac efallai'n meddwl mai eu bai nhw oedd fy mod i wedi mynd yn sâl.

Fy mod i'n sâl oherwydd nhw.

Dwi hyd yn oed yn casáu fy hun am roi'r geiriau a'r meddyliau hyn ar bapur. Am anadlu bywyd i'r geiriau a gwireddu'r loes mewn rhyw ffordd. Os ydych chi'ch dwy yn darllen hyn, ar ryw bwynt yn y dyfodol, ferched annwyl, gwrandewch ar eich mam: Na! NA! GAN MIL O WEITHIAU, NA!

Mi aeth fy meddwl ar chwâl am ychydig ar ôl eich cael chi, ac mi wnes i golli fy ffordd. Ond dydw i erioed wedi colli golwg ar y cariad dwi'n ei deimlo tuag atoch chi'ch dwy. Roeddwn i'n eich caru chi bryd hynny fel dwi'n eich caru chi rŵan efo pob owns o bwy ydw i, pob genyn yn fy nghorff, pob diferyn o waed sy'n llifo drwy fy ngwythiennau. Pe bawn i wedi cael cipolwg cyn i fi feichiogi ar yr hyn fyddai'n digwydd i fi ar ôl cael plant, mi fyddwn i'n dal wedi bwrw mlaen. Fyddai hynny ddim wedi rhwystro dim arna i. Fyddai dim byd – hyd yn oed fy ninistr fy hun – wedi fy atal rhag eich cael chi'ch dwy yn fy mywyd.

Ferched annwyl, chi ydy goleuni fy mywyd i, fy rheswm dros fyw. Chi oedd y rheswm dros wella. Chi oedd y rheswm pam wnes i ddal ati i frwydro, waeth faint oedd yr ysbrydion drwg yn dweud wrtha i am roi'r gorau iddi, y byddech chi'n well eich byd hebdda i. Mi wnes i oroesi, ddim er eich gwaethaf chi ond o'ch achos chi.

Felly cofiwch hyn, ferched annwyl, daliwch eich pennau'n uchel, cadwch eich calonnau'n gadarn, a byddwch yn falch o'ch mam am frwydro a choncro'r salwch yma. Credwch pa mor bwysig ydy hi i frwydro yn erbyn stigma, i chwalu rhwystrau cymdeithasol ac emosiynol fel ein bod ni i gyd yn fwy dewr ac yn fwy rhydd i siarad am y pynciau rydyn ni fel arfer yn eu rhoi o'r neilltu a'u cuddio oddi wrth y byd. I godi llais am bynciau sy'n gwneud i ni deimlo'n angerddol amdanyn nhw, ac i gredu ynom ein hunain bob amser.

Yn bwysicaf oll, cofiwch, yn fwy na dim, mai'r unig beth roeddech chi'n gyfrifol amdano o ran fy salwch oedd fy mod i wedi ei oroesi.

Caru chi yn y byd i gyd yn grwn

Mam x

DYNA DDIGON I FY OFARÏAU – PAM NAD YDW I'N MYND I GAEL Y TRYDYDD BABI ROEDDWN I WEDI DYHEU AMDANO ERIOED

Roeddwn i bob amser yn meddwl y bydden ni'n cael tri o blant, ond dwi'n araf ddygymod â'r ffaith na fydd hyn yn bosib. Mae'r dewis allan o fy nwylo i. Mae'n ddewis sydd wedi'i wneud, ddim am nad ydw i'n gallu cael mwy o blant nac am nad ydyn ni eisiau person bach arall yn ein bywydau. I'r gwrthwyneb, a dweud y gwir.

Rydyn ni wedi trafod cael trydydd babi dros brydau mewn bwytai, wedi dadlau am y peth wrth deithio i bob math o lefydd ac wedi crio am golli'r freuddwyd o'n teulu delfrydol. Yn y pen draw, rydyn ni wedi pwyso a mesur pob dim ac wedi penderfynu na fydd ein teulu yn tyfu'n fwy. Ond mae hi mor anodd perswadio fy nghalon i gyrraedd yr un lle â fy meddwl. Y rheswm am hynny, os ydw i'n onest, ydy 'mod i'n dal i deimlo bod 'na rywun ar goll. Pan fydda i'n cerdded efo'r merched bach tlws ac iach, dwi weithiau'n sylwi arna i fy hun yn chwilio am fy nhrydydd person bach cyn sylweddoli'n sydyn nad ydy o neu hi ddim yma eto, a'i bod hi'n debygol na fydd yr 'eto' hwnnw'n digwydd. Pan fyddwn ni i gyd efo'n gilydd, dwi'n chwilio am y person coll, y darn olaf o jig-sô ein teulu bach ni a fydd yn gwneud yr uned yn gyflawn o'r diwedd.

Plis, plis, paid â meddwl 'mod i'n anniolchgar am yr hyn sydd gen i eisoes – dwy ferch fach dlws, hapus ac iach – a phaid â meddwl fy mod i'n amharchus o'r holl ferched yna a fyddai'n gwneud unrhyw beth i allu cael un plentyn iach, heb sôn am ddau neu dri. Ond dwi wedi credu ym mêr fy esgyrn erioed y byddwn i'n fam i dri phlentyn bach. Dydy o ddim yn fater o gwota penodol o fechgyn a merched, nac yn fater o rywedd, y teimlad bod gen i ddwy ferch, ac felly mae bachgen yn ddyledus i fi gan y bydysawd. Mae'n fwy na hynny. Mae'n emosiwn dwys, y gred bod gan ein teulu le i un arall.

Mae Jamie a finnau wedi trafod y peth yn faith, ond mae pob sgwrs yn gorffen efo ni'n dau'n cytuno na fydden ni'n goroesi trydedd frwydr efo fy iechyd meddwl. Dwi'n torri fy nghalon mai'r hen elyn yma sydd wedi penderfynu na fyddwn yn dilyn ein breuddwyd wreiddiol o gael mwy o blant ac wedi dwyn y dewis oddi arnom ni.

Ti'n gweld, dwi'n teimlo llais yn nyfnder fy enaid yn dweud, 'Dwyt ti ddim wedi gorffen eto. Mae yna rywun sy'n dal heb gyrraedd.' Dwi'n dal i fygu'r teimladau yma, yn dal i drio tawelu'r llais bach y tu mewn i fi sy'n dweud: 'Paid â rhoi'r gorau iddi eto', achos mae fy ngŵr yn reit gadarn ei farn. Ond dydw i ddim mor gadarn â hynny. O, dwi'n yngan y geiriau wrth gwrs, yn trio argyhoeddi fy hun na allwn ni gael mwy o blant, ac y byddai rhoi ein teulu bach a fi fy hun drwy hynny i gyd eto yn hollol wallgo ac yn hollol anghyfrifol. Ond mae yna hedyn bach o amheuaeth, efallai, efallai na fyddai'n dod yn ôl eto, neu pe bai o, na fyddai mor ffyrnig a chryf ag o'r blaen. Y byddwn i'n fwy parod amdano fo'r tro nesa. Mi fyddwn i'n holi am gyngor cyn beichiogi, yn rhoi'r holl fesurau cywir yn eu lle, ac yn mynychu sesiynau cwnsela rheolaidd – i gyd er mwyn paratoi fy hun yn feddyliol. I gyd er mwyn gwneud yn siŵr y byddwn i'n feddyliol iach ac yn ddigon cryf ar gyfer beth bynnag a ddôi i'n rhan. Y tro yma, mi fyddwn i'n gwneud popeth allwn i a mwy i baratoi fy hun a'r gŵr. Popeth fyddwn i wedi'i wneud, popeth ddylwn i fod wedi'i wneud y tro cyntaf. Mi fyddwn i'n mynd amdani wedi paratoi'n drwyadl, ac yn barod i fynd.

Ond fyddai hynny'n ddigon?

Dwi'n darllen hwn yn ôl i fi fy hun ac yn meddwl 'mod i'n swnio fel y ferch fwyaf hunanol ar y blaned. Bod meddwl y byddwn i hyd yn oed yn ystyried peryglu dyfodol ein teulu yn anghyfrifol. Ac y dylwn roi'r gorau i fod mor blydi barus a bod yn hapus efo'r hyn sydd gen i. A dwi'n hapus, mor uffernol o hapus pan dwi'n meddwl amdana i, y fo a'n dau blentyn bach. Ond dwi hefyd yn uffernol o herfeiddiol, ac yn ddig tuag at y salwch (fy hen elyn) am ddwyn y dewis hwn oddi arna i a 'ngadael i efo'r cwestiwn a fydd yn aros efo fi am weddill fy nyddiau: 'Beth os?'

SUT Y GALL POB MAM HELPU I ROI DIWEDD AR STIGMA IECHYD MEDDWL MAMAU

Drwy gydol fy mrwydr efo fy iechyd meddwl, dwi wedi delio ag amrywiaeth o emosiynau, o ddicter ffyrnig a gorbryder dwys i deimlo dim byd o gwbl. Wrth i fi gryfhau, dwi wedi dod o hyd i fy llais mewnol – a, mam bach, mae'n gofyn am atebion. Mae'r person oedd yn farwaidd, yn fud oherwydd gorbryder llethol a hunan-amheuaeth, bellach yn magu asgwrn cefn. Mae'n saethu cawod o gwestiynau ata i, cwestiynau nad oeddwn i wedi dallt 'mod i angen atebion iddyn nhw tan rŵan. Cwestiynau, dwi'n sylweddoli bellach, mae pob mam sy'n dioddef o'r salwch ofnadwy yma angen atebion iddyn nhw os ydy hi am wella'n llwyr. Os byddwn ni byth yn hollol barod ar gyfer pob agwedd ar fod yn fam.

Cwestiynau'n amrywio o'r rhai rydyn ni'n casáu eu cyfaddef rhag ofn i ni swnio'n gwynfanllyd a phathetig – Pam fi? Be' dwi wedi'i wneud i haeddu hyn? – i'r rhai sy'n codi ar yr adegau mwyaf tywyll: Sut ydw i'n mynd i oresgyn hyn? Oes 'na adeg pan na fydd o'n rhan o fy mywyd i? Dim ond rŵan, a'r frwydr efo fy iechyd meddwl y tu ôl i fi, ydw i'n gofyn: Sut wnaeth hyn ddigwydd i fi? Pam nad oedd iselder ôl-enedigol hyd yn oed ar fy radar? Pam nad oeddwn i erioed wedi clywed am seicosis ôl-esgor? Pam nad oedd fy iechyd meddwl hyd yn oed yn cael ei ystyried? Yn anochel, mae hyn wedi arwain at gwestiynau eraill: Sut allwn i fod wedi bod mor dwp? A pham nad oedd paratoi'n feddyliol ar gyfer bod yn fam wedi bod yn bwysig?

A dyma wraidd y broblem: dydy pwnc iechyd meddwl y fam ddim ar radar darpar famau. Mae'n bwnc sy'n cael ei gyfeirio ato'n fras mewn llyfrau mam-a-babi. Mae'n bwnc sy'n rhy anghyfforddus, yn rhy dywyll ac yn codi gormod o gywilydd i sôn amdano. Yn ein meddyliau ac yn ein diwylliant, mae dod yn fam yn bwnc sy'n haeddu sylw cadarnhaol yn unig. Pwnc sy'n ymwneud â dim byd ond sôn am enwau babi, boliau sy'n tyfu a gobeithion a breuddwydion am y dyfodol. Pwnc na ddylai gael ei ddifetha drwy sôn am orbryder, iselder, hunan-niweidio a thrawma.

Fel darpar fam y tro cyntaf, roedd fy meddwl a fy nghalon yn llawn o gariad a chyffro tuag at y babi bach oedd yn tyfu tu mewn i fi, yn llawn disgwyliadau llawen am y dyfodol anhygoel fydden ni'n ei gael efo'n gilydd, a dim byd arall. Oeddwn i'n gwneud rhywbeth o'i le wrth feddwl a theimlo felly? Nac oeddwn. Ond mae'n hawdd edrych yn ôl a gweld nad oeddwn i'n gwbl barod am realiti bod yn fam a'r cyfan oedd ynghlwm wrth y rôl newydd. Oedd, roedd gen i fabi tlws ac iach a finnau'n ei charu efo fy holl enaid, ond fe es i adref o'r ysbyty efo iselder ôl-enedigol a seicosis ôl-esgor – ac, oherwydd fy niffyg ymwybyddiaeth, doeddwn i ddim yn barod amdanyn nhw.

Mae'r ofn a'r diffyg dealltwriaeth sydd ynghlwm wrth salwch meddwl mamau, yn sgil diffyg gwybodaeth am y pwnc, yn golygu bod miloedd o famau yn teimlo'n unig ac yn ynysig, a hynny'n ychwanegol at y ffaith nad ydyn barod amdano nac yn ei ddeall. Mae'r hyn sy'n digwydd i ni yn ein dychryn; dydyn ni ddim yn dallt pam rydyn ni'n teimlo fel ydyn ni, a does ganddon ni ddim syniad ble i gael gafael ar yr help a'r gefnogaeth gywir. Os nad ydy hyn yn newid, sut allwn ni fel merched fod yn gwbl barod i fod yn famau? Sut allwn ni fel mamau helpu ein hunain, a sut allwn ni helpu darpar famau eraill heb ddirnad y materion hyn yn y lle cyntaf? Mae un o bob pump o famau'n cael diagnosis o broblem iechyd meddwl ar ôl geni plentyn, ond sut allwn ni ganfod problemau – ynom ein hunain neu mewn eraill – os nad ydyn ni'n gwybod sut maen nhw'n amlygu eu hunain? Yn bwysicaf oll, sut allwn ni arfogi ein hunain yn erbyn problemau iechyd meddwl mamau a grymuso ein hunain i ofyn am help os ydy'r stigma sy'n gysylltiedig â nhw'n golygu nad ydyn ni'n gallu eu trafod nhw efo perthnasau, ffrindiau a gweithwyr iechyd proffesiynol?

Yr ateb ydy: Allwn ni ddim.

A dyna i ti beth gwirioneddol frawychus i'w gydnabod. Efo miloedd o ferched yn rhoi genedigaeth yn y Deyrnas Unedig bob blwyddyn, mae'n sioc sylweddoli y bydd llawer ohonyn nhw'n gwneud hynny heb wybod dim am gyflyrau iechyd meddwl mamau, ac yn waeth byth, y bydd un o bob deg ohonyn nhw'n cael diagnosis. Heb allu pwyso ar wybodaeth, sut mae disgwyl i'r merched hyn ddallt bod ganddyn nhw broblem yn y lle cyntaf, ac yna gwybod ble i gael gafael ar gymorth a chefnogaeth?

Felly, pwy sy'n gyfrifol am roi iechyd meddwl mamau ar yr agenda? Dwi'n grediniol bod angen gwario mwy o arian a rhoi mwy o adnoddau i ddarparu'r gefnogaeth a'r gofal y mae pob mam eu hangen wrth eni babi, y tro cyntaf iddyn nhw wneud hynny a phob tro arall. Ond dwi hefyd yn credu'n gryf mai'r ffordd orau o wneud rhywbeth yn iawn ydy ei wneud o dy hun. Felly dwi'n mynd i fod yn feiddgar, codi fy mhen uwchlaw'r parapet a'i dweud hi fel y mae hi – mai'r bobol ddylai fod yn gyfrifol am wneud pob mam a darpar fam yn ymwybodol o'u lles meddyliol ydy … Y NI.

Pob mam sydd wedi dioddef a goresgyn salwch meddwl. Pob mam sy'n dioddef ar hyn o bryd. Pob mam sydd â ffrind neu berthynas sydd wedi dioddef. Pob mam nad oedd yn ymwybodol tan rŵan o faterion iechyd meddwl y fam neu'r tebygolrwydd uchel o ddatblygu problem yn ystod beichiogrwydd ac ar ôl yr enedigaeth.

Mae'n rhaid i bob mam ddechrau siarad yn agored am iechyd meddwl. Mae'n rhaid i bob mam fod yn ddigon dewr i siarad yn agored ac yn onest am ei phrofiadau. Mae'n rhaid i bob mam gydnabod iechyd meddwl fel pwnc yn hytrach na'i ysgubo o'r neilltu a'i gelu. Mae angen i ni i gyd ddirnad a dysgu am salwch meddwl mamau, sut i'w adnabod a sut i'w oresgyn.

Efo pob sgwrs gawn ni, pob erthygl rydyn ni'n ei hysgrifennu, pob pwt o wybodaeth rydyn ni'n ei ddarllen, pob ffrind rydyn ni'n gefnogi a phob cwestiwn rydyn ni'n ei holi, rydyn ni'n cymryd cam yn nes at gael gwared ar y stigma sy'n gysylltiedig â'r cyflwr, a sicrhau nad oes unrhyw fylchau yn yr adnoddau sydd eu hangen i oroesi'r frwydr o fod yn fam. Drwy roi'r un pwysigrwydd i iechyd meddwl mamau ag i'w hiechyd corfforol, rydyn ni'n gwneud popeth o fewn ein gallu i wneud yn siŵr fod pob mam yn feddyliol iach ar gyfer bod yn fam.

Mae angen i ni newid ein meddylfryd ac ailfeddwl ynghylch beth ydy bod yn fam. Ydy, mae dod yn fam yn rhodd go iawn ac mae ein plantos bach ni'n anhygoel. Ond mae angen cydbwyso ein hagwedd tuag at fod yn fam, ein disgwyliadau a'n portread ohono, er mwyn adlewyrchu'n well y gwir, a hynny heb feirniadu. Mae angen i ni fel merched deimlo y gallwn ni sôn am ein profiadau o fod yn fam, ac mae angen sylw cyfartal i'r hudolus a'r heriol, yr uchelfannau a'r iselfannau.

Fel mam i ddwy ferch fach a fydd un diwrnod yn ddigon ffodus i fod yn famau eu hunain, gobeithio, dwi'n teimlo dyletswydd i dynnu sylw at iechyd meddwl mamau hyd eithaf fy ngallu. Dwi wedi addo i fi fy hun, i'r merched bach ac i bob mam, y bydda i'n dal ati i dynnu sylw at y pwnc yma nes y bydd yn treiddio i ymwybyddiaeth cymdeithas a phob mam ledled y byd.

Pwy sy'n ffansïo ymuno efo fi i gadw ychydig o reiat?

PENNOD 12

BWYDO DY BLENTYN BACH

Pam, bob tro y byddwn ni'n cael ein tynnu i sgwrs am sut rydyn ni wedi dewis bwydo ein plantos bach, ei bod hi'n teimlo fel petaen ni newydd gerdded i mewn i ddŵr môr yn llawn siarcod?

Pam na allwn ni i gyd gytuno i fwydo ein plantos bach a bwrw iddi? Heb drafod, heb ddadlau, heb daflu mwd. Yn hapus ac yn sicr yn ein dewisiadau, ac mai'r peth pwysicaf ydy ein bod ni'n bwydo ein plantos bach.

O ran y merched bach, dwi wedi cael profiadau cymysg o fwydo, gyda'r ddwy ohonyn nhw'n ddiamynedd ac wedi dod i'r byd chwe wythnos yn gynnar. Yn anffodus, doedden nhw ddim wedi rhoi gwybod am eu bwriad i fy mronnau, ac roedd cael y rheini i weithio ac yn barod i fwydo yn dipyn o frwydr y naill dro a'r llall.

Roedd y tro cyntaf yn dipyn anoddach na'r ail. Ar un adeg, roeddwn i'n crio o ryddhad pan wnes i lwyddo i dynnu 2.5ml o laeth (ymdrech gyfunol gan y ddwy fron). Dro arall, roeddwn i yn fy nagrau ar ôl pwmpio'n ofer am bron i awr, cyn cael gwybod gan y fydwraig nad oedd o'n gweithio achos 'mod i, yn fy nghyflwr blinedig, wedi rhoi'r peiriant ar y gosodiad anghywir, a dim ond newydd sylweddoli oedd hi. Oni bai 'mod i'n teimlo mor druenus, dwi'n tyngu y byddwn wedi ei thagu hi a fi fy hun efo'r blydi tiwbiau!

Ond ar wahân i'r un tro hwnnw, mi ges i gefnogaeth anhygoel gan y bydwragedd wrth drio bwydo ar y fron. Doedd 'na ddim pwysau i fwydo ar y fron yn unig, a dim pwysau i stopio a rhoi potel i'r babi. Wn i ddim a oeddwn i'n cael y fath gefnogaeth am fod y ddwy fach wedi'u geni'n gynnar, a mwy o amser yn cael ei dreulio yn helpu ac yn annog bwydo ar y fron. Neu oedd hyn oherwydd yr angen i wneud yn siŵr fod fy mabis bach yn bwydo o gwbl, a hynny'n golygu nad oedd unrhyw bwysau na beirniadu gan nad oeddwn i wedi dechrau cynhyrchu llaeth yn iawn.

Roedd y profiadau efo fy nau blentyn yn wahanol iawn. Ar ôl geni'r ferch hynaf, mi wnes i dreulio wythnos gyntaf ei bywyd mewn sioc. Roeddwn i'n dioddef trawma ar ôl geni ac mewn poen ofnadwy, ac yn methu cerdded mwy nag ychydig gamau ar y tro. Os ydw i'n hollol onest, roeddwn i'n teimlo'n anhygoel o unig ac ar goll – er gwaetha'r ffaith 'mod i yn yr ysbyty efo'r gŵr a ward llawn doctoriaid a nyrsys arbenigol o gwmpas. Rywsut, roeddwn i wedi drysu'n lân ac yn teimlo'n sigledig.

Roedd popeth yn teimlo'n ddieithr a thu hwnt i fy rheolaeth, a finnau'n cael yr argraff nad oeddwn i'n llwyddo i wneud dim byd yn iawn. Roedd fy merch fach wedi cyrraedd yn gynharach nag y dylai hi, ar ôl genedigaeth nad oeddwn wedi'i chynllunio. A rŵan ei bod hi yma, doeddwn i ddim yn gallu gwneud y pethau roeddwn i eisiau eu gwneud ac wedi disgwyl eu gwneud gan fy mod i mewn poen affwysol bob tro fyddwn i'n ei chodi hi. Doeddwn i ddim yn cynhyrchu llaeth, felly doeddwn i ddim hyd yn oed yn gallu gwneud yr un peth y dylwn i allu ei wneud – ei bwydo hi!

Nes i fi gael fy mabi bach cyntaf, roeddwn i wedi dychmygu y byddai bwydo ar y fron yn dod yn naturiol. (Duw a ŵyr pam roeddwn i'n meddwl hynny!) Roeddwn i'n teimlo, er y byddai'n waith caled, y byddai popeth yn dod i fwcl ac mai dyfal donc fyddai hi. Dechreuodd yn anhygoel o dda, gan wneud i fi feddwl bod rôl mam yn mynd i fod yn hawdd. Doedd fy merch fach, er iddi gael ei geni'n gynnar, ddim yn fach (5¼ pwys). Roedd hi wedi pasio'r holl brofion a doedd dim angen i fi na'r fydwraig ei pherswadio i fwydo ar y fron: roedd hi'n bachu ar y deth o'r eiliad gyntaf, ac arhosodd yno am yr awr nesaf. Ond ar ôl yr achlysur gogoneddus cyntaf hwnnw lle'r oeddwn i'n meddwl fy mod i wedi llwyddo, heb hyd yn oed ymdrechu, wnaeth pethau ddim gweithio cystal. (Dwi, y fam i ddwy, bellach yn ebychu: 'Taw â deud!')

Er gwaetha'r argraff gyntaf, doedd fy llaeth ddim wedi cyrraedd yn iawn, ac mi arweiniodd hynny at oriau lle'r oedd fy mronnau, a'r tethi cynyddol ddolurus, yn cael eu trin gan unrhyw fydwraig oedd yn digwydd pasio. Roedd hyn yn cyd-fynd ag amserlen o fwydo a phwmpio di-baid, gan drio'i bwydo o bob bron am 12 munud yr un (pam 12, wn i ddim), a hynny yn ei dro yn blino fy mabi bach oedd i fod yn dal yn glyd y tu mewn i fi. Yn dilyn hyn, cafodd ei bwydo o botel, oedd yn cynnwys y diferion prin roeddwn i wedi'u cynhyrchu yn ystod y sesiwn pwmpio blaenorol, ac yna ei bodloni gyda llaeth fformiwla i fabis cynnar (naill ai drwy diwb neu botel). Mi fyddwn i wedyn yn ei rhoi hi'n ôl yn ei chrud ar olwynion, ac wrth iddi hi gysgu, yn dechrau'r sesiynau pwmpio eto, am 20 munud ar bob ochr. Erbyn i fi wasgu 5ml o bob bron a'i roi i'r fydwraig, mi fyddwn i wedyn yn ymlwybro'n araf yn ôl i'r gwely ac yn gorwedd yno am ryw ddeg munud cyn i'r amserlen ddwy awr ddechrau eto. Roedd y shifftiau bwydo hyn yn fy mlino i'n lân, ac yn gwneud i fi deimlo fel methiant. Nid yn unig roedd fy nghorff wedi ei siomi drwy fethu ei chadw'n ddiogel a lle'r oedd hi i fod am y naw mis llawn, ond rŵan, ar ôl ei hel hi allan o'r unig gartref roedd hi'n ei adnabod, doedd o ddim yn gallu cynhyrchu'r llaeth oedd ei angen arni i'w gwneud hi'n ddigon cryf ac iach i ni adael yr ysbyty.

Roedd y nosweithiau o eistedd ar ein pennau ein hunain dan oleuadau llachar ystafell fwydo'r uned babanod newydd-anedig, yn trio'i chael hi i fachu ar y deth drwy'r boen, ei symud i safle cyfforddus i ni'n dwy, a'i chadw'n effro er mwyn cael digon o laeth, yn lladdfa. Mi fyddwn i'n eistedd yno yn ei gwylio hi'n bwydo, ond heb syniad faint o laeth oedd hi'n ei gael, os o gwbl; wedyn yn teimlo fel methiant pan oedd yn rhaid defnyddio potel ac yn cynhyrchu dim ond 3ml o laeth er imi bwmpio am awr. Wedi blino'n lân, mewn poen ac yn teimlo'n unig, yn gwylio'r babi bach yma'n cysgu (babi bach a oedd drwy ryw ryfedd wyrth yn perthyn i fi erbyn hyn, yn gyfrifoldeb i fi a neb arall), roeddwn i wedi fy llethu ac wedi fy nharo oddi ar fy echel.

Roeddwn i'n torri 'mol eisiau i fwydo ar y fron weithio, ac yn teimlo fel mam ffug pan nad oedd o. Ac yn waeth fyth pan wnes i fynd adref, ac ar ôl trio cadw at yr amserlen ddwy awr o newid–bwydo–potel–pwmp oedd yn fy nghaethiwo rhwng pedair wal, penderfynu bod yn rhaid i fi roi'r gorau i fwydo ar y fron a'i symud hi i laeth fformiwla.

Roedd ffrindiau o'm cwmpas yn bwydo ar y fron yn unig, ac roedd y ffaith na fedrwn i wneud hynny – ac wedi cyrraedd y pwynt lle nad oeddwn i eisiau trio bellach – yn gwneud i fi deimlo'n llai o fam. Hyd heddiw, dwi'n teimlo'n anghyfforddus yn trafod pa mor hir wnes i ei bwydo hi ar y fron, gan deimlo 'mod i wedi gwneud tro gwael â hi drwy lwyddo am ddim ond chwe wythnos.

Ond dwi yn cofio'r tro olaf i fi ei bwydo hi ar y fron. Mi wnes i'n siŵr ei fod yn achlysur hyfryd iawn. Dim ond hi a fi yn y tŷ, efo'n gilydd yn y gadair freichiau fawr gyfforddus yn ei llofft hi. Dim sŵn. Dim byd i dynnu sylw. Dim ond ni'n dwy, yn edrych allan drwy'r ffenest ar ddiwrnod oer, gaeafol. Roedd yn gwbl hudolus. Yn achlysur dwi wedi dal fy ngafael arno, yn achlysur na wna i fyth ei anghofio. Dyma'r atgof sy'n fy amddiffyn rhag yr atgofion negyddol o deimlo nad oeddwn i'n gwneud gwaith digon da yn ystod ei hwythnosau cyntaf.

Yn ddiarwybod i fi, roeddwn i mewn cyflwr bregus iawn ar ôl cael Éva. Roedd angen cefnogaeth ar fy iechyd meddwl, ac roedd methu bwydo ar y fron yn cyfrannu at waethygu'r pryder oedd gen i nad oeddwn i'n fam ddigon da. Erbyn i fy ail fabi bach gael ei eni, roeddwn i'n benderfynol o wneud gwell job o fwydo ar y fron. Roeddwn i hefyd wedi darllen bod mamau sy'n bwydo ar y fron yn llai tebygol o ddioddef iselder ôl-enedigol. Ond roedd gwybod hynny'n gleddyf daufiniog. Ar y naill law, roeddwn i'n chwilfrydig wrth glywed y gallai helpu ac yn torri 'mol eisiau rhoi cynnig ar unrhyw beth a fyddai'n cadw'r Dieithryn Tywyll oddi ar yr aelwyd. Ond ar ôl i fi ddechrau bwydo ar y fron, roeddwn i wedyn yn poeni am roi'r gorau iddi, yn ofni y byddai'r salwch yn taro eto, yn waeth nag erioed, ac mai fy mai i fyddai hynny am beidio â dal ati'n hirach.

Yr eildro, diolch byth, roedd bwydo ar y fron yn haws. Roedd y geni wedi bod yn haws. Roeddwn i'n gallu cerdded (bonws) a ddim mewn poen affwysol bob tro y byddwn i'n symud cam (bonws dwbl). Ac er bod Isla-Mai hefyd wedi cyrraedd chwe wythnos yn gynnar, roedd y gwaith o gynhyrchu llaeth yn haws. Roeddwn i'n fwy hyderus, ac yn fwy hamddenol am bob dim. Yn y bôn, roedd y cyfan yn haws.

Oherwydd ei bod hi'n gynnar, mi gafodd ei bwydo i ddechrau drwy diwb i fyny ei thrwyn bach ac i mewn i'w stumog. Hwn oedd yn ei bwydo â chymaint o laeth y fron ag y gallwn i ei gynhyrchu, ac os nad oedd hynny'n ddigon, byddai'n cael ei digoni â llaeth fformiwla i fabis cynnar. Ond y tro hwn, pan oeddwn i'n llwyddo i gael dim ond 5ml (er gorfod pwmpio am oes pys), roeddwn i'n teimlo 'mod i wedi cyflawni rhywbeth, yn hytrach na theimlo'n fethiant fel y gwnes i'r tro cyntaf. Roeddwn i'n teimlo 'mod i'n gwneud popeth allwn i i'w chael hi'n gryf ac yn iach, ac roedd gwybod ei bod hi'n cael dim ond ambell ddiferyn o laeth gen i'n gwneud i fi deimlo fel y fam orau allwn i fod. A minnau bellach yn gwybod pa mor anodd y gallai bwydo ar y fron fod, a bod cynhyrchu'r llaeth yn anoddach ar ôl geni babi'n gynnar, roeddwn i'n llai caled arnaf fi fy hun ac mi helpodd hynny fi i gadw'n gryf yn feddyliol. Roedd angen help arni i anadlu am y 24 awr gyntaf, a chafodd ei chadw mewn crud cynnal yn yr uned babanod newydd-anedig am y 48 awr nesaf. Felly, wnes i ddim gallu gafael ynddi hi na'i chael efo fi am ddiwrnod a hanner cyntaf ei bywyd. Mi ddaeth tynnu llaeth bob dwy awr yn ffordd i fi fod yno er ei mwyn hi nes byddwn i'n gallu gafael ynddi hi yn fy mreichiau a'i chael hi efo fi drwy'r amser. Dyma oedd fy ffordd i o fod yn fam iddi. Felly, roedd unrhyw beth y gallwn ei gynhyrchu iddi yn gwneud i fi deimlo'n anhygoel.

Yn y pen draw, mi gyrhaeddon ni'r pwynt lle dechreuodd fy mronnau weithio, ac erbyn i ni adael yr ysbyty roedd hi'n bwydo ar y fron bob pedair awr. Wrth gwrs, mi aeth hynny ar chwâl unwaith y gwnaethon ni adael yr ysbyty, efo'r drefn hyfryd bedair awr yn newid i fwydo bob awr neu bob tro roedd hi'n crio. Roeddwn i'n benderfynol na fyddwn i'n rhoi'r gorau iddi – hyd yn oed ar ôl tridiau di-dor o'i bwydo ar yr awr bob awr, pan ddeffrodd y gŵr a dod o hyd i ni'n dwy yn cysgu ar y soffa lle'r oedden ni wedi bod ers dau o'r gloch y bore a dweud: 'Mae angen i ti roi'r gorau i fwydo ar y fron, mae o'n dy ladd di.'

Efo bloedd ddieflig, dyma finnau'n rhuo, 'Dydw i DDIM yn stopio a phaid BYTH â gofyn i fi wneud hynny eto.'

Poeni amdana i oedd o, dyna i gyd, gofidio rhag ofn i fi fynd yn sâl eto. Ond roeddwn i'n ffyrnig o warchodol o fy hawl i ddal ati. Roeddwn i wrth fy modd efo'r ffaith 'mod i'n gwneud rhywbeth iddi na allai neb arall ei wneud. Mai fi oedd yr un oedd yn ei chadw'n fyw, yn iach a'i bol yn llawn. Ar ôl teimlo fel cymaint o fethiant y tro cyntaf, roeddwn i'n gwneud iawn am hynny, yn talu fy nyledion a phrofi fy mod i'n fam, ac yn fam dda. Doeddwn i ddim yn fethiant mwyach.

Ond dyma oedd dechrau rhagor o ofidiau.

Mi ddaeth 'na lu o emosiynau a theimladau yn sgil bwydo ar y fron, yn amrywio o deimlo fel mam naturiol, yn cynnal bywyd bychan un funud, i deimlo fel mam wael y funud nesaf, dim ond am fy mod i awydd gwydraid o win.

Roeddwn i hefyd yn teimlo'n chwerw iawn ar adegau, ac yn hel meddyliau fel: O mam bach, beth arall fedra i ei roi? Am unwaith, dwi eisiau rhoi fi fy hun a'r hyn dwi eisiau yn gyntaf eto. Dwi wedi treulio misoedd yn troi fy nghefn ar bethau dwi'n eu caru, a rŵan dy fod ti wedi cyrraedd, dwi'n dal i orfod rhoi'r gorau i bethau. Y cyfan dwi eisiau ydy un gwydraid o win heb deimlo fel mam wael.

Roedd y meddyliau hyn i gyd yn gymysg efo teimlo fel hen ddiawl hunanol, ffiaidd oedd ddim yn haeddu bod yn fam, heb sôn am fwynhau gwydraid o win neu noson allan.

Mae'n daith wallgof o emosiynau, o deimlo bron fel person gorwych am greu a rhoi'r unig fwyd sydd ei angen ar dy fabi, i gyd o dy gorff dy hun, i'r meddyliau euog o fod eisiau dy gorff yn ôl, eisiau gwydraid o win, eisiau gwisgo bra ffansi a ddim eisiau arogli o hen laeth wedi sychu. Oedd meddwl y pethau yma'n fy ngwneud i'n fam wael? A pham ein bod ni'n teimlo nad ydyn ni'n gallu siarad amdanyn nhw?

Dwi'n gallu cofio siarad yn agored efo ffrindiau a pherthnasau am heriau corfforol bwydo ar y fron, tethi dolurus, tynnu llaeth ac amserlenni bwydo. Ond am yr emosiynau eraill oedd yn cael eu sbarduno – wel, roeddwn i'n cadw'r rheini i gyd i fi fy hun am eu bod nhw'n gwneud i fi deimlo 'mod i'n fam wael. Ac os oedd unrhyw un arall yn eu clywed nhw, y bydden nhw hefyd yn meddwl 'mod i'n fam wael.

Wrth edrych yn ôl bum mlynedd yn ddiweddarach, dwi'n gofyn pam. Pam ddylen ni deimlo nad ydyn ni'n gallu lleisio ein holl feddyliau ar y pwnc? Nad ydyn ni'n gallu siarad am yr holl emosiynau sy'n cael eu sbarduno'r tu mewn i ni heb ofni cael ein beirniadu? Pe baen ni'n gwneud hynny, does bosib y bydden ni'n fwy parod, yn teimlo'n llai ynysig ac yn fwy caredig wrthon ni ein hunain. Mi fydden ni'n sylweddoli nad ydyn ni'n famau gwael, dim ond mamau cyffredin sy'n profi emosiynau a meddyliau arferol. Mi fydden ni i gyd yn fwy meddyliol barod ar gyfer bod yn famau.

Efo'r fantais o allu edrych yn ôl yn dilyn dwy flynedd ychwanegol o brofiad o fod yn fam, dwi eisiau mynd yn ôl, cofleidio fy hun yn dynn, arllwys jin a thonig mawr i fi fy hun a dweud wrtha i fy hun fy mod i eisoes wedi gwneud digon. Roeddwn i eisoes wedi gwireddu fy nghwota mam anhygoel drwy dyfu ac yna gwthio person bach allan i'r byd 'ma. Roeddwn i eisoes wedi gwneud digon drwy garu'r ferch fach ddieithr, newydd efo'r fath ffyrnigrwydd fel bod ei hanghenion yn reddfol yn cael y flaenoriaeth ar fy anghenion i. Roeddwn i eisoes wedi gwneud digon ac wedi profi fy mod i'n fam ddigon da drwy boeni nad oeddwn i.

Mae hynny, yn ei grynswth, yn crynhoi'r emosiynau ffyrnig yr oedd bwydo ar y fron yn eu hysgogi ynof i. Yr emosiynau oedd yn gwneud i fi bendilio rhwng rhoi pob dim oedd gen i a bwydo ar y fron cyhyd ag y gallwn i, a'r awydd i redeg i ystafell dywyll, a mynd i gysgu heb orfod poeni bod rhywun eisiau darn arall ohona i a finnau eisoes wedi rhoi mwy na digon.

Argol, mae'n ddigon i chwalu pen unrhyw un! Dwi'n meddwl yn aml: Ydy mamau eraill yn teimlo fel hyn? Ydy mamau sy'n dal ati i fwydo ar y fron am flwyddyn neu fwy yn cael y teimladau yma o gwbl? A beth maen nhw'n ei wneud i ddod drostyn nhw? Weithiau mae'n gwneud i fi feddwl i fi fod yn rhy hunanol. Dyna beth ofnadwy i feddwl amdanat ti dy hun, yndê? Fel y gweli di, mae hyn yn dal yn rhywbeth sy'n chwarae ar fy meddwl i hyd heddiw.

Gwirion, yndê? Ar ôl i ti dreulio'r rhan orau o flwyddyn yn ymroi i les rhywun arall, ar ôl rhoi dy gorff drwy enedigaeth, ar ôl poeni am bob peth bach a gwneud yn siŵr bod anghenion y babi bach yn dy groth yn cael eu diwallu o flaen dy rai di, dy fod ti'n dal i deimlo fel mam hunanol a gwael os wyt ti'n meiddio gadael i dy feddwl ystyried beth fyddai hawsaf i ti?

Gwaddol bwydo ar y fron i fi ydy 'mod i'n dal i orfod brwydro yn erbyn y teimlad fy mod i'n cael fy meirniadu am ba mor hir y gwnes i fwydo'r ddwy. Pan fydd rhywun yn gofyn pa mor hir wnes i fwydo fy merch hynaf, dwi'n dweud mis a hanner yn hytrach na chwe wythnos, achos dwi'n meddwl bod hynny'n swnio'n hirach. A dwi bob amser yn ychwanegu'n syth iddi gael ei geni'n gynnar, nad oeddwn i'n gallu cynhyrchu llaeth, fy mod i'n dioddef o PND a bod fy hormonau ar hyd y lle ym mhobman – y cyfan er mwyn amddiffyn fy hun mewn rhyw ffordd. Ond amddiffyn fy hun yn erbyn beth, dwi'n clywed fy hun yn gofyn erbyn hyn? Rhag ofn bod y person sy'n gofyn y cwestiwn yn fy meirniadu am beidio â bod yn ddigon o fam i wneud hynny am gyfnod hirach, am wn i, am gymryd yn ganiataol nad oeddwn i'n malio digon i drio am gyfnod hirach, i ddal ati. Ond wrth feddwl yn gall, efo'n llaw ar fy nghalon rŵan, dwi'n credu mai amddiffyn fy hun yn erbyn fi fy hun ydw i, a'r pwysau wnes i ei roi arna i fy hun. Mi fyddwn i'n gweld yr holl negeseuon ar y cyfryngau cymdeithasol yn dathlu mamau â'u bronnau arian, aur a rhuddem, ac yn meddwl, 'Argol, oes 'na wobr am gyfnod mor bitw â chwe wythnos?'

Dwi'n dallt bod bwydo ar y fron yn rhywbeth i'w ddathlu ac y gallwn ni deimlo'n falch o allu ei wneud o a pha mor hir rydyn ni'n llwyddo i ddal ati. Ond alla i ddim peidio â meddwl bod system wobrwyo o'r fath yn rhoi pwysau ychwanegol arnom ni ac yn gadael mamau eraill yn teimlo'n siomedig os nad ydyn nhw'n cyrraedd statws efydd, heb sôn am statws aur.

Dwi'n mynd i daflu hyn i'r pair a dweud, pam na all pawb gael gwobr am fwydo ein babis bach, am ba mor hir bynnag? A dweud y gwir, anwybydda hynny. Allwn ni ddim cael gwared ar y gwobrau'n llwyr?

Dwi'n gwybod 'mod i'n tynnu blewyn o drwyn rhai o'r darllenwyr rŵan; dwi'n gallu clywed lleisiau'n gweiddi, 'Pam na ddylen ni allu dathlu faint o amser wnaethon ni fwydo ar y fron?'

Dydw i ddim yn dweud na ddylet ti. Dwi'n ofnadwy o falch – o leiaf, dwi'n ceisio brwydro'r ellyllon bwydo ar y fron fel 'mod i'n gallu bod yn falch – 'mod i wedi gallu bwydo fy nwy ferch fach ar y fron. Y cyfan dwi eisiau ydy chwalu'r categoreiddio a'r system pwyntiau sydd ynghlwm wrtho, fel nad ydy 'Waw, MI WNES I LWYDDO I FWYDO AR Y FRON AM CHWE WYTHNOS!' yn troi yn 'O, dim ond am chwe wythnos lwyddais i, ac mi oedd angen potel weithiau, a ddim fy llaeth i oedd o i gyd achos roedd yn rhaid i ni roi fformiwla iddi hefyd.'

Felly, beth am i ni gytuno i roi'r gorau i'r labelu, y categoreiddio a'r beirniadu, a bod ychydig yn llai caled arnom ni ein hunain? Yn hytrach, beth am i ni ddathlu'r ffaith ein bod ni'n bwydo ein babis bach (sut bynnag allwn ni) a pheth mor anhygoel ydy hynny?

CANLLAW 'POB MAM' I FWYDO AR Y FRON

Mi wnes i ysgrifennu'r erthygl ganlynol ar fwydo ar y fron ar ôl geni fy merch hynaf, ac mi gafodd ymateb anhygoel ar y blog gan bob mam – y rhai oedd yn bwydo ar y fron a'r rhai oedd yn bwydo o botel. Felly, mi wnes i feddwl y byddai darllenwyr y llyfr yn gwerthfawrogi ei darllen hefyd.

Does dim dianc rhag y ffaith bod bwydo ar y fron yn bwnc sy'n gwneud i ni i gyd deimlo fel iâr ar daranau. Dwi'n cyfaddef ei fod yn cael yr un effaith arna i. Pan oeddwn i'n ei ystyried fel pwnc i ysgrifennu amdano, mi wnes i deimlo fy stumog yn tynhau, fy mhen yn gostwng a fy ysgwyddau'n lledu wrth ddisgwyl gorfod amddiffyn fy hun rhag ymateb negyddol posib. Dydw i ddim yn ysgrifennu unrhyw beth bwriadol ddadleuol neu bigog, ond mae'r teimlad o bryder yna serch hynny. Ac mae'n debyg mai dyna'r broblem pan ddaw'n fater o siarad am fwydo ar y fron. Waeth beth fyddwn ni'n meiddio' i ysgrifennu, ei feddwl, ei ddweud neu ei wneud am fwydo ar y fron, mae 'na beryg o hyd i ni dynnu blewyn o drwyn rhywun (er ein bod ni'n llawn bwriadau da).

Fel y rhan fwyaf o famau, dwi wedi cael digon ar gamu'n ofalus pryd bynnag mae'r pwnc yn codi. Felly dwi'n codi'r pwnc, ac yn mentro codi fy mhen uwchlaw'r parapet cymdeithasol, er mwyn pob mam sydd wedi cael hen ddigon ar y rhyfel rhwng y fron a'r botel. Pwy arall sydd wedi cael llond bol ar y beirniadu a'r sterics sy'n mynd efo pynciau fel bwydo ar y fron yn gyhoeddus, oed plentyn pan fyddwn ni'n penderfynu rhoi'r gorau i fwydo ar y fron, y math o fwydo ar y fron rydyn ni'n ei ddewis neu os ydyn ni'n penderfynu peidio? Ar ran pob mam, dwi'n meiddio gofyn: Pam ydyn ni'n poeni cymaint ynglŷn â sut mae mam arall yn dewis bwydo'i phlentyn? A pham mae'n bwnc mor ddadleuol?

Pe bawn i'n stopio unrhyw fam ar y stryd ac yn gofyn am ei barn ar sut mae mam arall yn penderfynu bwydo'i phlentyn, dwi'n eitha' siŵr o'i hymateb. Mi fyddai'n dweud bod ganddi ddigon ar ei phlât yn poeni am sut mae hi'n bwydo, yn magu ac yn gofalu am ei phlentyn bach ei hun heb boeni am ddewisiadau mam arall. Ac os ydy'r fam a'i phlentyn yn iach ac yn hapus, does bosib mai dyna'r cyfan sy'n bwysig.

Felly pam, o pam, nad ydy pethau mor syml â hynny? Pam ydyn ni'n cael ein hunain dal y lach cymaint am ein dewisiadau? Pam ydyn ni'n teimlo fel methiant os nad ydyn ni'n dewis gwneud 'y peth gorau' o ran bwydo ein babi? Ac, yn bwysicach fyth, pam na allwn ni drafod y pwnc heb ddioddef ymateb negyddol, dadlau'n groes a beirniadu? Mae'n rhaid i hyn stopio!

Mae'r canllaw hwn i fwydo ar y fron ar gyfer pob mam sydd wedi cael ei beirniadu am sut mae hi'n dewis bwydo'i babi bach:

• Dydy pob mam ddim yn gallu bwydo ar y fron

Oes, mae gennym ni oll fronnau, ond dydy'r ffaith fod 'na fabi bach sydd angen ei fwydo ddim yn golygu bod pob pâr yn fodlon chwarae'r gêm ac ufuddhau i ddeddf natur. Yn anffodus, i lawer o famau sy'n torri eu boliau eisiau bwydo ar y fron a gwneud hynny'n dda, dydy pethau ddim o reidrwydd mor syml â phwyntio'r bychan i gyfeiriad y cyflenwad bwyd. Mae'n brofiad hyfryd o greu cwlwm i rai mamau, un sydd wedi digwydd yn gymharol ddidrafferth. Ond i famau eraill, mae'n rhwystredig ac yn hynod boenus ar adegau wrth iddyn nhw frwydro efo babi sydd ddim yn gallu bachu ar y deth, cyflenwad llaeth anwadal a'r euogrwydd, er iddyn nhw drio pob dim dan haul, eu bod nhw wedi gorfod rhoi'r gorau i'w gobeithion o fwydo ar y fron, gan deimlo'u bod nhw wedi gwneud tro gwael â nhw eu hunain a'r babi. Mae angen i ni ddathlu'r mamau hynny a'u trin fel yr hyn ydyn nhw – blydi arwyr sydd wedi gwneud eu gorau glas i fwydo ar y fron er gwaetha'r niwed i'w lles eu hunain. Os ydy hyn yn swnio'n gyfarwydd, mi wyt ti'n FAM A HANNER!

• Dydy pob mam ddim eisiau bwydo ar y fron

Beth am gydnabod yr eliffant yn yr ystafell a chyfaddef nad ydy bwydo ar y fron yn addas i bawb, a bod rhai merched yn dewis peidio â bwydo ar y fron am nad ydyn nhw eisiau gwneud hynny. Dydyn nhw ddim yn barod i'w wneud o, ac mae'n well ganddyn nhw fwydo eu babi o botel. Dydy'r merched yma ddim yn wrachod; does dim angen eu herlid nhw o'r grŵp mam a'i phlentyn lleol ac, yn sicr ddigon, dydyn nhw ddim yn haeddu cael eu beirniadu. Maen nhw'n famau sy'n gwneud y penderfyniad gorau ar gyfer eu sefyllfa nhw. A dyna'i diwedd hi. Dydy'r ffaith ein bod ni'n ferched, dydy'r ffaith ein bod ni'n dod yn famau, ddim yn golygu ein bod ni i gyd eisiau bwydo ar y fron.

• Mae angen i ti deimlo'n falch o allu bwydo ar y fron

Mae bwydo ar y fron yn heriol, yn hudolus ac yn cynhesu'r galon. Mae'n gallu gwthio mamau i ymyl dibyn anobaith ar y dyddiau drwg a bron iawn i berlewyg ar y dyddiau da. Mae'n gallu gwneud i ti deimlo fel y fam waethaf yn y byd pan nad ydy pethau'n mynd yn iawn. Ac mae'n gallu gwneud i ti deimlo fel y fam orau ar y blaned pan mae'r cyfan yn mynd yn dda. Mae'n daith o uchelfannau ac iselfannau, ac yn bwysicach fyth, yn daith (waeth pa mor hir neu fyr ydy hi) a ddylai wneud i ni deimlo'n falch ac yn freintiedig o fod wedi gallu bod arni.

• Does dim angen teimlo'n euog am drio bwydo ar y fron a methu

Fel mam sydd wedi bod yn y sefyllfa yma, dwi'n gwybod ei bod hi'n llawer haws dweud na gwneud. A dweud y gwir, fel y rhan fwyaf o bethau sy'n gysylltiedig â bod yn fam, mae hi bron iawn yn amhosib rhwystro euogrwydd mam rhag taflu'i gysgod dros bethau. FODD BYNNAG, dydy hynny ddim yn golygu bod yr euogrwydd yn gymwys neu'n haeddiannol. Pan ddaw'n fater o feistroli crefft bwydo ar y fron, does dim math o reswm pam nad ydy hynny'n gweithio weithiau. Neu pam, er gwaetha pob penderfyniad a dyfalbarhad, nad ydy o'n gweithio cystal i ni ag i famau eraill. Rydyn ni'n brwydro ymlaen drwy bwmpio llaeth o'r fron, drwy dethi dolurus, craciog a gwaedlyd, drwy boen mastitis, drwy broblemau efo bachu ar y deth, drwy broblemau efo faint o laeth rydyn ni'n ei gynhyrchu. Rydyn ni'n pori drwy'r fforymau a'r gwefannau am gyngor, yn pledio ar ein hymwelwyr iechyd a mamau eraill am ateb ar sut i fwydo ar y fron a thawelu sgrechian ein babi bach llwglyd. Pan nad ydy o'n gweithio, er gwaetha pob ymdrech, rydyn ni'n teimlo fel methiant, fel pe bai ein cyrff wedi gwneud tro gwael â ni. I unrhyw fam sydd wedi brwydro heriau bwydo ar y fron ac sy'n teimlo'n ofnadwy am na lwyddodd hi, mae'n bwysig i ti wybod hyn – DWYT TI DDIM YN FETHIANT!

• Dydy bwydo ar y fron ddim yn hawdd

Mae bwydo ar y fron yn grefft i'w meistroli. Mae'n sgìl newydd i famau ei ddysgu, ac fel unrhyw sgìl newydd rhaid wrth amser, ymroddiad ac arweiniad cyson – dy fod ti'n defnyddio'r dechneg gywir, yn eistedd yn y safle cywir, yn dal y babi yn y ffordd orau – i sicrhau dy fod ti a'r babi yn cael profiad pleserus.

• Dwyt ti ddim yn cael y gefnogaeth neu'r cyngor cywir bob amser

Yn anffodus, un o'r cwynion mwyaf cyffredin gan famau o ran eu taith bwydo ar y fron ydy na wnaethon nhw gael digon o gefnogaeth a chyngor, yn gyntaf ar sut i ddechrau bwydo ar y fron ac yna ar sut i oresgyn unrhyw heriau. Mae angen mynd i'r afael â'r diffyg addysg ynglŷn â bwydo ar y fron, o ddechrau'r broses at ddal ati cyhyd ag sy'n llesol i'r fam a'r plentyn, fel bod mamau ym mhobman yn cael dechrau iach a chefnogol i'w taith a chyngor a chymorth gwerthfawr gydol y cyfnod.

• *Dydy hi ddim yn gystadleuaeth*

Cyn i fi gael plant a phenderfynu bwydo ar y fron, roeddwn i'n ddigon diniwed i feddwl mai dim ond dau ddewis oedd 'na o ran bwydo'ch babi – y fron neu'r botel. Ond wedi i fi ddod yn fam â'i bryd ar fwydo ei hun, mi wnes i sylweddoli bod y term 'bwydo ar y fron' yn cynnwys llu o ddiffiniadau, ac roedd 'na fri gwahanol yn gysylltiedig â'r amryfal ddulliau. Yn sydyn, mae pobol yn holi ydyn ni'n bwydo ar y fron yn unig neu ydyn ni'n ffafrio bwydo cyfunol – ac os ydyn ni'n bwydo o botel, ai llaeth wedi'i dynnu o'r fron sydd ynddi neu laeth fformiwla? Mae pobol yn holi pa mor hir rydyn ni wedi bwydo ar y fron, pa ddull wnaethon ni ei ddewis, a pha mor hir rydyn ni'n bwriadu dal ati. A drwy hyn i gyd, mae 'na ymdeimlad bach yn llechu yn rhywle ein bod ni'n cael ein beirniadu ac rydyn ni'n poeni am yr ymateb fydd ein hatebion yn ei sbarduno. Unwaith eto, dwi'n dod yn ôl at y cwestiwn: Os ydy dy fabi bach (a) yn cael ei fwydo a (b) yn cael ei fwydo, pwy sy'n poeni mewn gwirionedd?

• *Dwyt ti byth yn teimlo dy fod ti gwneud digon. BYTH*

Mi allet ti fwydo dy blentyn ar y fron nes ei fod yn ddwyflwydd oed, ond mi fydd yna lais bach yn dy ben sy'n dal i rygnu mlaen gan gwestiynu a wnest ti ddal ati'n ddigon hir, neu a wnest ti ddal ati'n rhy hir ... Mi fyddi di'n teimlo fel twyllwr os wyt ti wedi defnyddio poteli yn ogystal â'r fron – hyd yn oed os mai dy laeth di dy hun oedd yn y poteli hynny. Mi fyddi di'n ceryddu dy hun os wyt ti'n tynnu llaeth o'r fron er mwyn i dy bartner fwydo weithiau tra wyt ti'n cael cwsg haeddiannol, neu, Duw a'n gwaredo, os wyt ti'n ffansïo gwydraid o win. Fel mamau, rydyn ni'n cael ein rhaglennu i ladd arnom ein hunain, waeth pa mor anhunanol fyddwn ni. Taro tant? Cofia hyn – mi wyt ti newydd dyfu person bach cyfan, efo bysedd, bysedd traed a'r geg fach yna rwyt ti bellach yn poeni am ei bwydo. Mewn geiriau eraill, mi wyt ti'n wych!

• Mae POB mam yn amddiffynnol am y ffordd mae hi wedi dewis bwydo'i babi

Waeth i ni wynebu hynny, mae pob mam yn amddiffyn unrhyw ddewis mae hi'n ei wneud o ran magu ei babis bach. Nhw ydy'r pethau mwyaf gwerthfawr yn y byd i ni. Nhw ydy ein sêr bach coesdew ni, ac rydyn ni'n fodlon gwneud unrhyw beth iddyn nhw. Felly, os bydd unrhyw un yn mentro awgrymu nad ydyn ni'n gwneud ein gorau iddyn nhw, mae pob mam yn barod i ymosod, ei dannedd yn ysgyrnygu a'i thafod yn finiog. Felly, beth am i ni roi'r gorau iddi hi? Yn lle beirniadu mam am ffafrio potel dros fron, neu fron dros botel, neu am ba mor hir mae mam yn dewis bwydo ar y fron, neu am ba ddull mae hi'n ei ddewis – beth am beidio gwneud hynny? Yn hytrach, beth am feddwl bod y fam a'r babi yn hapus ac mai dyna'r cyfan sy'n bwysig. Ac, yn bwysicach fyth, gwna ymdrech i beidio â theimlo'n ddig wrth glywed yr holl sylwadau am fwydo ar y fron.

• Dy fronnau di. Dy fabi di. Dy ddewis di

Beth bynnag wyt ti'n ei benderfynu, pa daith bynnag rwyt ti'n dewis ei dilyn o ran bwydo ar y fron a bwydo dy blentyn, dy ddewis di ydy o. Mi gaiff unrhyw un sy'n meiddio beirniadu fynd i'r diawl, a dweud y gwir!

Ferched, rydyn ni i gyd ar yr un tîm, y mamau sy'n bwydo ar y fron a'r mamau sy'n bwydo o botel. Mae hynny'n cynnwys pob mam sy'n brwydro'r euogrwydd o fethu bwydo ar y fron. Pob mam sy'n mwynhau pob munud o'i thaith bwydo ar y fron. Pob mam sydd wedi gorfod rhoi'r gorau i'r daith cyn iddi hi fod yn barod. A phob mam wnaeth ddewis peidio â dechrau'r daith yn y lle cyntaf. I bob mam sy'n bwydo'i babi bach (boed o botel neu o'r fron), parch. Rwyt ti'n gwneud gwaith anhygoel – a phaid â gadael i neb wneud i ti deimlo'n wahanol.

'Am Fronnau! O Ydyn, Mae'r Rhain yn Aruthrol!'
(Cerdd i fronnau llaethog ym mhobman)

Am fronnau! O ydyn, mae'r rhain yn aruthrol!
Maen nhw bron iawn mor fawr â fy mhen i,
Yn llaethog a phoenus, ia, poenus ar y naw,
Ac yn fy stopio i droi yn fy ngwely.

Am fronnau! O ydyn, mae'r rhain yn aruthrol!
Does gen i ddim math o reolaeth.
Pan dwi'n clywed cri babi, dwi'n llaetha yn syth
Fel hen fuwch gaeth i feudy mamolaeth.

Am fronnau! O ydyn, mae'r rhain yn aruthrol!
Maen nhw'n chwyddo yn fwy fesul awr.
Mae'n well bod ti'n llwgu rŵan hyn, fabi bach,
Cyn daw cawod laethog – un fawr.

Am fronnau! O ydyn, mae'r rhain yn aruthrol!
Mae 'mhartner yn hynod o chwantus,
Yn cyfri yr oriau nes cael ei ddwy law
Ar gyfarpar anhygoel ei fisus.

Am fronnau! O ydyn, mae'r rhain yn aruthrol!
Mae'r gŵr wedi dychryn. Ers echnos,
Pan ddechreuodd llaeth lifo ar ôl twtsh o gofleidio,
Dio'm yn fodlon dod nunlla yn agos.

Am fronnau! O ydyn, mae'r rhain yn aruthrol!
Dewch yn llu, dewch i syllu'n edmygus.
Mi wnaethon wrhydri yn bwydo'r ddwy fach.
Dyma bâr bendigedig o ddawnus!

PENNOD 13

CANLLAW 'POB MAM' I DDIDDYFNU

Yr eiliad fyddi di wedi dechrau dygymod efo'r amserlen fwydo llaeth, mae cyfnod 'hapus' arall yn cyrraedd o rywle – diddyfnu, sef trio gorfodi dy blentyn bach i fwyta llond llwy ar ôl llond llwy o slwtsh yr un pryd â theimlo'n sâl o banig dy fod ti'n mynd i wneud i'r bychan dagu i farwolaeth.

Gall, mi all llysiau wedi'u berwi a'u stwnsio'n soeglyd fod yn foment o lwyddiant ysgubol neu o fethiant alaethus.

Roeddwn i'n edrych ymlaen yn arw at ddiddyfnu. Gweld wyneb fy merch fach yn goleuo o flaen rhyfeddodau lliwgar a blasus bwyd cartref am y tro cyntaf. Bwyd wedi'i baratoi'n gariadus gan ddwylo teg a hyderus ei mam, oedd yn gwylio efo llawenydd a boddhad yn ei chalon wrth i'w babi bach draflyncu'r cyfan a gofyn am fwy, er nad oedd hi'n gallu siarad eto. O oedd, roedd fy mwyd i'n mynd i fod cystal fel y byddai'n ennyn lleferydd yn fy merch fach chwe mis oed, a fyddai, gyda llaw, yn sugno'n ddeheuig ar bigyn o asbaragws organig yn enw'r blydi diddyfnu dan arweiniad y babi yna.

Ond roedd y realiti'n wahanol. Dyna lle'r oeddwn i, yn eistedd ar lawr cegin fy mam, fy mabi bach yn eistedd yn ei sedd Bumbo rhwng fy nghoesau, wrth i fi agor jar o *purée* ffrwythau a gweddïo'n dawel na fyddai hi'n tagu arno fo. Ac mi gafodd yr achlysur pwysig ei roi ar gof a chadw, diolch i ffôn ei thad. Roedd ei hwyneb yn bictiwr, ac ar ôl gorfodi rhyw ddwy lond llwy i'w cheg (a hithau'n syllu arna i efo'i llygaid 'Be' ddiawl wyt ti'n neud?'), roedd hi wedi poeri'r rhan fwyaf o'r stiw piws allan arni hi ei hun, arna i, ar lawr, ar gypyrddau'r gegin, ar y waliau, ar unrhyw beth o fewn cylch o dair milltir. A dyna ni, dechrau ein taith ddiddyfnu.

Roeddwn i'n teimlo'n gyffrous iawn wrth feddwl ei bod hi ar drothwy cam pwysig arall yn ei datblygiad, ac yn profi pethau newydd, ond ar yr un pryd, roeddwn i'n teimlo'n ofnus ac yn ofidus unwaith eto. Fel efo cerrig milltir eraill y plantos bach, roeddwn i'n trio llywio llong y teulu drwy ddyfroedd dieithr, a hynny'n esgor ar swp arall o gwestiynau pryderus. Faint ddylai hi fod yn ei fwyta? Beth ddylwn i ei roi iddi hi ei fwyta? Ai creadigaeth y diafol ydy bwydydd parod mewn jariau? Ddylai fy rhewgell fod yn llawn dop efo rhesi o *purées* cartref, i gyd wedi'u labelu ac mewn potiau Tupperware unffurf hyfryd? (Dwi eisiau nodi yn sydyn nad ydw i ERIOED wedi bod yn berchen ar Tupperware unffurf; dwi'n siŵr 'mod i'n prynu tybiau efo caeadau yr un lliw, ond unwaith maen nhw'n croesi rhiniog y cwpwrdd di-ben-draw, mae 'na rywbeth yn digwydd a dydw i byth yn gweld caead o'r un lliw eto.) Sut fyddai hyn i gyd yn effeithio ar ei llaeth (un peth yr oeddwn i'n teimlo'n hyderus yn ei gylch, o'r diwedd)? Beth ddiawl oedd diddyfnu dan arweiniad y babi? Ac unwaith y gwnes i ddallt beth oedd o, Dduw mawr, sut ddiawl oeddwn i'n mynd i adael iddi roi pethau yn ei cheg heb yr ysfa i fynd i banig, poeni ei bod hi'n tagu a deialu 999?

Mi wnes i dreulio oriau di-ri (oriau na cha' i fyth yn ôl, os ca' i ddweud) yn creu *purées* o wahanol ffrwythau a llysiau. Mi wnes i hyd yn oed gael fy nhwyllo i brynu blydi peiriant Babycook, a photsio cyw iâr a briwgig. (Os byddi di fyth eisiau gwybod sut mae corff marw yn teimlo, dwi'n awgrymu gorbotsio stribed o gyw iâr mewn Babycook.)

Roedd fy rhewgell, a fu unwaith yn llawn o giwbiau iâ yn cynnwys jin a fodca, bellach yn llawn i'r ymylon o slwtsh, a'r jin yn cynhesu ar fwrdd gwaith y gegin. Ia, dyna pa mor wyllt a gwallgof oedd fy mywyd. Fy ngorchestwaith, yn goron ar y cyfan, uchafbwynt diamheuol fy mywyd o ddiddyfnu oedd llwyddo i dwyllo fy hun mai Annabel Karmel oeddwn i a threulio chwe awr – GO IAWN, dwyt ti ddim wedi camddarllen – CHWE AWR yn gwneud pasteiod bugail hyfryd a maethlon o faint addas i ddwylo person bach. Roeddwn i'n teimlo fel duwies! Duwies slwtsh, efo'r grym i fwydo'r plantos bach, diolch i'r Babycook yn y gegin.

Wrth iddyn nhw ddod allan o'r popty, mi allwn i glywed côr yn llafarganu: 'Gwyliwch eich hunain, ferched bach, mae 'na fam newydd yn eich plith, ac mae hi'n gwneud gwyrthiau siâp pastai bugail yn ei chegin.'

Pwy ddiawl oeddwn i'n feddwl oeddwn i'n ei dwyllo?

Ddim fy mabi bach i, yn sicr. Mi edrychodd hi ar y pasteiod hyfryd a phenderfynu bod 'na le gwell iddyn nhw na'i cheg, neu ar ei llwy hyd yn oed. O na, y peth gorau i'w wneud efo fy mhasteiod blasus, maethlon a thaclus – pasteiod oedd wedi cymryd chwe awr i'w paratoi, chwe awr na cha' i fyth yn ôl – oedd eu poeri ar y llawr a drosta i mewn patrwm perffaith, ysgeintiad cywrain sy'n ymddangos yn hawdd i berson bach ond yn anodd ar y naw i neb arall.

Dwi'n falch o ddweud fy mod i wedi delio efo'r sefyllfa a'r sarhad amlwg hwn i fy sgiliau coginio efo amynedd ac urddas oedolyn. Wnes i'n sicr ddim gadael fy merch fach yn ei chadair yn y lolfa yn sugno ar ddarn o giwcymbr, a chario gweddillion y bastai yn ôl i'r gegin a beichio crio o flaen y gŵr. Na, nid fi oedd y llanast llysnafeddog oedd yn estyn am jar o *purée* llysiau – *purée* roedd hi'n siŵr o'i fwyta – nage, yn bendant.

A dyna ddechrau'r gemau, ynghyd â'r ddefod o dreulio gormod o oriau o fy mywyd yn trio gwneud bwyd maethlon a blasus i berson bach, er mwyn iddi hi gael ei boeri allan oriau yn ddiweddarach. A finnau wedyn yn estyn am rywbeth, unrhyw beth a oedd, os nad yn fwyd cartref, yn fwyd wedi cael ei agor yn y cartref. Mae'n ddefod gyfarwydd i bob mam, ac mae'n digwydd ar draws y byd yr eiliad hon. A chyn i ti gael amser i anadlu neu roi'r dillad yn y peiriant golchi, mae'r ddefod yn dechrau eto yn ystod yr uffern a elwir yn amser te plant bach, a thithau UNWAITH ETO o dy gorun i dy sawdl mewn bwyd wedi'i boeri allan, ac yn trio esgus fod stribed o foronen yn sglodyn oren hud.

Felly, beth am wneud yr holl nonsens diddyfnu yma'n haws i bawb, a mynd at wraidd y dechneg lwyddiannus unwaith ac am byth?

YR HOLL BETHAU YR HOFFWN I FOD WEDI'U CLYWED CYN I FI BRYNU'R BABYCOOK:

Iawn. Dwi'n mynd i siarad yn blaen hefo ti: mae ysgrifennu am wneud *purée* o lysiau llipa yn uffernol o ddiflas, a gan 'mod i'n gwybod bod dy amser di'n brin, a finnau eisiau canolbwyntio ar ddiddanu, dwi ddim yn mynd i din-droi rhagor.

I bob mam sy'n dechrau tynnu ei gwallt o'i phen wrth feddwl sut i ddiddyfnu babi heb ei ladd, dyma ambell dalp o gyngor (sôn am dalpiau, mae talpiau bach o gyw iâr mewn briwsion bara yn un ffordd saff o'u cael nhw i fwyta rhywbeth – ond dim gair wrth Jamie Oliver, iawn?).

1. Dwyt ti ddim yn mynd i ladd dy berson bach.

2. Does dim rhaid i ti efelychu Annabel Karmel neu Ella's Kitchen; dwyt ti ddim hyd yn oed yn gorfod gallu coginio i allu gwneud prydau bach addas i blantos bach.

3. Does dim ots ydyn nhw'n bwyta'r pethau wyt ti'n eu gwneud iddyn nhw ai peidio. Am y flwyddyn gyntaf, maen nhw'n dal i gael hen ddigon o faeth o laeth – WIR YR! (Pam na ddywedodd neb hyn wrtha i nes oedd hi dros ei blwydd?)

4. Sut i wneud prif gwrs: dewisa lysiau (moron, er enghraifft), eu plicio, eu berwi ac yna blendio'r cyfan yn slwtsh oren. (Yn wahanol i fi, does dim angen i ti brynu Babycook, waeth faint o adolygiadau ddarlleni di sy'n mynnu dy fod ti angen un yn dy fywyd. Dwyt ti ddim.) Rho'r slwtsh mewn dysgl, gad iddo oeri a'i fwydo i dy blentyn bach. Cadwa weddill y slwtsh mewn ciwbiau iâ, eu rhoi yn y rhewgell ac, abracadabra, mae gen ti ddogn o brydau diddyfnu am yr wythnos i ddod.

5. Sut i wneud pwdin. Gafaela mewn banana, a fforc, tynna'r croen oddi ar y banana, ei falu efo'r fforc a'i weini.

6. Gwisga fag bin du neu tynna dy ddillad i gyd i ffwrdd, achos mi fyddi di'n cael dy orchuddio â chymysgedd o boer a moron. Ac mae'r stwff yna'n uffernol o anodd i'w olchi'n iawn. Ffaith.

Y Diwedd.
Bon appetit ac ati!

Mae pob mam yn wynebu llu o bryderon ymarferol a rhwystrau i'w cliric wrth i'n plantos bach gyrraedd unrhyw garreg filltir newydd. Rydyn ni'n ysgogi ein meddyliau blinedig efo delweddau perffaith a straeon am famau perffaith yn ymateb i'r cerrig milltir hyn mewn ffordd berffaith. Ac mae hynny'n gwneud i ni deimlo bod ein sefyllfa ni ymhell bell o'r perffeithrwydd hwnnw. Dwi'n grediniol fod angen i ni ddweud naw wfft wrth berffeithrwydd ac yn hytrach rhannu realiti cyrraedd y cerrig milltir hyn (diddyfnu, cropian, cerdded, dysgu sut i ddefnyddio poti) yn eu holl ogoniant doniol, blinedig a real. Wrth wneud hynny, rydyn ni'n rhannu pryderon amdanyn nhw, yn lleddfu'r baich ac yn llacio'r pwysau. Mae hynny wedyn yn rhoi sicrwydd i ni, efo ychydig o onestrwydd, cymorth a chwerthin cefnogol, a'r cyfan yn helpu i gadw pob mam yn gall ac yn feddyliol iach i ddelio â bywyd mam a'i gerrig milltir.

PENNOD 14

BOD YN TI DY HUN ETO AR ÔL Y GENI

Un elfen o fod yn fam sydd ddim yn cael llawer o'n sylw ni ymlaen llaw ydy sut fyddwn ni'n teimlo amdanom ein hunain ar ôl cael y babi, a sut mae'r agwedd newydd honno'n effeithio ar bob rhan o'n bywydau, o ddelwedd corff a hyder corff i uchelgais o ran gyrfa, ein steil a'n rhywioldeb. Wnes i erioed feddwl rhyw lawer a fyddai, neu sut fyddai, dod yn fam yn newid sut oeddwn i'n ffitio i'r byd neu sut fyddwn i'n fy ngweld fy hun ynddo fel mam. Ond dwi wedi meddwl cryn dipyn am hynny ers imi ddod yn fam i ddau o blant, a hyd heddiw, dwi'n dal i ofyn y cwestiwn: 'Sut ydw i'n bod yn fi ar ôl eich cael chi?'

Wn i ddim amdanat ti, ond ers imi ddod yn fam, dwi'n teimlo 'mod i wedi mynd i mewn i ryw ystafell arbennig sydd bellach yn cynnwys fy mywyd newydd. Mae hi'n ystafell hyfryd iawn, yn llawn o fy hoff bethau, a dwi'n ei rhannu efo tri o fy hoff bobol. Mae'n ystafell sy'n fy nghadw i'n ddiogel (wel, yn weddol ddiogel o ystyried y Mega Bloks sy'n frith ar hyd y llawr) a dyma lle dwi bellach yn teimlo fwyaf cysurus. Mae'n ystafell lle dwi'n dal yr awenau, yn ystafell lle dwi'n gwneud y penderfyniadau allweddol.

Mae 'na ddrws ar fy ystafell, ac er ei fod yn agor yn hawdd, dwi hefyd yn teimlo ar adegau nad oes unrhyw ffordd allan. Yr ystafell hon a phopeth ynddi ydy fy modolaeth newydd i. Dwi'n dal yn gallu gweld pob dim ddigwyddodd yn fy hen fywyd, a phob dim sy'n digwydd y tu allan i'r ystafell, ond weithiau dwi'n teimlo nad ydw i bellach yn ddarn o jig-sô ehangach bywyd bob dydd. Dwi'n cyfaddef fy mod i weithiau'n teimlo'n gaeth. Yn sownd mewn cyfnod o amser. Wedi fy nal yn rhwyd mamolaeth, heb unrhyw syniad a fydda i byth yn nofio'n rhydd ac yn annibynnol eto.

Pan fyddwn ni'n dod yn famau am y tro cyntaf, rydyn ni'n ymuno efo clwb newydd – un sy'n llawn aelodau newydd nad ydyn ni erioed wedi'u cyfarfod o'r blaen, heriau a sgiliau newydd y mae'n rhaid i ni eu meistroli, ynghyd ag iaith hollol newydd. Rydyn ni'n byw mewn parth amser newydd; dydy dyddiau ac oriau ddim yn edrych nac yn gweithredu fel roedden nhw o'r blaen. Rydyn ni ar amserlen hollol wahanol i weddill y byd gwaraidd. Rydyn ni'n ymwybodol bod y byd gwaraidd o fewn ein cyrraedd ni, yn digwydd o'n cwmpas ni, yn cyd-redeg â'n byd ni, ond mae swigen mamolaeth a'r 'ystafell' wedi ein llyncu ni i'r fath raddau nes ein bod ni'n teimlo ar wahân rywsut.

Mae'r gwahanu hwn yn gweithio am gyfnod – a Duw a ŵyr, mae ei angen yn ystod y misoedd cyntaf hynny o gynefino efo'n rôl newydd fel mam, wrth i ni ddechrau dysgu am y byd newydd hwn rydyn ni ynddo fo a'r person bach newydd sydd yna efo ni. Wrth lywio ein ffordd o gwmpas yr heriau newydd, rydyn ni'n meistroli'r sgiliau newydd angenrheidiol ac yn dod yn rhugl yn yr iaith newydd. Ond unwaith mae hyn wedi'i wneud, unwaith dy fod ti'n (weddol) hapus dy fod wedi setlo yn dy rôl newydd, sut wyt ti'n mynd allan yn ôl i'r byd gwaraidd ac yn pontio'r bwlch rhwng dy hen fywyd, dy rôl newydd a'r byd mawr y tu allan?

Mae'n blydi brawychus, mi ddyweda' i hynny.

Cyn cael y babi, dwi'n gallu cofio meddwl y byddai fy mywyd ar ôl cael y babi'n union yr un fath, a'r person bach newydd yn ffitio iddo fel maneg. Ond ar ôl ychydig fisoedd yn fy rôl newydd fel mam, mi wnes i sylwi 'mod i'n cwestiynu popeth. Ddylwn i ailafael yn fy ngyrfa? Os felly, pryd? Beth ddylwn i fod yn ei wisgo rŵan 'mod i'n fam? Sut ddylwn i fod yn ymddwyn rŵan? A sut ar y ddaear ydw i fod i sleifio'n ddidaro yn ôl i'r byd mawr y tu allan, a hwnnw wedi dal ati i newid a symud ymlaen tra oeddwn i'n eistedd yn fy mhyjamas, yn ceisio gwneud synnwyr o amserlenni bwydo, trefn amser gwely a nosweithiau di-gwsg?

Roedd y byd cyfarwydd hwnnw wedi dal i droi, a finnau wedi cael fy rhewi mewn amser, yn glyd yn fy swigen mam newydd. Roedd fy nghornel fach i o'r byd wedi newid am byth. Roeddwn i wedi profi cyfnod o newid mwyaf fy mywyd, ond wnaeth y byd ddim oedi i gymryd sylw o hynny, dim ond dal i droi. Sut oeddwn i'n mynd i ddal i fyny efo fo neu ffitio i mewn iddo fo eto?

Mae creu lle newydd yn y bydysawd ar dy gyfer di fel mam newydd yn gyffrous, yn ddychrynllyd ac yn uffernol o frawychus! Ystyried sut wyt ti'n ffitio i'r byd mawr sydd allan yna rŵan dy fod ti'n fam, ac a ydy hynny'n golygu ceisio deall sut i barhau efo dy yrfa. Meddwl beth ydy dy steil di rŵan, a hithau wedi bod yn oes ers i ti siopa am unrhyw beth heblaw clytiau a dillad babi. Gofyn sut i ymddwyn fel mam – ydyn ni'n dal i gael mynd allan, cael gwydraid yn ormod o win, baglu dros un gair yn ormod a dal i gyrraedd adref efo'n coron mam yn un darn, heb i'r gwasanaethau cymdeithasol na'r heddlu euogrwydd mamau gnocio ar y drws?

Mae dod yn fam yn dy newid di, mae hynny'n anochel. Mae'n ychwanegu cynhwysyn ychwanegol i'r ti go iawn, elfen arall i dy gyfansoddiad, ac yn newid dy DNA emosiynol am byth. Yn ogystal â gwneud i fi deimlo'n hyderus yn fy ngallu i gadw fy mhlantos bach yn fyw, roedd bod yn fam hefyd wedi fy llenwi â llond trol o ansicrwydd, wrth i fi faglu'n llawn amheuon mewn meysydd roeddwn i wedi cerdded drwyddyn nhw'n hyderus cyn dod yn fam.

Mi fydd yn swnio'n wirion i rai, ond yn fy hen fywyd, siopau'r stryd fawr fel Zara, H&M a Topshop oedd fy nghynefin naturiol i, dyna lle'r oeddwn i'n teimlo'n gartrefol. Dyna oedd fy syniad i o nefoedd. Roeddwn i wrth fy modd yn treulio oriau (yn llythrennol) yn pori am ddim byd penodol; dyma oedd fy hoff fath o siopa. Roedd gen i lygad dda o ran cyfuno dillad beiddgar a gwisgoedd llai anturus, pethau na fyddet ti'n edrych ddwywaith arnyn nhw yn hongian ar y rheiliau ond a fyddai'n taro deuddeg o'u cyfuno yn yr ystafell newid. Roeddwn i wrth fy modd. Pleser euog, un o'r pethau hwyliog hynny oedd yn fy ngwneud i yn fi. Yr unig beth oedd yn drech na fy hoffter o ffasiwn a dillad oedd nofio a bod yn y dŵr. Gallwn dreulio oriau'n nofio, ar goll yn y symudiadau, yn torri drwy'r dŵr o un pen i'r pwll i'r llall dro ar ôl tro, yn teimlo'n egnïol, yn llawn bywyd, yn teimlo'n fi fy hun.

Mae hynny'n wir am bob un ohonom ni. Un peth neu sawl peth rydyn ni wrth ein bodd yn eu gwneud, yn eu mwynhau'n fwy na dim byd arall, sy'n ein llenwi efo hyder. Y pethau sy'n ein gyrru ni. Sy'n ein cyffroi ni ac yn ein gwneud ni'n hyn ydyn ni. Ond ar ôl dod yn fam i fy mabi bach cyntaf, mi gafodd y pethau roeddwn i'n eu mwynhau, yn fy ngwneud i yn *fi*, eu gosod o'r neilltu, a hynny'n ddigon naturiol – a chael eu hystyried yn bleserau moethus yn hytrach na diddordebau arferol. Erbyn i fi gael ein hail fabi bach 18 mis yn ddiweddarach, roeddwn i'n teimlo'n hollol ar goll ac yn cwestiynu pwy oeddwn i bellach.

Pen draw pethau oedd diwrnod o siopa anarferol iawn, y fi a neb arall, a'r unig nod oedd dewis ychydig o ddillad newydd neis i fi fy hun. Gwynfyd pur, yndê? Nage. Uffern bur. Roeddwn i'n crwydro o gwmpas y siopau fel pe bawn i mewn rhyw fyd estron, heb syniad pa fath o bethau ddylwn i fod yn eu gwisgo neu pa fath o steil oedd at fy nant i go iawn. Y cam nesaf oedd eistedd ar fy mhen fy hun yn yr ystafell newid, fy mreichiau'n llawn o ddillad a'm llygaid yn llawn dagrau wrth bendroni beth ddiawl fyddai'n gwneud i fi edrych yn dda, a beth ddiawl oeddwn i'n ei hoffi hyd yn oed.

Mi wawriodd arna i'n sydyn nad oeddwn i'n gallu creu cyfuniadau gwych o ddillad ers i fi greu bywyd, ond crafu'r wyneb oedd hynny. Roedd gwir natur fy nheimladau'n gymaint dyfnach. Doeddwn i ddim yn mwynhau rhywbeth a arferai fod mor agos at fy nghalon. Roeddwn i wedi colli'r gallu i fwynhau fi fy hun, heb unrhyw bwysau na chyfrifoldeb am unrhyw un arall – am y prynhawn, o leiaf. Mi wawriodd arna i nad oeddwn i bellach yn gwybod beth oedd yn fy ngwneud i yn fi. Mi wnaeth hynny fy nychryn i i'r byw, a gwneud i fi deimlo'n fwy bregus a dihyder nag oeddwn i wedi'i deimlo ers blynyddoedd.

Roedd y diffyg hyder hwn ynglŷn â phwy oeddwn i go iawn yn rhedeg drwy bob agwedd ar fy mywyd i fel mam newydd. O gymdeithasu ond poeni fy hun yn dwll mai'r unig destun sgwrs oedd gen i oedd amserlenni cysgu, tethi dolurus a chlytiau budr, i fynd yn ôl i'r gwaith, lle'r oeddwn i'n teimlo fel plentyn newydd yn dechrau mewn ysgol newydd, a'r wynebau wedi newid, pobol wedi symud ymlaen neu wedi ennill dyrchafiad i rolau gwahanol. Dwi'n cofio nad oeddwn i hyd yn oed yn gallu cofio ble oedd fy nesg i – ac mi gymerodd ychydig fisoedd i fi ddechrau teimlo'n agos at hyderus 'mod i'n ymdopi a beth ddiawl oeddwn i'n ei wneud.

Ond mi wnes i sylweddoli bod angen amser ac amynedd, ynghyd ag ychydig o hunanholi, i ddallt sut ydyn ni eisiau i'n bywyd edrych bellach, a phwy ydyn ni eisiau ynddo. Mae hefyd angen cydnabod a derbyn nad ydyn ni'n mynd i allu troi'r cloc yn ôl ac ailafael mewn bywyd fel oedd o cyn i'n babis bach gyrraedd – ac, yn bwysicaf oll, bod hynny'n iawn. Ond sut ydyn ni'n llunio'r bywyd newydd yma, a sut ar y ddaear mae o'n edrych?

Dwi'n bersonol yn gwybod bod fy mywyd newydd fel mam a gweld sut dwi'n ffitio i'r byd rŵan yn dal yn waith sydd ar y gweill, bum mlynedd ers imi ddod yn fam. Dros y flwyddyn ddiwethaf, dwi wedi dechrau gwneud ymdrech ymwybodol i ofalu'n well amdanaf fy hun, ac wedi dechrau rhoi mwy o bwys ar fy anghenion i a'r pethau dwi eu heisiau. Dwi wedi dechrau adfer fy ymdeimlad o steil a chariad at ffasiwn, ac wedi sylweddoli nad ydw i mor wahanol â hynny i'r fi cyn dod yn fam, fy mod i'n dal yn fi. Dwi wedi creu gyrfa newydd yn trin geiriau, ac er bod 'na adegau (bob dydd, weithiau) lle dwi'n amau fy ngallu ac yn teimlo y bydd pobol yn deffro ac yn sylweddoli fy mod i'n awdur ofnadwy, dwi'n bustachu drwyddi ac yn cyffroi wrth feddwl ble allai hyn i gyd arwain. P'un ydy'r llyfr yn llwyddiant ysgubol ai peidio, dwi mor ddiolchgar am y broses o'i ysgrifennu, gan ei fod o wedi chwarae rhan mor bwysig wrth fy nhywys i'n ôl at yr hyn sy'n fy ngwneud i yn *fi*.

Felly, os wyt ti'n cwestiynu sut i fod yn ti dy hun eto, cofia un peth pwysig iawn. Ydy, mae'r byd wedi symud ymlaen; wyt, mi wyt ti wedi bod yn ansicr o dy le ynddo fo; ac ydy, mae bywyd weithiau'n edrych mor wahanol i'r hyn oedd o cynt fel nad wyt ti'n siŵr iawn sut wnest ti gyrraedd y pwynt yma. Ond dyma lle'r wyt ti, yn ei chanol hi bob dydd ac yn gwneud gwaith gwych o greu'r anhrefn hyfryd o liwgar rwyt ti bellach yn byw ac yn caru ynddo. Mae'r hen ti yn edrych arnat ti'n llawn rhyfeddod a balchder am yr hyn rwyt ti wedi'i gyflawni hyd yma.

Mae'r hen ti yn meddwl bod y ti newydd yn eithaf gwych!

Mae hi'n hen bryd i tithau ddechrau meddwl hynny hefyd.

PA FAM SY'N GWEITHIO GALETAF?

Dwi wedi bod yn fam sy'n aros gartref, yn fam sy'n mynd yn ôl i'r gwaith ac yn fam sy'n gweithio gartref. Dwi wedi ofni mynd yn ôl i'r gwaith nes 'mod i'n teimlo'n swp sâl ac yn deffro'n chwys oer yn yr oriau mân wrth feddwl am y peth. Dwi wedi dyheu am fynd yn ôl i'r gwaith, ac wedi cyfri'r dyddiau i gael egwyl o undonedd bywyd mam. A dwi wedi rhedeg a rasio a blino fy hun yn dwll wrth geisio cydbwyso bod yn fam sy'n gweithio gartref a thrio cyflawni fy nyletswyddau yr un pryd ag anwybyddu'r gwaith tŷ, y dillad budr a'r teganau sydd blith draphlith ym mhobman.

Ers imi ddod yn fam i ddwy, mae'n deg dweud 'mod i wedi rhoi cynnig ar y rhan fwyaf o senarios gwaith, ac mae pob un ohonyn nhw mor werth chweil, mor heriol, mor flinedig ac yn ysgogi cymaint o euogrwydd â'i gilydd – ond am wahanol resymau. O ganlyniad, mae gen i'r parch mwyaf at unrhyw fam ac at unrhyw benderfyniad mae hi'n ei wneud o ran yr hyn sydd orau iddi hi, ei theulu a'i sefyllfa. Waeth i ni wynebu'r gwir, dydy penderfynu mynd yn ôl i'r gwaith ai peidio ddim yn dibynnu'n gyfan gwbl ar yr hyn rydyn ni ffansïo'i wneud efo gweddill ein bywydau. Mae yna ffactorau ariannol, logistaidd ac emosiynol i gyd yn y pair, ac mae iddyn nhw i gyd oblygiadau mwy pellgyrhaeddol na chyflog.

Y FAM SY'N MYND YN ÔL I'R GWAITH

O, mae dychwelyd i'r gwaith ar ôl tyfu babi bach yn sbarduno llu o emosiynau heriol a meddyliau euog, wrth i ti bendilio rhwng hapusrwydd meddwl am yfed coffi poeth efo oedolion go iawn i sgrechian ar dy bartner/dy fòs/unrhyw un sy'n fodlon gwrando: 'DYDW I DDIM YN MYND 'NÔL: DOES DIAWL O OTS GEN I EIN BOD NI'N WYNEBU TRYCHINEB ARIANNOL: DOES DIAWL O OTS GEN I OS OES RAID INNI SYMUD I FYW AT DY RIENI. DYDW I DDIM YN MYND 'NÔL AC ALLI DI MO 'NGORFODI I FYND.' (Hefyd, tra oeddet ti allan yn gweithio, dwi wedi llwyddo i roi fy hun yn sownd i'r person bach ar y soffa, ac mae ci drws nesa' wedi llyncu'r goriad.)

Wnes i ddim meddwl rhyw lawer am y cysyniad o fynd yn ôl i'r gwaith pan oeddwn i'n feichiog y tro cyntaf. Roeddwn i wedi bod yn gwneud gwaith o ryw fath ers pan oeddwn i'n 13 oed, ac wedi cael gyrfa lwyddiannus. Gyrfa roeddwn i'n falch iawn ohoni, gyrfa roeddwn i'n ei mwynhau ac yn ei gwerthfawrogi'n fawr. Felly, wnes i erioed ystyried y byddwn i eisiau rhoi'r gorau i fy ngyrfa ar ôl cael fy merch fach a bod yn fam sy'n aros gartref. Ond chwe mis ar ôl ei chael hi, a finnau'n paratoi i fynd 'nôl i'r gwaith, roeddwn i'n llawn pryder ac arswyd wrth feddwl am ei gadael hi, ac mi ges i stranc dychwelyd i'r gwaith, rhywbeth tebyg i hyn:

STRANC DYCHWELYD I'R GWAITH

'Mae meddwl am fynd yn ôl i'r gwaith yn gwneud i fi fod eisiau dianc o'r wlad efo fy mabi bach, a pheidio dod yn ôl!'

DYDW I DDIM eisiau mynd yn ôl i'r gwaith. DYDW I DDIM eisiau rhoi fy mabi bach gwerthfawr yng ngofal rhywun arall. DYDW I DDIM eisiau edrych yn ddewr, DYDW I DDIM eisiau edrych yn ddidaro. DWI'N CASÁU HYN! DWI'N CASÁU HYN! DWI'N EI BLYDI GASÁU O! Ti'n gwybod be'? Does dim ots gen i pwy sy'n gwybod!

Dwi'n cyfaddef, mae fy stumog i'n corddi wrth feddwl am fynd yn ôl i'r gwaith ac mae fy nghalon yn suddo wrth feddwl am adael fy merch fach yn y feithrinfa – er ei bod hi wrth ei bodd yno ac yn blodeuo yn sgil y profiad. Ond mae'r teimladau hyn yna er gwaetha hynny, ac mae 'na lawer o ddyddiau lle'r ydyn ni'n dwy yn eistedd y tu allan i giatiau'r feithrinfa, fel Thelma a Louise, efo fi'n gofyn i fy mabi bach, 'Hei, be' am anghofio'r busnes meithrinfa 'ma heddiw a rhedeg i ffwrdd i'r parc yn lle hynny?'

Dydw i'n poeni dim chwaith am gyfaddef 'mod i'n casáu meddwl am fynd yn ôl i'r gwaith. Dyna sut ydw i'n meddwl am y gwaith rŵan: fel rhyw le pell i ffwrdd fydd yn diflannu mewn pwff gwyrthiol o fwg – o leiaf nes 'mod i'n stopio deffro mewn chwys oer yng nghanol y nos wrth feddwl am fynd yn ôl yno.

Dwi'n gallu clywed llais yn gweiddi, 'Callia, wnei di!' Ond, ti'n gwybod be'? Callio ydy'r peth ola' dwi eisiau ei wneud. Drwy gydol y daith o fod yn fam a gorfod wynebu, a gwneud, penderfyniadau brawychus a bron iawn yn amhosib – rhoi'r gorau i fwydo ar y fron, mynd yn ôl i'r gwaith, rhoi ein babi yng ngofal rhywun arall – rydyn ni'n dweud wrthom ein hunain am gallio a magu asgwrn cefn. Wel, dwi wedi cael llond bol ar hynny. Y cyfan dwi eisiau ei wneud ydy rantio go iawn: Pam ddiawl mae angen i ni gallio, a beth sydd mor wych am fagu asgwrn cefn beth bynnag?

Paid â 'nghamddallt i, dwi'n gwybod bod 'callio' yn un o'r technegau ymdopi niferus sy'n ein galluogi ni i fwrw drwy beth bynnag mae mamolaeth yn dewis ei daflu i'n cyfeiriad ni. Dwi hefyd yn gwybod y gall mynd yn ôl i'r gwaith fod yn angenrheidiol am resymau ariannol a/neu er mwyn i ni deimlo fel yr hen ni eto. Ond dwi hefyd wedi dechrau sylweddoli bod angen i ni allu cwyno wrth neb penodol a dweud pa mor ofnadwy rydyn ni'n teimlo am wneud hynny.

Oeddwn, roeddwn i'n mwynhau fy ngwaith cyn i'r babis bach gyrraedd. Ydw, dwi'n hoffi meddwl amdanaf fy hun fel merch gref ac annibynnol. Ydw, dwi'n hoffi ennill cyflog. Ac ydw, mi ydw i'n teimlo'n wirion bost weithiau wrth feddwl mai Mr Tumble ydy'r unig oedolyn dwi'n ei weld o un pen i'r diwrnod i'r llall. Er hynny, mae yna adegau pan mai'r cyfan dwi eisiau ei wneud ydy cau drysau a ffenestri fy nghartref clyd, nythu efo fy mhlantos bach, rhoi bynsan yn y ffwrn (yn null Mary Berry) ac addurno rholyn papur tŷ bach efo paent ar flaenau bysedd bach.

Mae'n debyg mai dyma ydy byrdwn y strancio: yn hytrach na bod yn gryf a dewr drwy'r cyfan, oni fyddai hi'n rhyddhad weithiau cyfaddef pa mor anodd ydy pob penderfyniad ynglŷn â magu plant a sut rydyn ni'n arswydo wrth feddwl am orfod eu gwneud nhw? Oni fyddai'n hyfryd o braf gallu cyfaddef ein hofnau mamol, yn eu holl ogoniant brawychus a lliwgar, wrth unrhyw un sy'n fodlon gwrando, heb ofni cael ein beirniadu neu ein gwawdio neu gael ein siarsio i gallio? Ti'n gweld, wrth fynd ar daith bod yn fam, dwi'n sylweddoli fwyfwy ei fod o'n fyd llawn gwrth-ddweud ac ystyron cudd. Mae'n fyd sy'n haeddu cael ei ddathlu, byd lle mai'r peth dewraf i'w wneud weithiau ydy cyfaddef pa mor ofnus, pa mor bell o fod yn ddewr ydyn ni'n teimlo mewn gwirionedd. Ond mae angen bod yn ddewr i rannu sut rydyn ni'n treulio ein nosweithiau mewn pryder a phanig pur wrth orfod gwneud rhyw benderfyniad neu'i gilydd ynglŷn â'n plant, a sut rydyn ni, ar yr adegau hynny, yn ysu am gau ein hunain o'r neilltu efo'n plantos bach, a chadw'r byd mawr drwg a phenderfyniadau anodd draw.

Felly, i bob mam anhygoel sy'n trio dod o hyd i ffordd drwy dir peryglus penderfynu ai mynd 'nôl i'r gwaith, aros gartref, trefnu gofal plant am y tro cyntaf neu unrhyw un arall o'r miloedd o benderfyniadau anodd y mae'n rhaid i ni eu gwneud bob dydd – beth am ddweud naw wfft wrth fagu asgwrn cefn a dewis magu awydd i siarad yn blaen yn lle hynny?

Fel mae'n digwydd, dyna'r peth dewraf i'w wneud!

Yn y cyfamser, os wyt ti'n digwydd gweld merch yn ei hoed a'i hamser a phlentyn bach mewn dillad print llewpart yn dianc o giatiau'r ysgol leol ac yn ei heglu hi i gyfeiriad y parc agosaf, mi gei di ddewis – edrych i gyfeiriad arall, neu mae 'na groeso i ti ymuno efo ni.

YR OFNAU MWYAF AM FYND YN ÔL I'R GWAITH

Er gwaethaf fy ofnau a'm pryderon am ddychwelyd i'r gwaith am y tro cyntaf ar ôl geni fy merch hynaf, pan ddaeth yr amser i fynd yn ôl, a hithau'n ddeg mis oed, roeddwn i'n dechrau edrych ymlaen at hynny. I gael darn o fy mywyd i'n ôl, darn oedd yn annibynnol ar fy rôl fel mam a gwraig. Ychwanega'r syniad o allu yfed coffi poeth a meddwl am neb ond fi fy hun, a doedd bod yn ôl yn y gwaith ychydig ddyddiau'r wythnos ddim yn ymddangos mor ofnadwy, mwya' sydyn. Ond fel pob mam arall sy'n dychwelyd i'r gwaith, roedd gen i bryderon sylweddol ac ofnau go iawn. Diolch i chydig o hiwmor tafod yn y boch ar y thema 'Sut ddiawl dwi'n mynd i wneud hyn?', dwi'n gobeithio y bydd rhannu fy rhestr o ofnau'n taro tant ac yn rhoi gwên ar wyneb pob mam sy'n paratoi i ddychwelyd i fyd gwaith ar hyn o bryd.

1. Fydd 'na goffi? Fydd o'n BOETH? O, a fydda i'n gallu gorffen fy mhaned heb i rywun afael yn fy mhengliniau a hyrddio'i phen yn erbyn fy ffw-ffw?

2. Fydda i'n teimlo'n unig wrth fynd i'r tŷ bach ar fy mhen fy hun? Pwy fydd yn clebran wrtha i, yn eistedd ar fy nglin ac yn fy ngorchuddio mewn poer a darnau gwlyb o bapur toiled wedi hanner eu cnoi a'u poeri allan?

3. Fydda i'n cofio nad 'Mam' ydy fy enw iawn i? Sut ydw i fod i wybod ydy rhywun yn siarad efo fi os nad ydyn nhw'n defnyddio'r gair 'Mam'? A dweud y gwir, beth ydy fy enw i?

4. Sut fydda i'n ymdopi efo'r tawelwch? Tybed fyddan nhw'n fodlon chwarae cyfuniad o drac sain CBeebies a chathod yn cael eu tagu yn y cefndir, er mwyn i fi allu canolbwyntio?

5. Sut fydda i'n delio efo bod yn lân DRWY'R dydd? Tybed alla i ofyn i John o'r Adran Gaffael boeri darnau o'i frechdanau caws arna i yn ystod ei awr ginio? Neu a fydd hynny'n ymylu ar fod yn weithred rywiol od sy'n amhriodol ar gyfer y gweithle?

6. Os nad ydw i'n gorfod camu'n ofalus dros bentyrrau o ddarnau plastig o wahanol feintiau, neu sefyll arnyn nhw yn nhraed fy sanau, eu codi

a'u cadw nhw wrth imi fynd, sut ydw i'n mynd i gyflawni fy nghwota camau am y diwrnod? Mi wn i, mi wna i ofyn i Sally o Adnoddau Dynol wagio llond bocs neu ddau o binnau bawd a chlipiau papur o gwmpas fy nesg, ac ambell styffylwr agored yn eisin ar y gacen. Mi ddylai hynny wneud y tro. O, a bob tro dwi'n dod yn agos at fy nesg, tybed allai rhywun neidio ar fy nghefn, lapio'i breichiau o gwmpas fy ngwddw a gweiddi: 'Ji ceffyl bach, Mam'? Mi fyddai hynny'n anhygoel!

7. Am beth ddiawl wna i siarad? Mae cymaint o amser wedi pasio ers i fi gael sgwrs efo oedolyn am unrhyw beth heblaw sychu pen-ôl, amserlenni cysgu a faint yn union o win ydy gormod o win. Argol, am beth mae pobol yn siarad bellach? Dwi'n mynd i ysgrifennu nodyn i atgoffa fy hun i wylio'r newyddion heno, am y tro cyntaf ers 18 mis.

8. A dweud y gwir, beth ddiawl mae pobol yn ei wisgo erbyn hyn? Ydy legins efo uwd wedi sychu drostyn nhw a thyllau yn y pengliniau, ac unrhyw fath o grys glân (neu'n agos at fod yn lân, o leiaf) yn ddigon da i'r gwaith?

9. O'r argol, oes raid i fynd yn ôl go iawn?

Y FAM SY'N AROS GARTREF

Mi wnes i fynd 'nôl i'r gwaith, ond mae pethau'n newid, mae bywyd yn digwydd ac weithiau, waeth faint mae angen i chi ddychwelyd i'r gwaith i helpu efo cyllid y teulu neu i wireddu uchelgais bersonol o ran gyrfa, mae rhwystrau'n codi ac yn ei gwneud hi'n amhosib. I fi, ac i ni fel teulu, ar ôl i ni fentro i lawr y llwybr unffordd o gael dau fabi bach efo dim ond 18 mis rhyngddyn nhw, a dwy frwydr barhaus efo PND a seicosis ôl-esgor, mi ddaeth yn bur amlwg na fyddai dychwelyd i uchelfannau gyrfa yn Genefa yn digwydd. Doeddwn i ddim yn ddigon da i ddelio efo straen emosiynol dal fy mhen uwchben y dŵr wrth drefnu gofal plant i ddwy dan ddwy a chadw cleient rhyngwladol yn hapus, heb sôn am fod yn argyhoeddedig y gallwn wneud y gwaith o hyd.

Roedd rhywbeth yn mynd i orfod rhoi, a doeddwn i ddim yn barod i ildio fy meddwl. Felly, am y tro cyntaf, dyma fi'n dod yn fam sy'n aros gartref. Cyn dod yn fam, mae'n rhaid i fi gyfaddef 'mod i wedi ystyried bod rôl mam sy'n aros gartref yn haws na mynd i'r gwaith. Trwy fy sbectolau rhosliw i, byddai fy mywyd fel y fam hon yn fêl i gyd: byddwn yn treulio dyddiau hirfelyn tesog yng nghwmni fy mabi bach, yn mwynhau teithiau cerdded diddiwedd, llond bol o chwerthin a theledu yn ystod y dydd. Dim arwydd o glytiau budr, pentwr o ddillad angen eu golchi, nosweithiau di-gwsg neu deimlad o unigrwydd a diffyg boddhad. Ac os ydw i'n onest, ar ôl blynyddoedd o ffynnu a mwynhau gyrfa brysur a chreadigol, mi wnes i sylweddoli 'mod i'n edrych ymlaen at gael seibiant a mynd i'r afael â rôl 'mam'.

Ond rhywbeth felly ydy rhagdybio – mae 'na beryg y bydd yn troi rownd ac yn dy frathu di yn dy din, yn galed!

Dros nos, roeddwn i wedi newid o fod yn fam efo gyrfa, rhywun oedd yn gorfod trio anwybyddu'r euogrwydd oedd yn cael ei ysgogi gan gwestiynau fel 'Be'? Wyt ti wedi mynd yn ôl i'r gwaith yn barod?' a 'Faint o ddyddiau mae hi'n ei dreulio mewn gofal plant?', yn ogystal â sylwadau fel 'Dwi mor lwcus, does dim rhaid i fi weithio'. Bellach, roeddwn i'n gorfod trio anwybyddu'r euogrwydd oedd yn cael ei sbarduno gan gwestiynau fel: 'O, felly dwyt ti ddim yn gweithio?' a 'Be' wyt ti'n ei wneud drwy'r dydd?', a sylwadau fel 'Waw, mae'n rhaid bod treulio'r diwrnod efo dwy fach yn dy yrru di'n dw-lal!', 'Fetia i dy fod ti eisiau mynd yn ôl i'r gwaith er mwyn cael seibiant!' a 'Dwi mor lwcus bod gen i fy ngyrfa i 'nghadw i'n gall, a gwneud yn siŵr nad ydw i'n teimlo fel "dim ond" mam'.

Does 'na ddim ennill, mae hynny'n saff!

Y FAM SY'N GWEITHIO GARTREF

Hyd yn oed pan wnes i gymysgu gwaith a bod yn fam, a dod yn fam sy'n gweithio gartref, roedd y sylwadau dideimlad a'r cwestiynau oedd yn ysgogi euogrwydd yn dal i ddod. O, ysgrifennu wyt ti felly? Sut ar y ddaear wyt ti'n gallu gwneud hynny'n iawn efo'r plant yn rhedeg o gwmpas? Sut wyt ti'n llwyddo i wneud unrhyw beth? Mi fentra i dy fod ti'n teimlo nad wyt ti'n gwireddu dy lawn botensial. Ydy dy waith di wedi cael ei gyhoeddi eto? Naddo? O. Waw, felly dwyt ti ddim yn ennill ceiniog wrth ysgrifennu ond mi wyt ti'n treulio pob munud sbâr yn gwneud hynny, yn hytrach na phlygu dillad, glanhau'r bath a gofalu am dy blant yn iawn? Argol, mae'n rhaid bod hynny'n faich ariannol ENFAWR ar dy ŵr.

Lladda fi rŵan!

Dwi wedi dod i ddallt bod y loes sy'n cael ei greu gan gwestiynau a sylwadau o'r fath yn waeth oherwydd y gwir plaen eu bod nhw'n gwneud i ni gwestiynu ein hunan-werth.

Un diwrnod, pan oeddwn i'n teimlo fel mam arbennig o ddiwerth sy'n gweithio gartref, yn trio cydbwyso gofalu am ddwy o dan ddwy efo gwireddu fy mreuddwyd o fod yn awdur, mi wnes i ysgrifennu'r darn nesaf yn fy nyddiadur i leddfu fy rhwystredigaeth. Newydd orffen sgwrs efo'r gŵr oeddwn i, yn trafod ein gwahanol rolau a sut roedden nhw'r un mor bwysig â'i gilydd (er mai dim ond un oedd â chyflog). A dyna pryd y sylweddolais i mai'r unig berson oedd yn cwestiynu fy hunan-werth oedd y fi – a bod yn rhaid i fi wneud rhywbeth am y peth. Roedd yn rhaid i fi ddechrau sylweddoli bod 'na werth i fy rôl i. Bod yr hyn dwi'n ei wneud, er gwaetha diffyg cydnabyddiaeth ariannol, yn bwysig iawn. Fy mod i'n haeddu parch.

MI WYT TI'N HAEDDU PARCH!

Rhywun arall sy'n ennill y bara menyn ar yr aelwyd bellach. Ond er nad ydw i'n cyfrannu'n ariannol at yr aelwyd, MI YDW I'N BWYSIG ac mae'r hyn dwi'n ei wneud o WERTH MAWR. Rhywun arall sy'n gyfrifol am ennill y pres, ond y fi sy'n gyfrifol am fy mhlantos bach. Fi ydy ffynhonnell pob gwybodaeth am bob math o ddarnau bach pitw o blastig. Mae'n bosib mai hanner cegin, hanner maes y gad, ydy ystafell y bwrdd rheoli erbyn hyn; mae'n bosib bod fy nghleientiaid newydd chydig yn llai, yn iau, ac yn methu siarad na sychu eu penolau eu hunain, ond dwi'n haeddu'r un parch â phan oeddwn i'n denu cwsmer newydd neu'n gwneud cyflwyniad llwyddiannus.

Dwi'n haeddu'r parch hwn achos 'mod i'n ei ennill o, bob munud o bob awr o bob blydi dydd. Dydw i ddim yn gwarafun bod gen i blant, dydw i ddim yn gwarafun fy rôl newydd, ond mae'n dân ar fy nghroen i pan fydd rhywun yn ystyried nad ydy fy rôl i'n bwysig, neu'n ystyried nad ydw i'n haeddu parch am ei chyflawni.

Ond, yn ogystal ag addysgu pobol eraill, mae angen i fi ddysgu fy hun i barchu'r hyn dwi'n ei wneud, i amddiffyn fy rôl newydd a'r hyn dwi'n llwyddo i'w gyflawni efo'r un ffyrnigrwydd â hwnnw oedd ar waith pan oeddwn i'n gweithio mewn swyddfa ac yn cyflwyno strategaeth i'm cyd-weithwyr.

Mae fy rôl newydd wedi golygu trawsnewid llwyr – o ran y meddwl, y corff, yr emosiynau a bywyd. Dwi wedi taflu fy hun gorff ac enaid iddi, ac mae'n rhaid i fi fod yn y gwaith ac ar ddyletswydd 24 awr y dydd, saith diwrnod yr wythnos. Dwi'n hollol greiddiol i'r rôl. Mi fydd y cachu'n taro'r ffan os nad ydw i o gwmpas, a does 'na neb arall yn gallu gwneud y gwaith cystal â fi.

Dwi'n cael fy nhalu efo gwên, sws, stranc, methiannau dyddiol a buddugoliaethau dyddiol a fyddai cyn hyn wedi ymddangos yn ddibwys, ond sy'n fwy gwerthfawr nag aur y byd a'i berlau mân erbyn hyn. Mae'n rôl sy'n fy mlino i'n rhacs ac yn dwyn pob owns o egni sydd gen i. Ar adegau, mae'n gwneud i fi deimlo fel methiant llwyr, ond yn teimlo y gallwn i redeg y bydysawd dro arall. Dyma'r rôl bwysicaf i fi ei chael erioed, ond mae'n gwneud i fi deimlo nad ydy rôl mor bwysig yn cael y parch mae hi'n ei haeddu. Y parch dwi'n ei haeddu. Yn hytrach, mae 'na awgrym nad ydy'r rôl yn ei chrynswth yn ddigon ond bod angen ei hategu efo rolau, swyddi neu lwyddiannau eraill mwy teilwng. Oherwydd dydy'r rôl bwysicaf yma'n ddim byd mwy na hobi. Os ydw i'n gwneud y rôl yma yn 'unig', yna dydw i ddim yn gweithio'n ddigon caled, dydw i ddim yn gwireddu fy llawn botensial ac yn troi fy nghefn ar fy ngobeithion a 'mreuddwydion.

Dwi eisiau dweud, ar ran pob mam ym mhobman, nad hobi ydy bod yn fam. Ddim rhyw brosiect ar stondin fach yng nghysgod y babell fawr. Ddim rhyw weithgaredd hwyliog achlysurol i'w ffitio i mewn rhwng mentrau pwysicach a mwy gwerth chweil. Bod yn fam ydy'r sioe fawr, ac mae mamau – mamau sy'n aros gartref, mamau sy'n gweithio neu famau sy'n gweithio gartref – yn gorfod stwffio'u gobeithion, eu breuddwydion, eu dyheadau a'u gyrfaoedd o'i chwmpas hi. Does 'na ddim awr ginio, penwythnos i ffwrdd na chyfle i ymlacio. I'r rheini sy'n dilyn gyrfa neu'n rhedeg busnes ochr yn ochr â bod yn fam, mae rôl y fam yn dal yn un llawn amser. Mae'n aros yr un fath; mae'r baich gwaith yn treblu a ninnau'n delio â hynny ac yn bwrw mlaen cystal ag y gallwn ni. Yn wahanol i swyddi newydd eraill, dydy un ddim yn cymryd lle'r llall. Yn hytrach, rydyn ni (rywsut) yn gwneud y ddwy swydd, yn anghofio rhai disgwyliadau, yn rhoi mwy o bwys ar ddisgwyliadau eraill ac yn dysgu wysg ein tinau i gyfaddawdu. Ac wedyn yn dysgu byw efo'r euogrwydd sy'n cael ei ennyn gan y cyfaddawdu hwnnw. Waeth beth wnawn ni fel mamau – dychwelyd i'r gwaith, aros gartref neu weithio gartref – mae'n anodd, yn heriol, yn werth chweil, yn flinedig ac yn gyffrous, y cyfan oll i gyd. Ond mae'n rhaid i ni beidio â cholli golwg ar y ffaith fod mamau'n haeddu parch, os ydyn nhw'n 'gweithio' ai peidio. Dydy'r ffaith nad ydyn ni'n mynd allan o'r tŷ i weithio ddim yn golygu bod llai o werth i'r hyn rydyn ni'n ei wneud.

Rydyn ni'n ferched, yn famau, yn arloeswyr, yn rhoddwyr gofal. Rydyn ni'n trio ein gorau glas, rydyn ni'n ymladd brwydrau cymdeithasol a phersonol i sicrhau buddugoliaeth i ni ein hunain a'n teuluoedd.

Ferched, ffrindiau, RYDYN NI'N HAEDDU PARCH!

PENNOD 15

DY GORFF AR ÔL GENI BABI

HYDER CORFFOROL, A LLWYTH O FALU CACHU

Iawn, gad i fi rannu perl bach o wirionedd efo ti. Does dim raid i ti fynd yn ôl i wisgo hen bâr o jîns ar ôl i ti gael babi. Ddim dyddiau, wythnosau, misoedd, na hyd yn oed flynyddoedd yn ddiweddarach. Blydi hel, does dim raid i ti wthio, stryffaglu, bustachu a chwysu i'w gwisgo nhw byth eto. Ac mi ddyweda i rywbeth arall hefyd: dydy hynny ddim yn dy wneud di'n fam wael, ddiog ac afiach sy'n dwyn anfri ar bob merch! Dwi'n gwybod. Pam na wnaeth 'na neb sôn?

Ac ydw, dwi'n gwybod 'mod i'n tynnu'n groes i bolisi 'perffeithrwydd' gwallgo'r cyfryngau a'r cyfryngau cymdeithasol efo'u delweddau perffaith o'r cyrff perffaith, cyn ac ar ôl geni babi. Ond dwi'n mynd i feiddio datgelu cyfrinach arall am y stwff rydyn ni'n ei weld mewn cylchgronau ac ar-lein – dydy o ddim yn wir beth bynnag. Mae'r cyfan yn bentwr o gachu rwtsh wedi'i hidlo a'i berffeithio er mwyn gwneud i dudalennau cylchgronau, cyfrifon Instagram a ffrydiau Facebook edrych yn dlws. Fel Narnia, Disney a Siôn ffwcin Corn, mae'n ffug.

Ti'n gwybod be'? Os gallwn ni gofio hynny, mi fyddwn ni i gyd yn iawn ... Iawn?

Argol, mae hi'n anodd dal gafael cryf a phenderfynol ar y ffordd yma o feddwl, a ninnau wedi cael ein trwytho gan luniau o'r fath a'n hamgylchynu ganddyn nhw ers ein hanadl gyntaf. Lluniau o realiti ffug, lle mae pawb a phopeth wedi cael eu llunberffeithio nes eu bod nhw'n sgleinio. Blydi hel, does dim ond angen meddwl am y doliau roedden ni'n chwarae efo nhw yn ferched bach, efo'u canol anatomegol anghywir a genynnol amhosib heb gael gwared ar dair asen. Ac yn goron ar y cyfan, croen a gwallt perffaith, pâr o fronnau sionc a'r dannedd Hollywoodaidd cyn wynned â'r eira y byddai Simon Cowell a Rylan wedi cwffio hyd at angau amdanyn nhw.

Felly, ti'n gwybod be', fy nghyfaill annwyl? Dydw i ddim yn ein beio ni am edrych yn y drych ar un o'r dyddiau pan mae ein cluniau ni'n sigledig, a theimlo'n fwy annigonol na grymus, ac nad ydyn ni'n cyrraedd y safonau sydd wedi bod yn ddisgwyliedig am y rhan fwyaf o'n hoes. Ond, gwranda di rŵan arna i, 'mlodyn tatws i. Cachu rwtsh ydy'r safonau yma, wedi'u seilio ar lunberffeithio ffug nad ydy o'n bodoli mewn realiti. Mae'r delweddau yma wedi bod yn dweud celwydd wrthon ni ers degawdau a hyd yn oed rŵan, a ninnau'n ferched yn ein hoed a'n hamser, mae'n anodd edrych arnyn nhw a gwybod nad dyna ydy'r realiti. Dydy'r person yn y llun ddim yn edrych fel yna go iawn, ac mae angen i ni anwybyddu'r lluniau a'u trin nhw am yr hyn ydyn nhw – lluniau sydd angen edrych yn ddel er mwyn gwneud i ni brynu beth bynnag maen nhw'n ei werthu. Ond hyd yn oed wedyn, yn ein meddyliau addysgedig ac mewn rhyw gornel fach hunanymwybodol o'n calonnau sy'n waddol o'n harddegau, rydyn ni'n meddwl, am yr eiliad fyrraf, 'Pam nad ydw i'n edrych fel yna?'

Mae'n plannu hedyn gwenwynig a di-sail, hyd yn oed yn y rhai mwyaf hyderus yn ein plith, fod angen i ni ymarfer mwy, bod angen i ni dreulio mwy o amser ar ein hedrychiad, bod angen i ni fod, wel, yn well.

Mae'r ffordd negyddol hon o edrych ar ein corff a'n hedrychiad yn cael ei dwysáu gan wirionedd trist: yn hytrach na theimlo ar ein mwyaf grymus a phrydferth ar ôl i'n cyrff gyflawni eu potensial hyfryd a chreu person bach arall, rydyn ni ar ein hisaf a'n mwyaf ansicr. Mae hynny'n anghywir ar bob lefel.

Dydw i ddim yn dweud am un funud 'mod i wedi osgoi'r uffern yma. Dwi wedi llyncu'r busnes corff perffaith, ffug, yma ers cyn belled ag y gallaf gofio. Wedi prynu'r cylchgronau, wedi pori drwy'r tudalennau sgleiniog llawn gwalltiau a chroen sgleiniog, wedi rhyfeddu a dyheu am edrych fel yna ryw ddiwrnod, am gael corff fel yna, croen fel yna. A phan fydda i'n edrych felly, mi fydda i'n ... beth fyddwn i? Beth fyddwn i'n ei deimlo? Yn hapus? Yn gyflawn? Fel pe bawn i wedi llwyddo o'r diwedd? Ac wedi profi fy hun?

Efo fy llaw ar fy nghalon, dwi wedi edrych ar y cylchgronau yma dros y blynyddoedd ac wedi gwneud yr holl addewidion dienaid canlynol.

Erbyn y byddwn i'n 25 oed, mi fyddwn i'n faint 8 cyfforddus (yn hytrach na maint 8 ar hap achos 'mod i wedi bod yn sâl ac yn chwydu ers wythnos). Erbyn y byddwn i'n 30 oed, mi fyddai gen i stumog fflat a breichiau fel rhai Jennifer Aniston.

Mi lusgodd yr addewidion ymlaen, ac roedden nhw'n dal yna pan oeddwn i'n feichiog ac ar ôl i fi ddod yn fam. Mi fydd gen i goesau a breichiau tyn drwy gydol fy meichiogrwydd, fydd 'na ddim olion stretsio ar fy nghroen i. Dwi'n mynd i gael trefn ar fy nghorff cyn gynted ag y galla i ar ôl y geni, wna i ddim diogi. Mi fydda i'n ôl yn fy jîns cyn i fi droi, yn edrych fel y mamau hynny yn y cylchgronau, ar y cyfryngau cymdeithasol ac ar flogiau magu plant deniadol. Mae'r mamau hyn yn amlwg yn gwneud gwaith gwych, maen nhw'n perchnogi'r busnes 'bod yn fam' yma. Dyma sut ddylai mamau edrych ... maen nhw'n hapus, mae ganddyn nhw drefn ar bethau.

Mi wnes i blygu i'r realiti ffug a'r pwysau ar ôl geni fy mabi bach cyntaf, ac roeddwn i'n torri 'mol eisiau profi, i fi fy hun a phawb arall, nad oedd dod yn fam wedi fy newid i. Roedd angen i fi edrych fel y mamau hynny roeddwn i wedi eu gweld a darllen cymaint amdanyn nhw. Achos, Duw a'n gwaredo, os na fyddwn i, mi fyddai pawb yn meddwl nad oeddwn i'n ymdopi, nad oeddwn i'n gallu dygymod efo'r busnes 'bod yn fam' yma.

Mi wnes i roi pwyslais mawr ar 'fownsio'n ôl'. Dwi'n sylweddoli rŵan nad mater o golli pwysau a dim byd arall oedd hyn, ond cyfuniad o daro'n ôl, camu'n ôl i fod yr hen fi, i fy hen fywyd, i fownsio'n ôl, a gwneud hynny cyn gynted â phosib. Bron nad oedd yn ras, prawf i weld pa mor gyflym ar ôl tyfu babi bach y gallwn i fynd yn ôl fel roeddwn i, ffitio yn ôl i fy hen fywyd, cael fy hen gorff yn ôl a gwisgo'r hen bâr o blydi jîns yna – symbol fy mod i wedi llwyddo.

Mae'n debyg ein bod ni i gyd yn teimlo ychydig fel hyn, tydyn? Er ein bod ni'n barod iawn i roi'r argraff ein bod ni'n rhesymegol a chall o flaen pobol eraill, a mynnu 'wrth gwrs 'mod i'n sylweddoli bod cael gwared ar y pwysau babi'n mynd i gymryd amser, dydw i ddim am wneud dim byd byrbwyll', mae yna lais bach yn ein herio ni i drio'r hen jîns er mwyn i ni gael syniad faint yn union fydd hi'n gymryd i fownsio'n ôl.

Wel, dwi yma i ddweud bod angen rhoi stop ar y cachu rwtsh yma rŵan hyn. Mae angen i ni gamu oddi wrth y glorian, y jîns coesau tenau a'r delweddau chwerthinllyd o'r fam 'berffaith' honedig, achos, ti'n gwybod be'? Mi wyt ti, fi, a phob mam arall yn famau hen ddigon da yn barod. Rydyn ni eisoes yn berffaith, efo'n ôl stretsio, 'gwythiennau pryf cop' a'r ymylon meddalach, llai eglur. Rydyn ni'n brydferth. Edrycha arnat ti dy hun, ar dy brydferthwch. Edrycha'n ofalus ac atgoffa dy hun dy fod ti eisoes yn hen ddigon da.

MI GAIFF FY HEN JÎNS FYND I GRAFU

(Darllena hwn pan wyt ti'n methu cael dy droed, heb sôn am dy goes, i mewn i'r dilledyn diawledig yma – yr hen jîns yna o'r cyfnod cyn i ti gael babi, y pâr yna sy'n gwneud i ti ebychu *Wna i byth gael fy nhin i mewn i'r rheina eto, felly tyrd â bisged arall i fi.*)

Edrycha arnat ti, yn hongian yna, yn edrych yn wych, dim un pwyth allan o'i le. Yn daclus ac yn rhywiol, fel taset ti'n frenin y cwpwrdd dillad. Efo dy linellau hirgul a'r canol bach tyn, perffaith, yn fy ngwawdio i, yn gwneud imi deimlo fel dieithryn, heb unrhyw fath o awgrym 'mod i wedi dy wisgo di allan yn gyhoeddus ar un adeg.

Beth ydy o am ein hen jîns o'r cyfnod cyn cael babi sy'n ein gyrru ni mor blydi gwallgof ar ôl i'r babi gyrraedd? Chwe wythnos – ia, ferched, chwe wythnos chwerthinllyd ar ôl gwthio person bach allan o fy rhannau isaf, dyna lle'r oeddwn i'n trio gwthio fy nghoesau eliffant a'r dywededig rannau i mewn i'r dywededig ddilledyn. Dyna lle'r oedden nhw – y dywededig jîns – yn fy ngwawdio o gefn y cwpwrdd dillad, yn gwneud imi feddwl – pe bawn i'n edrych arnyn nhw drwy lygaid hanner ar gau wrth sefyll ar ongl ffafriol o ben arall y llofft – y bydden nhw'n dal i ffitio, dim problem. Roedd yr hedyn drwg wedi ei blannu a chyn i chi droi, dyna lle'r oeddwn i, yn tynnu'r legins mamolaeth ac yn ceisio perswadio fy nghorff ôl-esgor i fynd i mewn i jîns oedd yn ffitio fel maneg cyn i fi feichiogi. Lle goblyn oedd fy meddwl i? A beth ddiawl oeddwn i'n trio'i brofi?

Duw a ŵyr.

Ond mi wnes i brofi dau beth i fi fy hun wrth wneud peth mor chwerthinllyd:

a) na ddylai unrhyw fam fynd yn agos at hen bâr o jîns tan o leiaf 12 mis ar ôl geni babi

a

b) bod denim yn mynd ar dân yn eitha' sydyn.

INSTAGYWILYDDIO CYRFF

Iawn, dwi'n mynd i ddweud hyn yn BLWMP AC YN BLAEN er mwyn ei gael o allan yna ...

DYDW I DDIM YN GALLU DIODDEF CYMHARU LLUNIAU CYN Y BWMP A LLUNIAU ÔL-ESGOR.

Pwy ddiawl sy'n poeni? #Ffwciohynna #Cachurwtsh #Dosigrafu

O. DDIFRI. CALON.

Mae'r cyfryngau cymdeithasol yn frith o'r datganiadau gweledol hyn gan gyd-famau yn postio lluniau ohonyn nhw'u hunain ar ôl esgor, gan wneud pwynt o sefyll â'u hochrau at y camera, mewn dillad ymarfer dilychwin dros ddillad isaf ansylweddol ond graenus sy'n sgrechian 'Dwi'n fam ffit ac iach' – ond beth sydd yma ydy cyfuniad o hen orchest ac ymdrech fwriadol i godi cywilydd ar famau eraill.

Maen nhw bob amser yn nodi'n fanwl sawl wythnos sydd ers iddyn nhw esgor (lleia'n byd nifer yr wythnosau, mwya'n byd y trydariadau gan bobol sy'n dweud, 'WAW, EDRYCHWCH AR YR ABS YNA') ac yn gwneud i famau eraill fod eisiau ymateb efo sylw tebyg i #twlldydindiyrast.

Pam mae angen i ni weld y lluniau hyn? Ac, yn bwysicach fyth, pam rydyn ni'n teimlo'r angen i'w rhannu nhw efo'r byd a'r betws?

Cyn iddi hi alw'r plismyn beirniadu delwedd arna i, neu ymateb efo awch ffeministaidd: 'Dwi'n grymuso merched eraill. Dwi'n dangos iddyn nhw y gallan nhw hefyd edrych fel hyn ar ôl esgor', mi fyddwn i'n torri ar ei thraws hi a dweud: CACHU RWTSH!

Dwi ddim yn dy goelio di.

Dwi wedi clywed yr ymatebion i gyd, i'r perwyl 'Dwi'n dathlu'r peth gwych mae 'nghorff i wedi'i wneud drwy ei rannu, yn fy nillad isa', efo miliwn o bobol yn y gobaith o gael ...'

Cael beth, dyna fyddwn i'n hoffi ei ofyn? Beth ydyn ni fel cymdeithas yn gobeithio'i gael allan ohono?

Dyna ydy gwir hanfod y cwestiwn.

Fel mam i ddau berson bach efo corff ôl-esgor eitha' da – hynny ydy, un sy'n dal i weithio, sydd ddim ond yn gollwng pi-pi anfwriadol os ydw i'n tisian yn galed iawn neu'n camgyfrifo uchder fy naid seren ar y castell bownsio yn y ganolfan chwarae meddal leol. Corff sy'n ddigon cryf i gario plentyn dwy a hanner strancllyd ac un pedair oed pwdlyd AR YR UN PRYD – dydw i erioed wedi teimlo'r angen i bostio lluniau o fy mol naw wythnos ar ôl gwthio person bach allan o'r ardal yn union i'r de ohono.

Dwi'n ffeminist ac yn hynod o gefnogol o bob merch. Dwi'n gryf o blaid grymuso merched a dathlu rolau anhygoel y corff benywaidd. Dwi'n teimlo o ddifri nad oes yna ddim byd hyfrytach na merch sy'n gyfforddus ac yn hyderus yn ei chroen ei hun, sy'n annog merched eraill i ddathlu eu cyrff yn holl ogoniant eu gwahanol ffurfiau a meintiau.

Ond dydw i ddim yn cytuno bod negeseuon a delweddau o'r math yma yn enghraifft o hynny. Dydw i ddim yn cytuno mai eu prif nod ydy rhoi hwb i ferched eraill a dathlu pob corff, waeth beth fo'i siâp, amlinell ei gyhyrau neu ei gynnydd yn ystod y cyfnod ôl-esgor. Dydw i ddim yn credu mai eu pwrpas ydy bod yn ddathliad gwir a gonest o'r ffurf fenywaidd neu roi hwb i hyder mamau eraill, rhyw ffurf sydd fawr ei hangen ar 'gymhelliant mam'.

Y cyfan maen nhw'n ei wneud ydy gwneud i fi holi, 'Pam?'

Pam mae rhywun yn teimlo'r angen i rannu lluniau digon personol ohonyn nhw'u hunain? Dydw i ddim yn dweud na ddylai neb dynnu llun o'u cyrff cyn ac ar ôl esgor i gofnodi pa mor rhyfeddol ydy hi fod croen rhywun yn gallu ymestyn i faint cyfandir cyn dychwelyd i gyfiwr tebyg fel ton tswnami cnawdol enfawr. Tynna nhw, cadwa nhw i ddangos mawredd y corff benywaidd i dy blant, fel y gallan nhw weld corff mor rhyfeddol, mor anhygoel, mor gryf sydd gan eu mam.

Ond beth ydy'r pwynt o'u dangos nhw i bobol eraill, yn enwedig i ddieithriaid llwyr, ar-lein?

A pham cynnwys is-bennawd: 'Sbiwch arna i, yn bownsio'n ôl dri mis ar ôl esgor' #mamffit #dimesgusodion #genodygampfa #ddimynddiog.

Aaaaaaaa! Y cyfan dwi eisiau ei wneud ydy ychwanegu hashnod #pwysynpoeni at din y stribed.

Rŵan, paid â 'nghamddallt i, dwi'n hollol o blaid mamau sy'n gofalu am eu hiechyd ac yn cadw eu meddyliau a'u cyrff yn iach. Dwi wrth fy modd efo'r teimlad a'r rhyddid o allu rhedeg heb blantos bach yn hongian oddi ar fy ffêr, o gael amser i fi fy hun i wneud ymarfer corff. Mae'n llesol i'r corff ond, yn bwysicach oll, mae'n llesol i'r meddwl.

Ond dydw i ddim yn cytuno efo rhesymeg mam sy'n teimlo'r angen i bostio lluniau o'r fath o dan bennawd fel 'Bownsio'n ôl ar ôl dim ond tair wythnos' neu 'Waw, dwi'n ôl yn fy hen jîns yn barod'. Yna, eu plastro ar draws y cyfryngau cymdeithasol ar gyfer dieithriaid a mamau eraill, rhai ohonyn nhw sydd hefyd wedi esgor dair wythnos yn ôl ac yn cymharu eu hunain â'r ffŵl yma.

Iawn, ar y pwynt yma, dwi'n mynd i fod yn hollol onest a chyffesu rhywbeth. Dwi'n cofio ysgrifennu'r statws canlynol ar Facebook unwaith:

'3 mis ar ôl esgor a dwi'n ôl yn fy jîns tyn'

(#amffwlgwirion)

A dwi am ddweud rhywbeth mwy gonest fyth rŵan. Wyt ti'n clywed sŵn ewinedd yn gwichian ar fwrdd du eto? (Mae'n loes calon i fi gyfaddef hyn, rhag ofn i ti naill ai roi'r gorau i'n cyfeillgarwch neu dorri fy ngwddw, ond mae hi mor bwysig i fi rannu hyn efo ti.)

Doedd y neges yna ddim yn dod o le da. Nid grymuso mamau eraill oedd y nod. Nid helpu mamau eraill i ddathlu eu cyrff. Nid anogaeth oedd o. Na, dangos fy hun oeddwn i, gan ddweud wrth y byd, 'Sbiwch arna i, dim ond deuddeg wythnos yn ôl ges i fabi a dwi 'nôl yn fy jîns maint 10 – yn tydw i'n wych!' Roedd hyn yn amlwg yn brawf 'mod i'n fam mor ddeniadol, yn wraig mor boeth, yn ffrind mor rhywiol ac yn fod dynol mor anhygoel ym mhob ffordd. Na, cywiriad bychan – yn fod dynol mor orwych o anhygoel ym mhob ffordd.

Dyma fi. Mae'r cwbl gen i – y babi, y gŵr a'r blydi jîns tyn ar ben hynny. Dydy mamolaeth ddim wedi fy nal i'n ôl. O na, dwi'n hedfan drwy bob dim, dwi'n llwyddo efo'r holl fusnes mam newydd 'ma, yn gwneud pob dim yn ddidrafferth. Yn hwylio drwy'r nosweithiau di-gwsg, yn mwynhau pob munud. Ac ar ben hynny i gyd, dwi'n ôl yn fy jîns tyn i brofi pa mor denau ydw i.

Foneddigion a boneddigesau, am ffŵl gwirion os buodd un erioed!

Felly dyna fo i ti, y gwir plaen. Dwi'n dallt ystyr y negeseuon yma'n iawn achos dwi wedi ysgrifennu rhai fy hun. Ond dwi'n ddigon onest i beidio â malu cachu efo ti 'mod i'n ei wneud i ysgogi a dathlu mamau eraill a'u cyrff ôl-esgor. Dwi'n rhwygo'r plastr hen jîns i ffwrdd a chyfaddef lle mor dywyll, narsisaidd ac afiach oedd ffynhonnell y neges. Ac os ydyn ni i gyd yn onest, mi fyddai pawb yn cyfaddef fod yr hen gornel fach hyll yma'n bodoli yn ein meddyliau a'n personoliaethau. Os wyt ti'n dweud nad oes gen ti gornel dywyll o'r fath, dydw i ddim yn dy goelio di. Rydyn ni i gyd eisiau dangos i'r byd (yn enwedig ar ôl dod yn fam) ein bod ni'n gwneud gwaith da, nad ydy bod yn fam wedi ein bwrw ni oddi ar ein hechel. Ein bod ni'n dal ati fel arfer, ond bod 'na fabi'n rhan o'n bywydau ni erbyn hyn. Ein bod ni'n mwynhau'r bywyd newydd yma fel mam flinedig sydd heb gysgu digon yn llawer mwy na chodi'n hwyr.

Mae postio lluniau o sut rydyn ni wedi bownsio'n ôl, #dimesgusodion, ond yn cuddio hynny drwy esgus ein bod ni eisiau ysgogi mamau eraill yn gwneud tro gwael â phob mam allan yna – neu â phob merch, a dweud y gwir.

Ti'n gweld, dydyn ni ddim yn cydnabod bod hyn yn gwneud i'r rhan fwyaf o famau eraill deimlo fymryn yn waeth. Mae'n gwneud i famau eraill gwestiynu pam nad ydyn nhw'n #bownsionôl. Mae'n gwneud iddyn nhw gwestiynu'r #esgusodion am beidio â mynd i redeg neu ddefnyddio eu babi fel ategolyn colli pwysau nes bod eu cyhyrau'n sgleinio. Yn gyffredinol, mae'n atgof o'r hen elfen gystadleuol yna oedd yn gwneud iard yr ysgol yn lle mor annifyr.

Dydw i ddim yn gwybod pam rydyn ni'n gwneud hyn i ni'n hunain ac i'n gilydd. Pam mae'n rhaid porthi'r pwysau chwerthinllyd yma, ac ychwanegu at y delweddau sy'n frith ar y cyfryngau, drwy gredu yn y wraig berffaith a'r fam berffaith efo'i dillad perffaith sy'n hongian yn berffaith oddi ar gorff perffaith. Unwaith eto, RWTSH LLWYR, gyfaill annwyl.

Ar ben hynny, dydy postio lluniau a datganiadau, gan honni mai ysgogi mamau eraill wyt ti, yn ddim byd mwy na phorthi propaganda'r corff perffaith mae merched wedi bod yn ei ddioddef ers oes yr arth a'r blaidd. Rydyn ni'n trio'i anwybyddu oherwydd ein bod ni'n ofni y byddwn ni'n datblygu obsesiwn afiach efo pob modfedd o'n cyrff, yn dechrau sugno ar ddarn o letys ac yn credu y bydd popeth yn iawn os ydyn ni'n gallu ffitio i mewn i'n hen jîns tyn yna unwaith eto.

NA. NA. A chant a mil o weithiau, NA.

Mae'n rhaid i ni roi'r gorau i'r instagywilyddio, ac yn lle hynny rhaid gofyn un peth i ni ein hunain cyn postio neges yn dathlu colli pwysau, neu ein boliau ôl-esgor, neu ein bod ni wedi gwasgu yn ôl i'n hen jîns tyn o'r cyfnod cyn cael babi: O ba le mae hyn yn dod? Mae angen i ni ei ateb, yna holi'r cwestiwn eto – ond ei ateb yn onest y tro hwn, waeth pa mor anghysurus ydy'r ateb wrth iddo gyffwrdd â nerf agored yn un o gorneli tywyllaf ein meddyliau. Does dim ots faint mae'r ateb yn gwneud i ni wingo. Does dim ots os ydy'r ateb yn gwneud i ni deimlo'n annifyr.

Ac os ydy'r ateb gonest, llaw ar dy galon, yn unrhyw beth heblaw 'I roi neges gadarnhaol o ddelwedd y corff er mwyn grymuso fy hun a genod eraill', beth am wneud ffafr efo ti dy hun a pheidio â'i phostio? Yn hytrach, cadwa'r lluniau, dangosa nhw i dy bartner, argraffa nhw a'u sticio nhw ar yr oergell i ysgogi dy hun – yn hytrach nag i danseilio hyder merched eraill.

Fel cyd-famau a merched, mae gan bob un ohonom ni gyfrifoldeb i roi hwb i'n gilydd. I gefnogi ein gilydd, i annog ein gilydd a dweud, 'Ti'n gwybod beth, mae'n iawn'. Dim beirniadu! Mae angen i ni wneud hon yn genhadaeth bersonol i'w phlethu i'n bywydau bob dydd, o'r sgyrsiau yn y parc a'r sylwadau wrth giatiau'r ysgol i'r ddeialog rydyn ni'n ei phostio ar y cyfryngau cymdeithasol.

Mae'n bwysig ein bod ni'n gyfrifol am ddathlu llwyddiannau ein gilydd yn hytrach na methiannau ein gilydd, a dangos pa mor brydferth ydyn ni pan fyddwn ni'n sefyll fel un i gefnogi ein gilydd. Ac mae'n bwysig iawn i ni gofio mai'r rhan bwysicaf o'r corff i'w gadw'n iach ydy'r meddwl.

PENNOD 16

CANLLAW 'POB MAM' I FOD YN DAD

MAE TADAU'N CYFRANNU MWY NA SBERM

Iawn, dwi'n gwybod bod gen i dipyn o wyneb i eistedd fan hyn yma a honni 'mod i'n gallu siarad am fod yn dad, yn enwedig o ystyried bod gen i wain. Ond rho gyfle i fi am eiliad, yr hen beth flinedig ag ydw i. Ti'n gweld, un o amcanion y llyfr yma ydy pontio'r bylchau rhwng yr holl agweddau ar fagu plant, a siarad am yr holl faterion rydyn ni'n eu hwynebu – heb feirniadu a heb ofni. Felly dwi eisiau taflu'r syniad yma i'r pair: pe bai partneriaid yn barod i drafod yn agored yr holl bethau sy'n dân ar ein crwyn, yr holl rwtsh nad ydyn ni'n teimlo y gallwn ni ei drafod ond sy'n agor y bwlch dicter rhyngom ni, yna waw, mi fyddai ein bywydau fel rhieni blinedig a dryslyd gryn dipyn yn haws. Ac os nad yn haws, yn sicr yn fwy o hwyl, efo mwy o obaith am gyfathrach rywiol!

Dwi'n credu'n angerddol bod angen i dadau (fel ni, famau) fod â rhwydwaith cymorth. Mae angen llais ar dadau ac, yn bwysicaf oll, mae angen i dadau gael eu clywed. Mae dod â pherson bach i'r byd yn cael effaith ddofn ar y dynion yn ein bywydau hefyd. Mae tadau'n fwy na dim ond rhywun i warchod y babi. Paid â dychryn, ond maen nhw'n ddigon dibynadwy i ofalu am eu hepil, eu cig a'u gwaed. A dweud y gwir, maen nhw'n dallt rhai agweddau ar y busnes magu plant 'ma yn well na ni, famau. Ac o ystyried popeth mae bywyd mam yn ei daflu i'n cyfeiriad ni, mi fydden ni ar goll hebddyn nhw.

Digon teg, mae 'na rai tadau braidd yn gachlyd a rhai'n dda i ddiawl o ddim, ond mae hynny'n wir am rai mamau hefyd. Bod yn rhieni ydy'r peth mwyaf heriol wnawn ni efo'n gilydd byth, ac mae'n wir, mae 'na rai sydd ddim yn cyrraedd y lan ar yr ochr draw yn dal efo'i gilydd. Ond mae angen i ni o leiaf roi cyfle i ni ein hunain gyrraedd y lan efo'n gilydd drwy fod yn onest am sut rydyn ni'n teimlo, waeth pa mor hyll ydy hynny. Mae angen i ni berchnogi'r busnes magu plant 'ma a pheidio â gadael iddo ein digalonni ni!

MAE'N OFNADWY O ANODD I DADAU NEWYDD HEFYD

Dydy'r busnes magu plant 'ma ddim yn deg efo mamau, gan mai ni sy'n mynd drwy'r esgor ac yn gorfod ymdopi efo'r gwella, yr holl emosiynau a'r hormonau ar ôl i'r babi ddod i'r byd. Ond dydy'r trueiniaid hynny sy'n cael eu galw'n dadau ddim yn ei chael hi'n hawdd chwaith, a dydyn nhw ddim yn cael unrhyw gydnabyddiaeth.

Mae bod yn feichiog a magu plant fel cynhyrchiad theatr mawreddog, lle mae'r fam a'i bwmp yn hawlio canol y llwyfan o'r eiliad mae'r llenni'n codi. Digon teg, mae'r partner yn cael rôl actor cynorthwyol yn ystod y beichiogrwydd, ond unwaith mae'r bwndel bach wedi camu i'r llwyfan, mae'r partner yn lwcus os ydy o'n cael sgubo'r llwyfan. Tra mae'r byd a'i nain yn glafoerio drosot ti a'r babi, yn dweud pa mor wych wyt ti'n edrych a pha mor dda wyt ti wedi'i wneud, mi fydd dy bartner druan o'r golwg gefn llwyfan yn sgrechian, 'Dwi'n fwy na dim ond rhoddwr sberm!'

Dim 'Da iawn! Mi wnest ti gyfrannu genynnau cryf', dim 'Sut wyt ti'n teimlo?' a dim cynigion o gyngor ar sut i ddallt byd dryslyd bod yn dad. Yn hytrach, maen nhw'n cael eu gadael i ddysgu drostyn nhw'u hunain, a gobeithio'r gorau cyn gorfod mynd yn ôl i'r gwaith.

Fel rydyn ni, famau, er ein bod ni'n eistedd ar gylch rwber neu becyn o iâ, yn trio dod i delerau efo'n rôl newydd mewn bywyd a dechrau dallt cyfrifoldeb rhiant, mae'r un peth yn wir am y tad. Ti'n gweld, mae yntau wedi dod yn rhiant hefyd. Fel ninnau, mae o hefyd wedi cael ei daflu i fyd hollol newydd a dieithr. Mae ganddo yntau rôl newydd i ddod i delerau â hi, a dechrau ei dallt hefyd. Iawn, dydy o ddim wedi gwthio babi allan o'i gorff, ond mae o wedi bod yn llygad-dyst i'w ffrind gorau a'r person mae'n ei garu fwyaf yn y byd yn gwneud hynny – sy'n eitha' blydi brawychus!

Mae 'na fisoedd gan ddarpar fam i drio dirnad y geni a'i rôl newydd fel mam. Misoedd i siarad â'r person bach wrth iddo dyfu a rhannu cynlluniau, gan greu cwlwm tragwyddol na fydd byth yn torri. Felly rydyn ni eisoes yn adnabod ac yn caru ein babi bach cyn iddo gyrraedd. Rydyn ni wedi paratoi drwy ddarllen yr holl lyfrau am fod yn fam, ac wedi cofrestru ar gyfer yr holl fforymau mamau a'u babanod. O ganlyniad, rydyn ni sawl cam ar y blaen. Ar y llaw arall, dim ond rhyw wythnos neu ddwy lawn sydd gan y tad efo'r fam a'r babi, i drio cau'r bwlch hwnnw cyn gorfod gadael ei swigen deuluol newydd a mynd 'nôl i weithio, yn ôl i normalrwydd.

Ar yr olwg gyntaf, does dim byd wedi newid i'r tad. Mae ei gorff yn dal yr un fath, dydy ei ddarnau personol ddim wedi cael eu hymestyn i ebargofiant. Ond er nad ydy o'n dangos olion dod â babi bach i'r byd, mae ganddo ei heriau ei hun i'w goresgyn – a'r cyfan heb arlliw o lyfr magu plant neu grŵp cymorth.

Rydyn ni i gyd yn ymwybodol o'r pwysau mae mamau'n eu hwynebu, ond oes yna unrhyw un yn oedi'n ddigon hir i ystyried y pwysau sy'n wynebu tadau newydd yn ein bywydau? Ac, yn bwysicach fyth, i ofyn iddyn nhw ydyn nhw angen gollwng stêm, gwydraid o win neu ychydig o gefnogaeth hefyd?

Mae pryderon am ddod yn rhiant a heriau i'n hunaniaeth yn bethau sy'n dod i ran tadau yn ogystal â mamau. Ond mae'n haws i famau drafod y materion hynny, mae mwy o gyfle ar gael iddyn nhw wneud hynny. Mae tadau hefyd yn gorfod dallt eu perthynas â'n babi bach a'r ffordd orau i ofalu amdano. Ond, a ninnau wedi cario'r babi bach am naw mis a bod yn fam iddo, ni sy'n cael y gair olaf o ran sut i ofalu am y babi bach hwnnw, o'r hyn mae'n ei wisgo i pryd a sut mae'n cael ei fwydo. Ni, famau, sydd wrth y llyw; mae'r awenau yn ein dwylo ni, ac mae hynny'n gadael y tadau'n tindroi ac yn teimlo braidd yn ddiangen ar adegau.

Mae'n bosib ein bod ni wedi colli darnau ohonon ni ein hunain ac yn cael trafferth cofio sut oedden ni cyn i'r babi gyrraedd. Ond gall y tad hefyd deimlo ar goll a chael trafferth i ddod o hyd i'r geiriau cywir i fod o help i ti lywio dy ffordd drwy'r niwl o fod yn fam newydd. Rydyn ni'n meddwl nad ydy o'n dallt – a dydy o ddim yn dallt. Ond sut mae disgwyl iddo fo ddallt? Er ein bod ni ar yr un daith i fod yn rhiant, mae o wedi dilyn llwybr hollol wahanol.

Mae dod yn fam yn frwydr ddigon cachlyd ar adegau, ond mae'r un peth yn wir am ddod yn dad. Mae dynion ym mhob cwr o'r byd yn gorfod wynebu'r realiti o ddod yn dad, delio efo'r pwysau ariannol o gadw teulu newydd a llywio drwy'r bomiau hormonaidd sy'n tic-tic-tician o gwmpas pob cornel. Y cyfan gan drio bod yn dad ymarferol yn ogystal â gŵr cariadus a chefnogol sy'n dweud yr holl bethau iawn ar yr adeg iawn achos, wedi'r cyfan, ei wraig sydd wedi gwneud y gwaith caled i gyd! Mae'n flinedig ac yn llethol – canu cloch?

Felly, mae'n bwysig codi gwydraid o'r stwff cryf i'r holl dadau blinedig allan yna, sydd i fyny at eu gyddfau efo cymudo hir, dyletswyddau tadol a bod yn gefn i'w gwragedd. Rydych chi'n gwneud job a hanner, hogia!

PAM MAE ANGEN I FAMAU FOD YN FWY FEL 'DAD'

Gan amlaf, mae tadau yn cael bai ar gam. Y gwir amdani ydy bod y trueiniaid bach yn brwydro'n ofer pan mae'n fater o wybod beth sydd orau wrth fagu plant. Y ni, famau (yn gam neu'n gymwys, yn dibynnu ar sut ddiwrnod rydyn ni wedi'i gael neu faint o gwsg rydyn ni wedi'i golli), sy'n gwisgo'r trowsus o ran unrhyw beth sy'n ymwneud â'r plantos bach.

Ond dwi yma i ddatgelu ei bod hi'n bosib i ni ddysgu ambell beth gan dadau. A dweud y gwir, cyfrinach cael bywyd mam efo llai o euogrwydd, llai o straen a bywyd mam llai blinedig ydy bod yn fwy o 'Dad'!

Ferched, ydy, mae'n bryd i ni gymryd llwybr y dynion, dewis y llwybr testosteron ac ymwroli (secsi!).

Dyma sut i chwistrellu mwy o Dad i dy fywyd:

• *Gadael y tŷ*

IA, jest gadael y tŷ, heb fag, heb yr holl drugareddau babi diangen. Yn ddibryder. Yn ddi-broblem, a heb unrhyw beryg fod y daith foreol erbyn hyn wedi troi'n daith prynhawn, wrth i ti orfod cario cymaint o stwff babi fel na fedri di fynd allan drwy'r blydi drws! WIR RŴAN, roedd gwylio f'anwylyd yn gadael y tŷ i fynd am dro efo babi bach rhif dau yn agoriad llygad llwyr. Dyma oedd ar ei restr wirio fo:

Babi bach – tic!
Clytiau – tic!
Cadachau gwlyb – tic!
Potel barod – tic!
Pres cwrw – tic !
Côt efo pocedi i gadw pob dim o'r uchod – tic!

Allan drwy'r drws mewn pum eiliad. Iawn, mae hynny'n gelwydd, roedd hi'n debycach i chwarter awr ar ôl iddo fo ofyn i fi lle'r oedd y clytiau, ond roedd o'n DAL i guro fy ymdrech i'n rhacs. I fi, mae bag babi'n dal pob dim fyddwn ni ei angen pe bai 'na drychineb naturiol yn digwydd, creaduriaid bach estron yn glanio o'r gofod neu sombis yn ymosod, gan ein gwneud ni'n ddigartref a phob clwt a chadach gwlyb wedi diflannu o silffoedd pob Tesco o fewn cyrraedd. Ferched, nid da lle gellir gwell o ran gadael y tŷ efo llai o stwff, ond gan gofio'r peth pwysicaf (ar wahân i'r babi) ar y rhestr wirio – pres cwrw. Rargol fawr, pam nad ydw i wedi meddwl am hyn o'r blaen?

• *Peidio â phoeni am y pethau bach*

Pan dwi'n dweud pethau bach, dwi'n golygu dy fabi bach. Yn y byd newydd Dad-ganolog yma, mae'n debyg nad oes 'na neb yn mynd i ffonio Childline os nad wyt ti'n rhoi bath i dy fabi bach bob nos neu hyd yn oed os wyt ti'n cyflawni'r pechod eithaf a ddim yn rhoi bath iddo am sawl noson yn olynol. Dwi hefyd wedi cael agoriad llygad arall: does dim rhaid i ti droi botwm sŵn y monitor i fyny mor uchel nes dy fod ti (a phobol drwm eu clyw o fewn tair milltir i dy gartref) yn ymwybodol o bob symudiad bach mae dy fabi'n ei wneud drwy'r nos. A dweud y gwir, yn y byd newydd rhyfeddol yma lle mae testosteron yn rheoli ar draul bronnau, dwyt ti ddim hyd yn oed angen blydi monitor achos mi fedri di adael drws llofft y babi yn gilagored – pwy feddyliai?! Mae'r rhestr o sothach rydyn ni'n poeni ein hunain efo nhw fel mamau yn ddi-ben-draw, ond ym myd Dad, does yna'r nesa' peth i ddim arni. Ia, dwi'n gwybod – gwynfyd llwyr!

• *Mynnu amser rhydd heb deimlo'n euog*

Cachu rwtsh, dwi'n dy glywed di'n gweiddi. Ydw, dwi'n dallt yn iawn! Ond pam ddiawl ddim? Pam ddiawl na allwn ni gael ein bachau ar y stwff da 'ma yn rhydd o euogrwydd a mwynhau ein hunain yn yr un modd â'r dynion yn ein bywydau? Does 'na ddim rheswm. Ia, dwi'n gwybod bod yr hen ast euogrwydd mam yn sibrwd ei phropaganda yn dy glust, yn dweud yn wahanol ac yn gwneud i ti gredu bod unrhyw amser sy'n cael ei dreulio ar unrhyw beth heblaw penolau budr, stwnsio llysiau a ffrwythau, gwylio *Wheels on the Bus* hyd syrffed neu gael gwared â chachu babi o dan dy ewinedd yn golygu dy fod ti'n hen ast hunanol o fam. Ti'n gwybod be'? I'r diawl â hynny! Ti'n gwybod be'? Y gwir ydy: yr unig beth dwi eisiau ei grafu o dan fy ewinedd di-raen ambell ddiwrnod ydy gweddillion cacen siocled te prynhawn, neu olion halen ar ôl llowcio margarita. A dweud y gwir, unrhyw beth heblaw cachu person arall (hyd yn oed os mai fi dyfodd y person dan sylw). Dal dy afael yn dynn yn y perl yma o ddoethineb Dad a sylweddoli dy fod ti hefyd yn haeddu amser personol o ansawdd da. Mi wyt tithau hefyd yn berson annibynnol ar anghenion dy fabi bach. Fel y Dad yn dy fywyd di, cofia na fyddi di'n creithio dy un bach am oes os wyt ti'n dianc am awr i nofio/cysgu/cerdded/beth bynnag ddiawl wyt ti'n ffansïo'i wneud.

• *Y tric Oedi cyn Ymateb*

Pwy feddyliai fod cyflymder golau yn pylu'n ddim o'i gymharu â pha mor gyflym y gall mam newydd symud ar draws ystafell sy'n frith o Mega Bloks pan mae hi'n clywed sgrech? Yr unig beth sy'n cymharu efo cyflymder ein hymateb i anghenion y bychan ydy pa mor sydyn fyddwn ni'n gallu agor, arllwys a llowcio cynnwys potel o win ar ddiwedd y dydd (neu ganol bore, yn dibynnu ar natur y diwrnod). Ond wyt ti erioed wedi gofyn pam i ti dy hun? Iawn, dwi'n gwybod mai'r ymateb cyntaf ydy, 'Wel, achos 'mod i eisiau cysuro'r un bach cyn gynted â phosib' – ond pam y panig? Mae'r dynion yn ein bywydau i'w gweld yn ffafrio dull oedi cyn ymateb. Tra dwi'n rasio ar draws yr ystafell, fy nhraed i prin yn cyffwrdd y carped, efo crafanc panig yn gafael yn dynn yn fy ngwddw, dydy'r gŵr ddim wedi mentro allan o wres y gwely, heb sôn am wisgo trowsus nos, gafael mewn potel a mynd yn ei bwysau i dendio i anghenion y person bach. Wyt ti'n gwybod beth wnaeth fy nharo i wrth ei wylio'n oedi mor feistrolgar cyn ymateb? Wnaeth 'na neb farw. Mi gafodd y babi laeth a chysur (er fymryn yn arafach na'r arfer) a, ti'n gwybod be'? Mi aeth yn ôl i gysgu, ac mi ddaeth y gŵr yn ôl i'n gwely yn ei bwysau a gwneud yr un peth. Hyn oll tra oeddwn i'n gorwedd yn effro, yn ymdrybaeddu mewn cymysgedd o banig a rhyfeddod at sut mae tadau'n ymddwyn mor wahanol i famau. Yn bwysicach fyth, mi wnes i ddallt bod angen i ni eu dilyn nhw, ymlacio a sylweddoli nad ydy'r byd yn mynd i ddod i ben, nad ydyn ni'n fethiant, os na fyddwn ni'n ymateb i bob cri mewn chwinciad chwannen.

• *Mynd am gawod heb ofyn*

Ia, dwi'n gwybod, dwi'n gwybod, mynd am gawod heb orfod gofyn am ganiatâd neu wneud cyhoeddiad swyddogol ydy uncorn bywyd fel mam. Mi wyt ti eisiau credu yn y posibilrwydd ei fod yn bodoli ond dwyt ti erioed wedi gweld tystiolaeth o hynny! Dwi yma i ddatgelu bod yr uncorn yn bodoli, ac mae dy hanner arall yn ei farchogaeth yn dalog bob dydd! Rho gynnig ar lefaru'r geiriau hudolus a chadarnhaol 'Cariad, dwi'n mynd am gawod' a reidia uncorn 'mynd am gawod heb ofyn' nes bod ei garnau'n clecian. Gafaela yn dy dywel a mwynha gawod boeth, hyfryd. Beth am y plant? Paid â phoeni, yn union fel maen nhw'n ei wneud efo ti, maen nhw'n siŵr o roi gwybod i dy bartner os byddan nhw angen unrhyw beth.

• *Poeni llai!*

Y wraig wawdlyd yna yn y cylch chwarae efo'i sylw dan din am dy fod ti'n dal i fwydo ar y fron? Y fam wrth giatiau'r ysgol sbiodd yn od arnat ti pan oedd dy blentyn yn strancio? Yr hen ast o fam sy'n dweud pethau brathog dro ar ôl tro yn Ti a Fi? Dyma lle mae angen i bob mam gofleidio'r agwedd Dad. Dydy'r dynion yn ein bywydau ddim yn malio botwm corn am y math yma o gachu, 'sdi. A dweud y gwir, dydyn nhw ddim hyd yn sylwi arno fo! Mae'n mynd o dan y radar yn llwyr – a hyd yn oed os ydy o'n digwydd treiddio i'w hymwybyddiaeth, mae unrhyw ymateb wedi dod a mynd mewn eiliad (boed yn ddirmyg, dicter neu ddifaterwch) ac wedi mynd yn angof. Yn wahanol i famau, sy'n gallu cofio'r union ddyddiad, amser a lleoliad GPS ar y maes chwarae lle digwyddodd y 'peth' ofnadwy. ANGHOFIA FO! SYMUDA MLAEN! Gad i ni i gyd fod yn fwy Dad!

• *Does dim rhaid i ti edrych yn 'rhywiol' i gael rhyw*

Yn groes i'r gred boblogaidd – neu ddylwn i ddweud y cachu sy'n cael ei wthio i lawr ein corn gyddfau ers i ni afael mewn copi o *Just Seventeen* neu *More* – does dim rhaid i ni edrych fel model i gael rhyw. Er mor anhygoel a rhywiol fyddai cael pob blewyn ar dy gorff ôl-geni yn daclus ac yn ei le (ai peidio), lliw haul ar dy goesau a phaent ar dy ewinedd, yn barod am noson o ryw poeth, mae'n rhaid i ti wynebu un ffaith. Mi allet ti fod (ac mae'n debyg y byddi di) yn aros yn blydi hir cyn i unrhyw un o'r pethau hynny ddigwydd a chyn i dy rannau isaf brofi unrhyw gyffro. Yr unig ateb ydy bod yn fwy Dad a bwrw iddi. Does dim ots sut wyt ti'n teimlo am y ffordd wyt ti'n edrych, pa mor ddi-siâp wyt ti'n teimlo neu faint o amser sydd wedi mynd heibio ers i ti wneud unrhyw 'weinyddu personol', cofia dy fod ti wedi bachu'n barod. Mae o'n byw efo ti, ac mi fydd o eisiau cael rhyw er gwaetha'r holl gachu ti'n ei ddweud wrthot ti dy hun. Mae o'n dy garu di ac yn meddwl dy fod ti'n bishyn a hanner!

Felly, am beth wyt ti'n aros? Mae angen i ti fod yn ferch fawr, magu mymryn o asgwrn cefn a Bod yn Fwy Dad! Dwi'n dy herio di!

MAE DWEUD DIOLCH YN MYND YN BELL

Mi wnes i ysgrifennu'r erthygl ganlynol ar gyfer fy ngŵr ar ôl i ni gael ein hail fabi. Doedden ni ddim wedi siarad â'n gilydd am beth oedd yn teimlo fel blwyddyn, diolch yn bennaf i'r ffaith bod ein pennau ni'n troi fel ceiliogod gwynt wrth geisio ymdopi efo anhrefn magu dwy fach o dan ddwy. Mi wnaeth yr erthygl daro tant efo llawer iawn o'r mamau a'r tadau sy'n darllen y blog, felly dwi eisiau ei rhannu efo darllenwyr y llyfr, yn famau, darpar famau a'ch partneriaid anhygoel.

Beth ddiawl ddigwyddodd i ni?

Ble mae'r bobol ddoniol, llawn bywyd, anturus hynny wedi mynd? Ti'n gwybod pwy dwi'n feddwl, y ddau yna oedd yn arfer chwerthin efo'i gilydd, mwynhau bod yng nghwmni ei gilydd ac yn ymfalchïo nad oedd 'na neb tebyg i'r naill am ofalu am y llall ...

Ddwy flynedd a dau blentyn bach yn ddiweddarach, pe bai'r gŵr yn gallu hercian drwy'r drws efo'i goes yn ei law, dwi wir yn meddwl mai fy ymateb cyntaf fyddai holi oedd o wedi rhoi'r golch yn y peiriant neu hongian ei gôt! Ac mae hynny'n gwneud i fi ofyn: 'Ydw i'n hen ast ddideimlad?'

Mi ddaeth hyn i gyd i'r amlwg ychydig fisoedd ar ôl i ni gael ein hail ferch fach, pan wnaeth fy ngŵr sigo'i war. Roedd o mewn poen ac yn cael trafferth symud ei ben, heb sôn am facio'r car, codi'r plant neu newid clwt – rhybudd ymlaen llaw, dyma hi'r hen ast ddideimlad yn dod. Wrth iddo sôn am yr eiliad ddigwyddodd ei anffawd, ac yntau'n dal yn wlyb diferol (dros lawr y gegin, a fi fyddai'n gorfod ei sychu – ew, diolch!), y peth cynta' wnes i feddwl oedd, 'Gwych, noson o fo'n cwyno a finnau'n gorfod rhoi'r ddwy yn y bath fy hun!'

Yr hyn wnaeth i fi oedi oedd sylwi mor flin oeddwn i, a hynny wedyn yn gwneud i fi feddwl pa mor wahanol fyddwn i wedi ymateb cyn i ni gael plant. Yn gyntaf, mi fyddwn i wedi poeni rhyw fymryn! Dydy hynny ddim yn golygu nad ydw i'n malio rŵan, ond celwydd fyddai dweud bod fy meddwl i'n llwyr ar sut mae o'n teimlo a beth alla i ei wneud i helpu. Yn ail, mi fyddwn wedi rhuthro o gwmpas yn hel pob dim oedd ei angen arno i'w wneud yn fwy cyfforddus, gan gynnig rhwbio'i wddw, tabledi a chydymdeimlad, yn hytrach na dim ond teimlo'n flin bod y tîm magu plant ddyn yn brin ac yn meddwl yn gyfrinachol, 'Ydy o wir mewn cymaint o boen â hynny?' Rhybudd arall – mae'r hen ast ddideimlad ar fin ymddangos eto!

Pe bawn i'n bod yn hollol onest ac yn siarad yn ddiflewyn-ar-dafod, does gen i ddim amser i hyn. Does gen i ddim egni ar ôl, dim asgwrn gofalgar yn fy nghorff sydd heb ei ddihysbyddu eisoes gan ofynion dau blentyn bach.

Y cwestiwn felly ydy: 'Pryd ddiawl ddigwyddodd hyn i ni?' Pryd ddiawl wnaethon ni stopio malio am ein gilydd fel oedden ni? Mae'n gas gen i gyfaddef hynny, ond dwi'n gwybod pryd: pan ddaeth yr ail fabi, a'n gadael ni efo dwy o dan ddwy. Er ein bod ni mor ddiolchgar amdanyn nhw, maen nhw wedi llenwi pob twll a chornel o'n bywydau a'n meddyliau, gan wthio'r gŵr a finnau i ymylon ein bydysawd newydd, heb amser nac egni sbâr ar gyfer ein gilydd.

Mae'n anodd cyfaddef i ni ein hunain, heb sôn am neb arall, eich bod chi wedi llithro i mewn i'r ystrydeb ofnadwy honno o 2.5 o blant, yn cega ar eich gilydd, yn poeni am bres ac yn syrthio'n swp i'r gwely yn awchu am ddim byd mwy cyffrous na chwsg. Mae'n anoddach fyth pan fyddwch chi'n gweld delweddau afrealistig o deulu hapus a chytûn. Maen nhw'n ddigon cyfarwydd. Gŵr llwyddiannus bob amser yna i 'molchi'r plant ac arllwys gwydraid o Chablis i'w wraig, a mam rywiol sydd gystal am wneud cacennau addas i blant bach ag ydy hi am roi 'rhyw geneuol' i'w gŵr a chynnal sgwrs ddiddan efo fo (ddim yr un pryd – does neb cystal â hynny!). Cwpl sydd, er bod ganddyn nhw dri o blant, yn dal i ddod o hyd i amser ar gyfer nosweithiau dêt a phenwythnosau 'budr' i ffwrdd. Cwpl sy'n dyheu am gael plentyn arall achos eu bod nhw mor blydi wych am fagu plant, ac yn edrych yn blydi gwych yr un pryd. Rydyn ni wedi darllen y blogiau efo'r delweddau o deuluoedd deniadol a pherffaith, a ninnau'n eistedd mewn trowsus tracwisg yn llawn staeniau chŵd, yn gwthio cudyn o wallt siampŵ sych o'n llygaid blinedig er mwyn gweld yn well a gofyn: 'Oes 'na rieni fel'ma? Dyma sut mae 'mywyd i i fod i edrych?!'

NAGE!

Does gan famau meidrol ddim amser i bobi cacennau, heb sôn am roi 'rhyw geneuol' i'w gŵr, ac mae sgwrsio diddan yn fwy blinedig na meddwl am sugno dim byd. Felly, sut ddiawl mae dod o hyd i'r cydbwysedd rhwng bywydau perffaith y cylchgronau a'r blogiau a bywyd beunyddiol go iawn? A sut mae mynd yn ôl i fod yn wirioneddol ofalgar o'n partneriaid? Wel, heb roi'r argraff 'mod i cynddrwg â'r gweddill ac yn malu cachu, mae'n bosib 'mod i wedi dod o hyd i'r ateb, ac mae mor annifyr o syml – wir rŵan, dwi'n cicio fy hun am beidio â sylweddoli hyn yn gynt. Mae cael ein hunain yn ôl ar y trywydd iawn yn dechrau efo un gair:

'Diolch.'

Gad i fi esbonio. Meddylia am adegau pan wyt ti wedi teimlo fel rhoi cic yn nhin dy bartner neu'r adegau pan wyt ti bron â chael hen ddigon. Ydyn nhw i gyd yn deillio o deimlo nad wyt ti'n cael dy werthfawrogi? Am nad ydy o'n sylwi ar dy holl waith caled yn cadw'r babis yn fyw, yn cadw tŷ ac yn delio efo uchelfannau ac iselfannau bod yn fam? Neu am nad wyt ti'n cael yr un gair o ddiolch am dy ymdrechion? Iawn, ar yr olwg gyntaf, gall clywed dy bartner yn diolch iti am ofalu am eich babi bach drwy'r dydd ymddangos yn chwerthinllyd neu'n ddiangen. Ond meddylia pa mor wych fyddet ti'n ei deimlo wrth glywed y gair bach hwnnw. Yn yr un modd, mae'n bosib nad ydy dweud diolch i dy bartner am fynd allan i weithio, am roi'r biniau allan neu am wneud swper yn beth mor wych neu ryfeddol â hynny, ond yn ei hanfod, mae'n dangos i dy ffrind gorau, 'dy berson' di, dy fod yn ei werthfawrogi, dy fod yn sylwi arno.

Dwi'n cyfaddef 'mod i'n teimlo wedi ymlâdd gan amlaf, ac mai ymwneud efo pobol eraill yw 'mywyd i bellach. Paid â 'nghamddallt i, mi wnes i ddewis cael plant a dwi'n meddwl y byd ohonyn nhw, ond weithiau dwi angen clywed y gair 'diolch' – ac mae'r un peth yn wir i'r gŵr. Yng nghanol gwallgofrwydd y byd newydd hwn rydyn ni'n rhan ohono, rhwng yr amryfal geriach babi a'r nosweithiau di-gwsg di-ben-draw, mae angen i ni a'r dynion yn ein bywydau wybod ein bod ni'n bwysig i'n gilydd. O bawb yn y byd, ein bod ni'n gefn i'n gilydd, ein bod ni'n ddiolchgar am gael rhannu'r cyfan efo nhw, er gwaetha'r gwar poenus a'r trowsus tracwisg llawn staeniau chŵd ac ati. Os ydy dweud diolch yn arwain at ymdeimlad o werthfawrogiad, a hynny yn ei dro yn gwneud i ni a'n hanner arall deimlo ein bod ni'n malio yn y bôn, yna cyn i ti droi, mi fyddwn ni'n pobi cacennau a – iawn, ara' bach a bob yn dipyn, ond gobeithio dy fod ti'n dallt y pwynt!

I'r perwyl hwnnw , mi a' i yn gyntaf. Dyma ni ...

Mr Jamie Siegl, DIOLCH YN DALPAU

Mi wyt ti werth y byd i gyd xxx

NEGES I MARVIN GAYE

Iawn, wyt ti'n mynd i gyfaddef? Mi wyt ti, fi a phawb arall yn gyfarwydd efo'r teimlad. Mai'r teledu ydy'r unig beth rydyn ni'n awyddus i'w weld yn cael ei droi mlaen, a'r unig beth rydyn ni'n awchu amdano yn y llofft ydy pedair awr o gwsg di-dor. Mae'r gerdd fach yma ar gyfer pob mam fyddai'n gariadus pe bai hi ddim wedi blino gormod i wneud yr ymdrech.

(Wrth ddarllen, meddylia am gerddoriaeth y gân anhygoel 'Let's Marvin Gaye and Get it On' gan Charlie Puth a Meghan Trainor.)

Gwranda di funud, Marvin Gaye.
Mae'n libido i'n 'dwn 'im ble,
Mae 'mhiwbs i lawr i 'nglinia i,
Bob tro dwi'n tisian, dwi'n pi-pi,
A'r unig reswm dwi yn noeth
Ydy achos 'mod i'n teimlo'n boeth.

I ti gael dallt, Marvin Gaye,
Mae'n ffw-ffw i'n gudd dan drwch o we.
Dwi heb gael cwsg ers bore ddoe,
Mae 'mronnau bach i'n haeddu hoe,
"Dwi'n haeddu cysgu" ydy 'mhle.

'Sgen ti ddim syniad, Marvin Gaye,
Dwi'm isio bonc, ti'n dallt? No wê!
Ôl-reit, dwi isio gorwedd lawr –
Ond i gael nap am chwech-saith awr
Ar ben fy hunan bach, a heb efe.

Be' ti'm yn ddallt, Marvin Gaye?
Dwi'n nacyrd. Dos, er mwyn y ne',
Dwi'm isio swnio fel tiwn gron
Ond gei di stwffio'r 'get it on',
Ta-ta i secs, hwyl fawr, hwrê!

Mae'n fater hollol syml, Marvin Gaye,
Oes angen i fi dynnu llun 'ta be'?
Mae gen ti law, gwna'r job dy hun
Ond paid â 'neffro i, er mwyn dyn,
Gad lonydd i fi rŵan plis, ocê?

PENNOD 17

BETH MAE BOD YN FAM YN EI OLYGU I FI?

Felly, ar ôl pob dim sydd wedi digwydd, sydd wedi'i ddweud ac sydd wedi'i ddarllen, beth mae bod yn fam yn ei olygu i fi go iawn?

Mae hwn yn gwestiwn mor anodd i'w ateb (yn onest), ond wnes i ddim sylweddoli hynny'n iawn nes i fi ei weld ar ddu a gwyn o flaen fy llygaid.

Ti'n gweld, dwi'n gallu rhaffu'r un hen ymateb cyffredin a chymdeithasol dderbyniol, 'Dyma'r job anodda ond mwya' gwych yn y byd'. Job dwi'n ddigon ffodus i'w gwneud, job sy'n fraint i fi gael ei chyflawni.' Neu mi alla i ymateb yn hwyliog efo 'Mae'n golygu cael cachu person arall o dan dy ewinedd bob dydd, ond fyddwn i ddim yn newid hynny am y byd – ac mae o'n un o'r rhesymau pam nad ydw i'n cnoi fy ewinedd erbyn hyn. Mae 'na ymyl brown i bob cwmwl!'

Ond dydy'r un o'r ddau ymateb yn gwneud y tro'n iawn, dydyn nhw ddim yn dweud y gwir i gyd.

Felly, beth mae bod yn fam yn ei olygu i fi go iawn?

Mae wedi golygu llond gwlad o bethau i fi, stwff ffiaidd ond doniol, stwff mor hyfryd nes bod fy mhen i'n troi, blinder sy'n ddigon i chwalu fy mhen i a stwff sy'n fy nychryn i drwy dwll fy nhin ac allan.

Mae wedi gwneud i fi deimlo bod bywyd a'i bosibiliadau yn ddwys a hudolus y tu hwnt i'n dirnadaeth ni. Mae wedi llenwi fy nghalon â llawenydd na wyddwn i am ei fodolaeth, heb sôn am allu ei deimlo, ac mae wedi rhoi ystyr newydd i fy mywyd i, a hwnnw tu hwnt i allu geiriau i'w esbonio.

Mae wedi cyfoethogi fy mywyd i. Mae wedi fy newid i am byth. Mae wedi rhoi sgiliau newydd i fi a dau bwrpas bach i fywyd, ac mi fyddwn i ar goll hebddyn nhw bellach. Maen nhw mor bwysig o ran fy nghadw i'n fyw ag unrhyw un arall o brif organau fy nghorff.

Mae wedi fy ngwneud i'n gryfach, yn ddewrach, yn fwy hyderus, yn fwy uchelgeisiol nag y bues i erioed. Mae wedi rhoi ystyr i fy mywyd ond dwi hefyd wedi dysgu pa mor hawdd fyddwn i'n ildio hwnnw er mwyn iddyn nhw ddal i anadlu.

Ac yn ogystal â datblygu ac atgyfnerthu fy nheyrnas fach bersonol i, mae bod yn fam wedi ei thanseilio hi hefyd.

Mae bod yn fam wedi esgor ar rai o fy nyddiau mwyaf tywyll. Mae wedi gwneud i fi gwestiynu hanfod pwy ydw i. Mae wedi fy ngyrru i ar gyfeiliorn. Mae wedi fy ngwneud i'n fwy bregus, yn fwy ynysig, yn fwy ansicr na dwi wedi bod erioed yn fy mywyd.

Mae wedi gwneud i fi deimlo nad ydw i'n ddigon da. Na fedra i ymdopi efo amodau'r swydd. Nad ydw i'n haeddu'r teitl Mam. Ac mi fyddai'n deg dweud bod cael bod yn fam wedi fy ngwneud i'n gyfan ar y naill law ond wedi fy nhynnu i'n ddarnau ar y llall. Gan gyfuno'r wybodaeth honno efo fy mhrofiadau personol, os ydw i'n mynd i esbonio'n onest beth mae bod yn fam WIR yn ei olygu i fi rŵan, yr eiliad hon, dyma fyddwn i'n ei ddweud:

Mae bod yn fam yn golygu bysedd bach tew gogoneddus yn ymestyn yn daer am fy mysedd i. Cusanau hallt, glafoeriog, bod yr unig beth maen nhw ei angen. Llond bol o chwerthin ac wynebau bach pyglyd. Gwên hufen iâ, pengliniau budr a sanau bach. Blinder, cyffro a chwestiynau diddiwedd. Cofleidio drwy'r nos a nosweithiau di-gwsg. Creu ein tynged ein hunain, creu cuddfan ac ymweld â'r doctor. Amser bath, mynd am dro i'r parc, strancio cyson a straeon amser gwely. Mae'n fy herio i'r eithaf, ond yn gwneud imi brofi cyfnodau mwyaf bodlon fy mywyd yr un pryd.

Mae wedi fy ngwthio i ben fy nhennyn, mae wedi dangos cariad sydd ymhell y tu hwnt i gyrraedd unrhyw dennyn.

Ar ei symlaf ...

I fi, mae bod yn fam yn golygu ...

POPETH

MAE POB MAM YN HAEDDU'R HAWL I FWYNHAU'R PROFIAD

Ers imi ddod yn fam, dwi'n teimlo fel pe bawn i'n byw fy mywyd ar lwyfan. Hyd yn oed y tu ôl i ddrysau caeedig yn hafan ddiogel fy nghartref, dwi'n dal i glywed fy hun yn siarad fel pe baen 'nhw' yn fy ngwylio ac yn sgorio fy sgiliau a'm gallu fel mam. (Does gen i ddim syniad pwy ydyn nhw.)

Bum mlynedd ers imi gamu i rôl mam, dwi'n dal i gyrraedd diwedd y dydd a sgorio fy hun ar natur fy mherfformiad fel mam y diwrnod hwnnw. Ydw i wedi gwneud yr holl bethau ar fy rhestr sy'n gwneud i fi deimlo fel mam dda, a 'mod i'n gwneud gwaith digon da? Mae fy rhestr yn cynnwys llu o nodau penodol y mae angen i fi eu cyflawni i sicrhau bod fy mhlantos bach wedi cael diwrnod cytbwys, er mwyn iddyn nhw dyfu i fod yn bobol gytbwys, hapus ac iach.

Dwi'n dal i wneud hyn ... bob dydd ... a'r peth gwaethaf, heblaw am y ffaith amlwg 'mod i'n treulio fy niwrnod cyfan mewn panig gwyllt yn ceisio'u cyflawni nhw i gyd, ydy 'mod i'n ffeindio fy hun yn beirniadu fy hun ac yn penderfynu a ydw i wedi bod yn fam dda y diwrnod hwnnw, yr wythnos honno, y flwyddyn honno!

Does dim ond angen i fi ddarllen sylwadau ar y blog ac ar grwpiau Facebook i wybod bod miloedd o famau yn rhoi eu hunain o dan yr un pwysau o un diwrnod i'r llall. Miloedd o famau, yn llythrennol, y mae eu mwynhad o fod yn fam yn cael ei ddifetha am eu bod nhw'n teimlo'n euog nad ydyn nhw cweit yn cyrraedd y nod. Nad ydyn nhw'n fam ddigon da.

Wyt ti'n un ohonyn nhw?

Mi ydw i.

Wyt ti'n cael dy lethu gan y cyfan?

Mi ydw i.

Wyt ti eisiau camu oddi ar yr olwyn o farn a phwysau a theimlo'n gwbl fodlon am unwaith dy fod ti'n fam blydi anhygoel ac yn gwneud gwaith gwych?

Mi ydw i.

Er mwyn i ni ddechrau adennill ein hawl i fwynhau bod yn fam, dwi wedi sylweddoli bod angen i ni i gyd fod yn feddyliol iach – ac mae hynny'n dechrau gartref. Mae'n dechrau wrth ein traed ni. Mae'n golygu gwneud yn siŵr ein bod ni fel merched yn cael ein grymuso i ddelio efo beth bynnag mae bywyd mam yn ei daflu i'n cyfeiriad ni drwy fod mor barod â phosib – yn gorfforol ac yn feddyliol. Mae'n golygu bod pob mam yn barod i gofleidio'r amserau hudolus a thu hwnt o lawen, a'r un mor barod i wrthsefyll a goresgyn yr heriau hefyd. Beth bynnag ydy ffurf yr heriau hyn, o'r feirniadaeth mae mamau'n ei theimlo, i'r pwysau i drio copïo'r fflyd o ddelweddau magu plant perffaith a'r euogrwydd maen nhw'n ei greu, sy'n golygu ein bod ni'n teimlo nad ydyn ni'n cyrraedd y nod. I'r straen a'r emosiynau a phryderon cymhleth y gall bod yn fam eu hennyn. Y newidiadau i'n perthynas â phobl a'r effeithiau parhaol y gall dod yn fam eu cael ar ein lles corfforol a meddyliol.

Os gwnawn ni i gyd sefyll yn gryf yn erbyn y pwysau a'r beirniadu rydyn ni'n destun iddyn nhw; os gwnawn ni wrthsefyll y duedd a dechrau dathlu ein holl lwyddiannau fel mamau, yn hytrach na chanolbwyntio ar ein 'methiannau' honedig; os gwnawn ni droi'r 'O na, wnaethon ni ddim mynd allan o'r tŷ o gwbl heddiw' yn 'Dwi wedi llwyddo i fwydo fy mabi bach a'i gadw'n fyw ac yn ddiddig', yna dwi'n credu'n angerddol y byddai'n llawer haws ymdopi efo bywyd mam. Mi fydden ni'n barod i wynebu'r pwysau emosiynol wrth groesi'r rhiniog, troi'r teledu ymlaen, agor cylchgrawn neu ddarllen statws Facebook.

Felly, beth am i ni wneud addewid? Ddim i'r byd, ddim hyd yn oed i'n gilydd. Ond addewid i ni ein hunain. Beth pe bai pob mam sy'n darllen y geiriau yma rŵan (yn cynnwys y fi) yn addo peidio â rhoi ei hun drwy'r felin feirniadu a gwneud tro da â ni ein hunain yn lle hynny? Llacio'r pwysau.

Beth am i ni addo hoffi ein hunain fwy? Dweud, ti'n gwybod, rydyn ni'n gwneud gwaith blydi anhygoel. Dwi'n falch ohonot ti.

Yn hytrach na gwrando ar yr holl sylw negyddol rydyn ni'n ei roi arnom ni ein hunain, beth am weiddi nerth esgyrn ein pennau:

DWI YN ddigon da.

DWI YN haeddu parch.

DWI YN gwneud gwaith da.

DWI YN FAM wych.

Achos – ti'n gwybod be', gyfaill annwyl?

MI WYT TI!

xxxxx

GAIR I GLOI

HWYL FAWR AM Y TRO

Waw, fy ffrind, dyma ni, wedi cyrraedd y diwedd. Rydyn ni wedi rhannu popeth – a dwi'n golygu popeth, o'r 'ddamwain' anffodus yn Mothercare i weld ellyllon yn hedfan o gwmpas y tŷ, a phopeth yn y canol ac ers hynny. Diolch yn fawr iawn am aros efo fi drwy'r cyfan a dioddef straeon sy'n gwneud i ti wingo, a chyffesu arteithiol o onest. Rwyt ti'n blydi anhygoel, ac mae'n deg dweud, dwi'n credu, ein bod ni bellach yn ffrindiau am oes.

Gobeithio dy fod ti wedi mwynhau treulio'r amser hwn efo fi. Os oedd yna rywbeth oedd yn sugno'r mwynhad allan o dy brofiad di o fod yn fam, dwi hefyd yn gobeithio bod darllen y llyfr yma wedi dy helpu di (hyd yn oed mewn rhyw ffordd fach) i ddechrau ei ennill yn ôl. Yn bwysicach na dim, gobeithio'i fod wedi rhoi ychydig o ddealltwriaeth onest a chefnogaeth anfeirniadol i ti, ac ychydig o chwerthin iach ar hyd y ffordd.

Yn fwy na dim, dwi'n gobeithio dy fod ti mewn lle da ar hyn o bryd, ac os nad wyt ti, dy fod ti'n gwybod nad wyt ti ar dy ben dy hun, fod yna ffordd i deimlo'n dda eto a mynd yn ôl i fod yn ti dy hun.

Ar hyn o bryd, dwi'n eistedd yn y tŷ yn ystod gwyliau'r haf (does 'na ddim arlliw o ofal plant o fewn can milltir), yn gorffen y manion olaf yn fy llyfr ac yn trio peidio â chwydu mewn panig ac ofn nad wyt ti'n mynd i'w fwynhau. Mae'r merched, sydd bellach yn bedair a hanner a thair oed, yn rhedeg ar ôl ei gilydd o gwmpas y bwrdd coffi, yn gwisgo dillad

Finding Dory ac yn trio rhoi tatŵs pen ffelt i'w gilydd (wnes i glywed rhywun yn dweud 'Pob lwc'?!).

Ar wahân i ysfa'r plantos bach i dynnu lluniau ar ei gilydd, dwi'n hapus ac yn anhygoel o falch o gael dweud 'mod i mewn lle da gyda fy iechyd meddwl. Dwi'n teimlo'n well ac yn fwy iach yn feddyliol nag erioed o'r blaen. Mae Jamie, y merched a fi i gyd yn dda iawn. Rydyn ni'n teimlo ein bod ni ar ddechrau pennod newydd efo'n gilydd, ac am y tro cyntaf ers oes, rydyn ni'n llawn cyffro wrth feddwl beth sydd i ddod nesaf. Yn bwysicach na dim, rydyn ni'n teimlo'n hapus. Hapus am y dyfodol, hapus am ein teulu bach, ac yn hapus o fod yn rhannu'r cyfan efo'n gilydd, dim ond ni'n pedwar, heb olwg o ddieithryn tywyll nag iselder ar yr aelwyd.

O ddydd i ddydd, dwi'n gofalu am fy nau blentyn bach ac yn cynnal blog a grwpiau Facebook, sydd mor brysur ag erioed ac yn llawn o'r mamau mwyaf cefnogol ac anfeirniadol wnes i eu cyfarfod erioed (er mai yn rhithwir dwi'n gwneud hynny). Lawnsiodd yr Every Mum Movement yn 2017, gan fynd o nerth i nerth, a denu cefnogwyr proffil uchel. O ganlyniad, cefais fy nhrin fel oedolyn yn fy hawl fy hun ac yn cael fy ngwahodd i fynychu amrywiol grwpiau trafod ymgynghorol ar gyfer mudiadau fel NHS Health Education England, yr Adran Iechyd ac i ymweld â'r Senedd yn San Steffan. Bryd hynny, coeliwch neu beidio, dwi'n cael siarad efo pobol ddylanwadol am fy mhrofiadau o iechyd meddwl fel mam, a hynny'n gwisgo sodlau (!) a dillad heb olion bysedd bach drostyn nhw. (Na, ti sy'n iawn – llai o olion bysedd bach drostyn nhw o leiaf.)

Wrth frwydro yn erbyn salwch meddwl a gofalu am fy mhlant bach, does gen i ddim cywilydd cyfaddef fy mod i wedi colli fy hun ar hyd y ffordd. Mi wnes i golli pob hunanhyder ynof i fy hun, hyder yn yr hyn oedd yn fy ngwneud i'n pwy oeddwn i. Yr hyn oedd yn fy ngwneud i'n Olivia. Ddim Olivia y wraig, ddim Olivia y fam ond Olivia y person, a'i syniadau, ei breuddwydion a'i huchelgais ei hun, yn annibynnol ar fywyd y teulu. Ers tro byd, dwi wedi teimlo fel pos jig-sô efo ambell ddarn ar goll; dim ond ers i fi ysgrifennu'r llyfr hwn a sefydlu The Every Mum Movement rydw i wedi dechrau teimlo fel fi fy hun eto. Fel person go iawn, yn dilyn ei llwybr ei hun a'i breuddwydion ei hun.

Mi wnaeth y salwch ddwyn llawer o bethau gwerthfawr oddi arna i, a finnau'n meddwl ar y pryd eu bod nhw wedi mynd ar goll am byth. Mi gipiodd fy hunan-gred, mi gipiodd fy hyder. Ond yn annisgwyl, mi wnaeth o roi rhywbeth i fi hefyd, sef ysfa angerddol i 'wneud rhywbeth'. Mi wnaeth i fi edrych ar fod yn fam ac ar fagu plant, a gwneud i fi sylweddoli bod cymaint o agweddau ar y profiad nad ydyn ni'n fodlon siarad amdanyn nhw, o gywilydd, o euogrwydd neu am ein bod ni'n teimlo'n rhy wirion i wneud hynny. Mi wnaeth i fi benderfynu gwneud rhywbeth i newid hynny, fel bod mamau a darpar famau mor barod â phosib ar gyfer byd boncyrs, gwych a blinedig magu plant. Heb feirniadaeth!

Fel merch a mam sydd wedi cael trafferth efo'i hiechyd meddwl ac wedi profi'r beirniadu, y pwysau a'r euogrwydd mae mamau'n gallu eu teimlo, dwi'n teimlo dyletswydd i wneud pob dim o fewn fy ngallu i wneud yn siŵr fod merched eraill yn cael cefnogaeth anfeirniadol drwy gydol eu taith i fod yn fam a thu hwnt. Nid yn unig o ran bod yn ymwybodol o iechyd meddwl y fam ond o ran sicrhau bod pob mam yn teimlo'n feddyliol iach i ddelio â'r feirniadaeth a'r pwysau sy'n gallu dod i'n rhan ni. Dwi eisiau i ti a phob mam arall wybod bod gen ti fi a byddin gyfan o famau yn gefn i ti – heb feirniadu!

Mae pob mam yn haeddu'r hawl i fwynhau'r profiad. Mae'n rhaid i ni wneud popeth o fewn ein gallu i gefnogi ein gilydd i wneud yn siŵr ein bod ni'n cael mwynhau hyn yn iawn.

Cariad, Liv xx

DIOLCHIADAU

Mae angen i fi ddiolch i gymaint o bobol anhygoel am sicrhau bod y llyfr yma'n ymddangos rhwng dau glawr. Dwi wedi bod yn hynod o ffodus i gael dau olygydd gwych. Felly, yn gyntaf, dwi eisiau diolch yn fawr iawn i Lucy Gilmour, golygydd a ffrind, am ei ffydd ynof fi a fy ngallu ysgrifennu o'r cychwyn cyntaf ac am wireddu breuddwyd oes i ysgrifennu llyfr. Hefyd, diolch i Rachel Kenny am wrando ar fy holl fwydro a phryderon ac am gynnig cyngor a chefnogaeth wych ar hyd y daith. Diolch yn arbennig i fy chwaer Natalie (a Ratfink) am fod yn olygyddion wrth gefn ffyrnig o ddidwyll a chefnogol i'r llyfr, ac am fy helpu i anadlu drwy'r pyliau o banig pan gafodd ei gyhoeddi o'r diwedd ac i'r holl ffrindiau anhygoel sydd wedi bod wrth law i ddarllen darnau o'r llyfr a thrafod syniadau di-ben-draw am deitlau. (Diolch yn arbennig i Nicky, Vix ac Emily am gefnogi fy ysgrifennu o'r cychwyn cyntaf, i Sazza am dy gefnogaeth barhaus ac am adael i fi dy berswadio i redeg 15K efo fi i hybu ymwybyddiaeth o PND, er nad oeddwn i erioed wedi rhedeg o'r blaen, ac i Rebecca am lanio ar garreg y drws a'm llusgo i allan o'r tŷ yn ystod rhai o'r dyddiau tywyllaf – dwi'n eich caru chi i gyd!)

I Harry fy mrawd a Jenny, fy chwaer-yng-nghyfraith, am eich cefnogaeth ddi-baid a'ch ymroddiad wrth drefnu llif cyson o nosweithiau llawn gwin yn lolfa Jamie a fi pan oedden ni'n methu dod o hyd i warchodwyr, ac am beidio ag awgrymu unwaith fod unrhyw syniad roeddwn i'n ei gael yn rhy 'BONCYRS'.

Mi wnaeth fy mrwydrau efo iechyd meddwl ddwyn llawer o bethau gwerthfawr oddi arna i. Ond mi wnaethon nhw hefyd fy nghyflwyno i bobol anhygoel o arbennig, felly dwi eisiau diolch yn fawr iawn i fy nheulu iechyd meddwl am fod mor wych, cefnogol a chwbl ddiguro – mae pob un ohonoch chi'n ysbrydoliaeth go iawn! (Diolch yn arbennig i Emma Borg, sefydlydd Acacia Family Support, yr ymgyrchwyr iechyd meddwl Mark Williams, Eve Cavanan BEM, Lindsay Robinson, Nuala Murky a Kate Dyson, sefydlydd Motherload – rydych chi i gyd wedi bod yn angor mawr ei angen ar ryw bwynt ar hyd y daith, ac mae'n fraint i fi allu eich galw chi'n ffrindiau!) Dwi hefyd eisiau diolch i'r elusen Mind am fy annog a fy nghefnogi i sôn am fy mhrofiadau o iechyd meddwl fel mam, ac i Claire ac Ellie o dîm cyfryngau Mind sydd hefyd, ar ôl blynyddoedd o siarad ar y ffôn a dros e-bost, yn ffrindiau i fi erbyn hyn.

I Mam, Dad, Anti Mary ac Yncl Ernie am eu cefnogaeth ddiamod drwy 39 mlynedd fy oes, ac am fy nysgu i gredu 'mod i'n gallu gwneud unrhyw beth y byddwn yn rhoi fy mryd arno (hyd yn oed ysgrifennu llyfr!). Os ydw i'n gallu rhoi hanner yr hyn roddoch chi i fi i fy nwy ferch fach i, mi fydda i'n gwybod fo mod i wedi gwneud fy ngwaith.

Dwi hefyd eisiau diolch yn arbennig i'r holl ferched anhygoel (y mamau di-lol) sy'n dilyn y blog a'r grŵp Facebook. Dydy geiriau ddim yn ddigon i fynegi fy niolch i chi am y cyfeillgarwch, y gefnogaeth a'r chwerthin dros y pedair blynedd diwethaf.

Yn olaf, dwi'n diolch i fy ngŵr anhygoel a'r merched bach hyfryd, caredig a phengaled. Diolch am bopeth, am gredu ynof fi, am fod yno i fi o hyd ac am y fraint o fedru cael fy ngalw yn wraig ac yn fam i chi. Chi'ch tri sy'n rhoi rheswm i fi fyw, a dwi'n edrych ymlaen yn llawn cyffro at weld beth fydd yn y bennod nesaf – "Caru chi yn y byd i gyd yn grwn".

ADNODDAU DEFNYDDIOL

SEFYDLIADAU CENEDLAETHOL GENI CYNAMSEROL A PHROFEDIGAETH PLANT

Bliss
www.bliss.org.uk

Tommy's
www.tommys.org

Gwasanaethau a sefydliadau cymorth i rieni sydd wedi profi camesgor, marw-enedigaeth a phrofedigaeth plant

Tommy's
www.tommys.org

Child Bereavement UK
www.childbereavementuk.org

GIG Cymru:
111.wales.nhs.uk/livewell/pregnancy/PregnancyGoesWrong?locale=cy

SANDS
www.sands.org.uk/cy

SEFYDLIADAU CENEDLAETHOL IECHYD MEDDWL MAMAU

Ar ôl cael diagnosis o PND, mi fyddwn i wedi bod wrth fy modd i gael rhestr wirio o'r holl sefydliadau cymorth a gwefannau oedd ar gael, nid yn unig i ddeall mwy am y cyflwr ond hefyd i glywed straeon am famau eraill oedd yn profi neu wedi cael yr un profiadau â mi. Mi fyddai'r gwahaniaeth o ran adferiad ac ansawdd bywyd yn gyffredinol wedi bod yn anfesuradwy. Dwi felly wedi llunio rhestr isod o'r sefydliadau dwi wedi dod ar eu traws, yn fy mywyd personol a phroffesiynol dros y blynyddoedd diwethaf, i helpu unrhyw fam sy'n darllen sydd angen ychydig o gefnogaeth ar yr adeg hon neu sydd eisiau dysgu mwy am iechyd meddwl mamau:

Cynghrair Iechyd Meddwl Mamau/The Maternal Mental Health Alliance
www.maternalmentalhealthalliance.org

Mind
www.mind.org.uk

Meddwl
www.meddwl.org

Melo
www.melo.cymru/cy

APNI (Association of Post-Natal Illness)
www.apni.org

APP (Action on Postpartum Psychosis)
www.app-network.org

Y Bont, Eich Cefnogi Trwy Benderfyniadau Beichiogrwydd a Cholled
www. ybont.org.uk/cy/

Y Gymdeithas Trawma Geni/The Birth Trauma Association
www.birthtraumaassociation.org.uk

Y Samariaid
www.samaritans.org/cymru/samaritans-cymru/

Time to Change
www.time-to-change.org.uk

Triniaeth Deg i Fenywod Cymru (FTWW)
www.ftww.org.uk/cy/

Cymorth ar-lein a blogiau iechyd meddwl mamau

Isod, mae rhestr o fy hoff flogiau sy'n sôn yn onest ac yn agored am fywyd mam ac am iechyd meddwl.

PND & ME
www.pndandme.co.uk

Smalltime Mum
www.smalltimemum1.wordpress.com

GEIRFA

Mae'r wybodaeth ganlynol o wefan Cynghrair Iechyd Meddwl Mamau (MMHA). I gael rhagor o wybodaeth am bob math o salwch meddwl amenedigol, eu symptomau a'u triniaeth, ewch i:
www.maternalmentalhealthalliance.org neu www.nhs.uk

BETH YW SALWCH MEDDWL AMENEDIGOL?

Mae iechyd meddwl amenedigol yn cyfeirio at iechyd meddwl menyw yn ystod beichiogrwydd a'r flwyddyn gyntaf ar ôl geni babi. Mae hyn yn cynnwys salwch meddwl oedd wedi taro cyn beichiogi, yn ogystal â salwch sy'n datblygu am y tro cyntaf, neu sy'n mynd yn sylweddol waeth, yn ystod y cyfnod amenedigol.

Mae enghreifftiau o salwch meddwl amenedigol yn cynnwys iselder cyn-geni, iselder ôl-enedigol, gorbryder, anhwylder obsesiynol gorfodaethol amenedigol, seicosis ôl-esgor ac anhwylder straen ôl-drawmatig (PTSD). Gall y cyflyrau hyn fod yn ysgafn, yn gymedrol neu'n ddifrifol, a bydd angen mathau gwahanol o ofal neu driniaeth yn unol â hynny.

BETH YW ISELDER ÔL-ENEDIGOL?

Mae iselder ôl-enedigol (PND) yn salwch sy'n taro rhwng 10 a 15 menyw ym mhob 100 sy'n cael babi. Mae'r symptomau'n debyg i rai iselder ar adegau eraill, yn cynnwys hwyliau isel a symptomau eraill sy'n para o leiaf bythefnos. Gan ddibynnu pa mor ddifrifol ydyn nhw, mi allwch chi gael trafferth yn gofalu amdanoch chi eich hun a'ch babi. Mae rhai'n cael trafferth ymdopi efo'r tasgau symlaf.

Weithiau mae rheswm amlwg dros PND, ond ddim bob tro. Mae'n bosib i chi deimlo'n ofidus neu'n euog am deimlo fel hyn, a chithau wedi disgwyl bod yn hapus am gael babi. Fodd bynnag, gall PND ddigwydd i unrhyw un a does dim bai arnoch chi o gwbl.

BETH YW SEICOSIS ÔL-ESGOR?

Dyma'r math mwyaf difrifol o salwch meddwl sy'n digwydd ar ôl cael babi. Mae'n effeithio ar tua un mewn mil o fenywod ac mae'n dechrau o fewn dyddiau neu wythnosau i'r enedigaeth. Gall ddatblygu mewn ychydig oriau a gall fod yn fygythiad i fywyd, felly mae angen triniaeth frys.

Mae yna lawer o symptomau posib. Bydd eich hwyliau yn dda neu'n wael, a gallan nhw newid yn sydyn. Mae menywod yn aml yn profi symptomau seicotig. Maen nhw'n credu pethau sydd ddim yn wir (rhithdybiau) neu'n gweld neu'n clywed pethau sydd ddim yna (rhithweledigaethau).

Mae angen cymorth meddygol a chefnogaeth ar gyfer y salwch hwn bob tro. Efallai y bydd yn rhaid i chi fynd i'r ysbyty. Yn ddelfrydol, mi ddylech chi gael eich derbyn i uned arbenigol ar gyfer mamau a'u babanod, a'ch babi'n gallu mynd efo chi. Er bod seicosis ôl-esgor yn gyflwr difrifol, mae'r mwyafrif helaeth o fenywod yn gwella'n llwyr.

CYFRES DARLLEN YN WELL

Cooper, Dr Jenn, *Sut i Helpu Rhywun ag Iselder Ôl-enedigol*, Graffeg (2025)

Cree, Michelle, *Ymdrin ag Iselder Ôl-enedigol a Meddwl Tosturiol*, Atebol (2020)

Foster, Clare, *Sut i Helpu Rhywun ar ôl Colli Babi*, Graffeg (2025)

Jolin, Lucy, *Ymdopi â Thrawma Geni ac Iselder Ôl-enedigol*, Atebol (2025)

Rentzenbrink, *Cathy, Llawlyfr ar gyfer Dolur Calon*, Graffeg (2020)

Rose, Amy & Dr Emma Cotterill, *Goroesi fel Mam Sengl*, Graffeg (2025)